방사화학

Radiochemistry

강보선 · 노경석 · 박희곤 · 송재흥 · 이삼열
이상훈 · 이행기 · 임채평 · 정봉재 · 주광태

청구문화사

머리말

이 책자는 방사선 및 방사성동위원소 등을 취급하는 작업종사자와 방사선(학)과 원자력공학과, 물리학과 및 화학과 등의 방사화학 교재로 이용할 수 있도록 과거 출간된 방사·방사선화학의 내용을 수정하여 발간하였다. 그리고 방사선취급 관련 면허증과 원자력기사 자격증을 취득하기위한 수험생의 참고도서로서 활용할 수 있도록 단원별 요약정리 및 예상문제를 출제하여 수록 하였다. 최근 방사선 과학의 눈부신 발전에 따라 방사성동위원소 등의 이용은 날로 증가 추세에 있다. 그 이용 분야도 다양화되어 의료분야, 농업분야, 생명공학분야, 산업분야 및 화합물의 합성과 학술 연구용으로도 많이 사용 되어 우리 일상생활에도 밀접한 관계를 유지하고 있다.

방사선분야의 작업종사자들도 방사선 관련기술의 발달과 이와같은 환경 변화에 대처하기 위하여 방사선생물학과 방사선물리학에서 융합학문의 응용분야로 방사화학의 학문적인 지식습득의 필요성이 대두되게 되었다.

특히 방사성동위원소의 이용에 따라 발생되는 환경오염의 문제와 방사성물질에 대한 화학적 작용 기전을 이해한다는 것은 방사선을 이용하고 방사선을 응용하는데 매우 중요한 부분이라 생각된다. 그러나 이러한 문제의 해결을 위하여 방사화학을 체계적으로 연구하고 관심을 갖게 된 것도 얼마 안 되어 현실적으로 관련된 연구 자료도 부족한 실정에 있다.

따라서 이 책은 방사성동위원소나 방사화학 및 방사선화학을 이용하는데 필요한 기초적 지식을 바탕으로 광범위한 내용들을 서술하였으며 방사선분야를 전공하는 방사선 관련 종사자들을 위하여 가능한 상세하고 전문적인 내용까지 포함하려고 노력하였다.

최선을 다하였으나 원고 정리를 마무리 하고보니 아직도 부족한 점들이 많음을 절감한다. 이러한 점들은 앞으로 개정을 거듭함에 따라 좀더 수정·보완할 것을 약속드린다.

끝으로 어려운 여건 속에서도 출판을 맡아 주신 청구문화사 이상태 사장님을 비롯한 편집부 관계자 여러분께 감사를 드린다.

2010년 7월

저자 일동

차 례

제1장 서 론

1. 방사화학의 개요

1) 방사화학 · 방사선화학

(1) 방사화학(radio chemistry)의 정의

일반화학 분야는 물질의 성질이나 그 구성의 변화를 다루는 자연과학의 한 분야이며 그 범주 내에 속하는 방사화학은 1898년 큐리(Curie)부처에 의해 라듐(radium)이 발견된 후 부터 연구가 시작되었다. 한편 방사화학(radio chemistry)은 방사선화학(radiation chemistry)과 유사하나 엄밀히 구분하면 많은 차이점을 가지고 있다. 그러나 방사화학과 방사선화학의 영역은 서로 많이 중복되어 있고 또 많은 분야가 서로 관련을 맺고 있어 현재에는 보통 함께 다루고 있는 실정에 있다.

따라서 열중성자에 의한 핵반응 그리고 핵붕괴 등 핵 자체의 반응들과 이들의 동위원소를 추적자 량(tracer scale : 보통 화학적 방법으로 검출되지 않는 극미량의 방사성동위원소)을 사용하여 화학반응 등을 다루는 연구 분야를 방사화학이라고 한다. 즉 이러한 방사화학은 방사능을 측정하여 방사성핵종의 화학적 성질이라든지 화학적 상태를 조사 및 연구하는 화학분야를 말한다.

(2) 방사선화학(radiation chemistry)의 정의

방사선화학은 고에너지인 전리방사선이 어떤 물질과 반응할 때 발생되는 화학적 작용을 다루는 학문이다. 고에너지 전리방사선은 동위원소로부터 방출되는 α, β, γ선과 높은 운동 에너지를 가진 전자, 양전자, 하전입자 등 약 50eV 이상의 에너지를 가지는 전자파 방사선을 말한다. 따라서 방사선화학에서는 고 에너지 방사선에 의해 화학 반응이 일어나기 때문에 한 개의 광자나 또는 한 개의 하전 입자가 여러 개의 반응을 일으킬 뿐만 아니라 그 반응의 종류도 다양하게 나타나는 것이 특징이라고 할 수 있다.

(3) 방사성약품학(radio pharmaceuticals)의 정의

방사성약품학이란 일반적으로 진단 치료에 사용되는 비밀봉 방사성동위원소의 화합물 및 제제라고 정의되며 밀봉되지 않는 방사성동위원소 화합물을 유기적・무기적 형태로 만들어 환자의 체내에 투여하여 방사능을 계측 또는 방사능 분포상을 만드는데 사용되는 물질을 방사성의약품이라고 한다.

(4) 방사화학과 방사선화학의 관계

일반적으로 화학, 물리학이라고 하는 학문의 분류는 엄격한 영역으로 분류하는 것이 아니고 편의상의 분류에 불과하다. 방사선화학과의 관계를 배움에 있어서 기초가 되는 것은 방사선생물, 방사선물리, 방사성약품학 등 여러 학문과 유관하기 때문에 여기서는 방사화학과 방사선화학으로 분류하되 전자를 방사성물질의 화학, 후자를 방사선 작용에 관한 화학이라고 생각하고 포괄적인 관계 및 연관성에 대하여 서술한다.

첫째, 방사화학은 방사성동위원소의 거동과 특성을 연구하고 혹은 그 특성을 이용하는 화학의 한 부분을 방사화학이라 한다.

둘째, 방사선화학은 어떤 물질에 방사선이 조사 되었을 때 그 흡수된 에너지에 의해서 일어나는 화학반응을 연구하는 화학의 한 영역이다. 이것과 유사 언어인 방사화학과는 아주 다른 분야이다.

그러므로 방사화학은 방사성핵종을 포함한 물질의 화학, 즉 핵종의 변화에 관계가 있는 화학적 현상을 취급하는 분야이고 방사선화학은 방사선을 조사한 경우 물질의 화학변화를 취급하는 분야이다.

방사화학에서는 핵의 변환에 수반되는 현상을 전체로 보지만 그 중에는 방사성핵종으로부터의 각종 방사선효과도 포함하고 있다. 따라서 방사선화학이 취급하는 분야는 방사선이 물질에 미치는 효과만을 축출하여 취급하는 것으로 간주되고 있다. 이러한 결과로 방사선화학은 방사선과 물질과의 상호작용을 문제로 할 경우에는 이온결정 금속 등의 결정성 물질에 대하여서 방사선손상 혹은 방사선효과라는 용어를 사용하고 있는데 비해 방사화학은 분자성 화합물에 대한 영향을 대상으로 하는 것이 보통이다.

(5) 방사화학의 내용과 대상

① 방사화학의 내용

방사화학은 방사성동위원소의 특성을 연구하고 또한 그 특성을 이용하는 화학의 한 분야를 말한다. 방사성동위원소는 원자핵이 불안정하고 방사선을 방출하면서 붕괴하는 원소로서 천연적으로 존재하는 천연방사성원소와 인공적으로 만든 인공방사성원소 등 2가지가 있다.

② 방사화학의 대상

자연 속에 있는 원소는 대부분 안정되어 있고 원자량이 가장 작은 수소를 1번으로 하여 양성자 수의 갯수 순으로 나타낸 것이 원자번호이며 원자량를 차례대로 나열한 것이 주기율표이다. 이것은 1912년까지는 1원소 1원자 종이라고 생각해 왔으며, 84번 폴로늄 이상의 원소는 모두 방사성원소이다. 방사능의 발견이후 동위원소란 개념이 생기고 또한 질량분석기에 의하여 동위체가 있다는 것을 알게 되었다. 즉 1원소 다원자 종이고 원소는 보통 몇 개의 동위체가 일정한 비율로 혼합되어 존재하고 있다. 이러한 방사능 연구에 의하여 물질을 만드는 궁극적인 입자라고 생각되었던 원자가 다시 입자적 구조를 가지고 있다는 것을 알게 되었다.

일반화학에서는 이러한 원자핵과 궤도전자 그리고 양자와 중성자 등 원자번호의 중요성과 전자배열의 변화가 문제인데 이것을 화학 변화로서 다루고 있다. 한편 원자의 화학적 성질을 결정하는 것은 원자번호인데 이에 대응하여 궤도전자의 배열방식이 결정 되는 것이다. 이러한 관계 때문에 방사화학에서는 우선 원자핵의 변화가 주 대상이고 이것은 방사능붕괴나 핵반응에 수반하여 볼 수 있다. 또한 시간적으로 늦게 전자의 변화를 볼 수 있는 것을 뜨거운 원자(hot atom)라고 하며 이러한 방사성동위원소의 원자핵 변화나 전자의 배치 등에 관한 화학적 변화를 다루는 것이 방사화학의 대상이 된다.

2) 방사화학의 영역과 특징

(1) 방사화학의 영역

자연과학 분야에서 분리된 의학은 눈부신 발전을 가져와 지금은 최첨단 의료를 실시하는 현실에 와 있다. 이러한 의학 분야 속에서 방사화학과 방사선화학의 영역을 엄밀히 구분하기란 사실상 어렵다. 또한 오늘날 방사선과학은 방사선물리학, 방사선생물학 등 많은 영역의 학문과 관련이 있기 때문이다. 이러한 방사화학은 핵화학(nuclear chemistry)과 방사성동위원소학이 서로 많은 공통된 분야를 접하고 있어 서로 공통적으로 통용되기도 한다.

그러나 핵화학은 원자핵의 성질과 그 반응에 연관된 화학적분야를 다루고 있는 반면 방사화학은 방사성핵종의 성질이나 화학적 상태를 조사 및 연구하는 분야이기 때문에 범위가 훨씬 더 넓다. 따라서 방사화학은 직접 또는 간접적으로 관련된 영역은 매우 넓은 편이며 일반적으로 다음과 같은 영역을 가지고 있다.

① 방사성동위원소의 제조 분야
② 방사성물질의 생성 전 표적 물질의 정제 등에 관련된 표적화학 분야
③ 방사성원자 화학 분야
④ 방사화 분석 분야
⑤ 방사성동위원소 제조과정 및 연료 재처리과정의 분리, 정제 그리고 회수 분야
⑥ 방사성동위원소 추적자로써 이용 분야
⑦ 방사성화학 분야
⑧ 방사성오염의 화학적 감시, 오염제거 및 폐기물 처리 분야 등이다.

(2) 방사화학의 특징

방사화학을 이용하는 방사 화학적 방법에는 아주 미세한 양까지 정량화 할 수 있으며 특히 감마선이나 양전자 방출체이면 연속 정량이 가능하다.

예 제 방사화학과 방사선화학의 차이점을 설명하시오?

<1> 방사화학

방사화학은 방사선에 의한 핵반응과 핵붕괴 등 핵 자체의 반응들과 방사성동위원소를 극미량(트레이서양) 사용할 때 발생하는 화학 반응을 다루는 분야이다. 즉, 방사능을 측정하여 방사성핵종의 화학적 성질, 화학적 상태를 조사, 연구하는 화학분야이다.

<2> 방사선화학

전리방사선이 어떤 물질과 반응할 때 발생하는 화학적 작용을 다루는 학문이다.

예 제 방사화학 분석법의 필요성을 설명하시오?

원자로나 가속기에 의한 방사선 조사로 시료 중에는 방사성 불순물이 함유되기 쉽다. 그리고 트레이서 실험에 사용하는 방사성동위원소의 경우 불순물로서 존재하는 원소가 큰 핵반응단면적을 가짐으로 해서 추적하려고 하는 원소의 방사능을 크게 방해하는 듯한 것도 일어난다. 그 때문에 조사 후 트레이서로서 사용에 견딜 만큼 충분한 방사화학적 순도와 비방사능을 가지도록 분리정제해서 방해원소를 제거하지 않으면 안되어 방사화학 분석법이 필요하다.

예 제 방사화학 분석의 단점에 대하여 설명하시오.

- 분석 정도가 비교적 낮다.
- 다른 핵종으로부터 동일한 낭핵종이 생기는 등의 부반응에 의한 방해가 있다.
- 자기 차폐에 의해 입사 입자속이 시료에 흡입되어 감소하므로 오차가 생긴다.
- 원자로 가속기등 대형의 장치가 필요하다.

3) 방사선의 기초 이론

(1) 방사선(radiation)의 정의

방사선이란 파(wave)나 입자(particle)가 어떤 공간(space)을 진행하는 상태를 말하며, 진공을 포함한다. 원자력법 제2조 7호에 의하면 전자파 또는 입자선 중 직접 또는 간접적으로 공기를 전리하는 능력을 가진 것으로 대통령령으로 정하며 이것은 다음과 같다.

① 알파선, 중양자선, 양자선, 베타선 및 기타 중하전 입자선
② 중성자선
③ 감마선 및 엑스선
④ 5만 전자볼트 이상의 에너지를 가진 전자선

(2) 방사성(radio active)의 정의

방사성은 방사선을 낼 수 있는 물질(radioactive meterial)로서 원자력법 제2조 5

호에서는 핵연료물질, 사용후핵연료, 방사성동위원소 및 원자핵분열생성물로 되어 있다.

(3) 방사능(radio activity)의 정의

방사능은 방사선을 낼 수 있는 능력을 말하며 외부로부터 인체가 방사선을 받는 것은 방사선원에 근접하여 있는 경우이며 거리가 멀수록 또는 선원과 인체사이에 방사선 방어벽을 설치하면 피폭선량을 줄일 수 있다. 그러나 방사능은 방사선을 내는 성질을 갖는 물질이기 때문에 인체에 접촉되거나 섭취하면 그곳에서 계속적으로 노출되는 방사선에 의해 피폭을 받게 된다. 따라서 방사선장해는 방사능 오염이 방사선피폭보다 매우 크게 된다. 이러한 예로서 원폭실험에 의한 죽음의 재는 방사능에 속한다. 이러한 방사능의 세기를 나타내는 단위는 Bq를 사용하고 특수단위로 Ci가 사용되고 있다.

(4) 방사선의 종류

① 물리적 성질에 따른 분류

높은 운동 에너지를 가지고 흐르는 물질입자는 입자방사선(전자, 양자, 중양자, α선, β선 등)이고 고 에너지 전자파를 전자방사선(X선, γ선)이라 하며 이들의 총칭을 전리방사선(ionization radiation)이라고 한다.

전리방사선은 하전입자를 지닌 직접 전리방사선(direct ionization radiation)과 하전 입자가 없는 간접 전리방사선(indirect ionization radiation)으로 구분된다. 전자는 방사선이 물질에 조사되어 직접 전리를 일으킬 수 있는 것을 말하며 후자는 물질과의 상호 작용에 의하여 직접 전리입자를 방출 시키거나 핵반응을 일으킬 수 있는 비하전입자로 정의된다. 이러한 전리방사선을 분류하면 표 1-1과 같다.

② 존재 형태에 따른 분류

우주선 및 천연에 존재하는 방사성핵종으로부터 나오는 자연방사선과 인위적으로 만든 인공방사선 즉, 방사선발생장치나 인공방사능물질로부터 방출되는 인공방사선으로 구분한다.

ⓐ 자연방사선 : 우주선 및 천연에 존재하는 방사성핵종으로부터 나오는 방사선

ⓑ 인공방사선 : 인위적으로 만든 방사선발생장치나 인공 방사능 물질로 부터 방출되는 방사선

표 1-1. 방사선의 종류

방사선 종류				기 호	전하수	질량수
방사선	하전입자선	α선		(α)	+2	4
		β^-선		(β-)	-1	-
		양전자선		(β+)	+1	-
		양자선		(p)	+1	1
		중양자선		(d)	+1	2
		중이온선				
		핵분열편	가벼운		~+20	~95
			무거운		~+22	~135
	전자파선	γ선		(γ)	0	-
		X선		(x)	0	-
	중성자선	고속·중속 중성자		(n)	0	1
		열중성자		(n)	0	1

4) 원자 및 원자핵

(1) 원자의 구조

원자(atom)란 말은 데모크리토스(Democritos)에 의하여 처음 사용되었으며 그 이상 나눌 수 없다는 뜻을 가지고 있다. 그러므로 원자는 모든 물질의 기본적인 구성 입자이다. 지구상에 존재하는 천연의 물질은 수소에서 우라늄에 이르기까지 92종의 원소로 이루어져 있으며 여기에 핵반응 등에 의해서 인공적으로 만들어낸 가장 무거운 초 우라늄까지 103종 이상의 원소가 확인되고 있다. 이들의 원소는 각기 고유한 원자로 이루어지고 있으며 각 원자의 구조는 동일하고 중심에는 크기가 10^{-15}m 정도인 원자핵과 그 주위에는 전자가 쿨롱(coulomb)력에 의해서 일정한 궤도를 회전하고 있다.

이 회전하는 전자상태에 대해서는 파동역학에 의해 각각의 위치에서 존재하는 확률을 예측하는 것 밖에 없다. 이러한 원자모형은 그림 1-1과 같다.

원자핵은 수소에서 양자 1개로만 되어 있지만 다른 원자인 경우에는 복수의 양자와 중성자로 구성되어 있다. 원자핵 주위를 회전하는 전자의 수는 원자핵에 포함되는 양자의 수와 같고 따라서 원자 전체는 중성이다. 한편 전자의 궤도는 정해져 있으며 핵에 가까운 쪽부터 K각, L각, M각, N각, O각이라 한다.

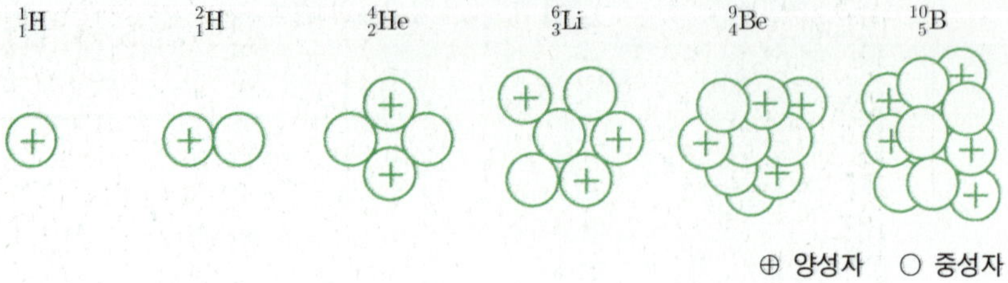

	양자	중양자	α입자	리튬원자	베릴륨원자	붕소원자
질량수(A)	1	2	4	6	9	10
양자수(Z)	1	1	2	3	4	5
중성자수(N)	0	1	2	3	5	5
전자수(e)	0	0	0	3	4	5

그림 1-1. 원자의 모형

이때 각 궤도에 들어갈 수 있는 전자의 수($2n^2$)도 일정하며 K각 2개, L각 8개, M각 18개, N각 32개, O각 50개순으로 들어 갈 수 있다.

(2) 원자핵의 구성

원자핵은 원자의 중앙에 위치하며 구성하고 있는 핵자(nucleon)는 양 전하를 띤 양자(proton)와 전하를 띠지 않는 중성자로 되어 있다. 그러므로 원자핵은 정전하(+)를 가지며 이들의 구성 입자를 핵자라고 부른다. 양자와 중성자의 질량은 거의 비슷하며 전자의 질량은 9.107×10^{-31}kg이며 양성자 질량의 1/1836배에 해당하기 때문에 원자의 질량은 거의 원자핵에 집중되어 있다. Z개의 양자를 갖는 원자의 원자번호는 Z이므로 중성원자의 전자수는 원자번호 Z와 같다.

또한 원자핵 속에 있는 양자수 Z와 중성자수 N과의 합을 그 원자의 질량수(mass number)라 하고, A=Z+N으로 표시할 수 있다.

원소의 주기율과 원자구조에서 보면 원자의 화학적 성질을 지배하는 원자번호(Z)는 원자핵속에 있는 양자수에 의하여 결정된다. 양자수가 같은 중성원자에서는 핵외의 전자수나 전자배열이 같기 때문에 이들의 화학적 성질은 같게 된다. 가벼운 원자핵 구조를 모형적으로 표시하면 그림 1-2와 같다.

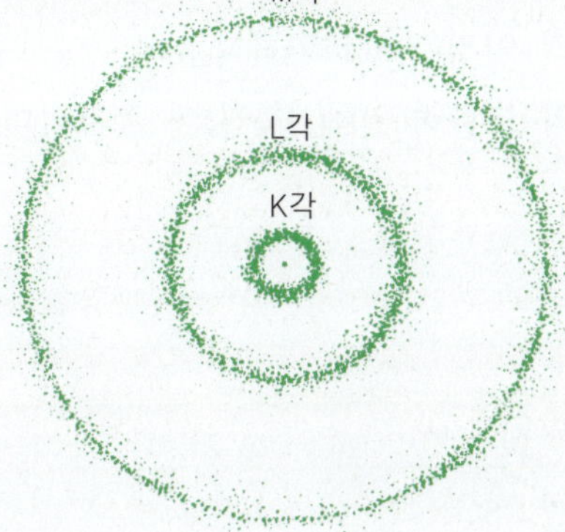

그림 1-2. 원자의 단면도(중심에 원자핵)

(3) 원자핵의 모형

원자핵은 원자처럼 힘의 중심이 없고 성질이 비슷한 핵자들이 좁은 곳에 밀집된 구조를 갖는다. 따라서 에너지 준위의 상태도 원자와는 서로 다르다. 원자핵을 구성하는 양성자수 Z 및 중성자수 N에 의하여 정의되는 숫자를 마법의 수(Magic number)라고 한다. Z 또는 N가 마법의 수와 같은 원자핵은 그것과 약간 다른 원자핵에 비하여 비교적 큰 결합 에너지를 가지고 있으며 따라서 안정된 구조를 갖는다.

이와 같은 구조를 가진 것을 각 모형(shell model)이라 하고 원자핵의 여기준위 및 붕괴현상 등을 설명할 수 있다.

한편 원자핵을 하전 Ze로 대전된 고밀도의 물방울 모양으로 생각한 액상모형(liquid drop model)이 있다. 이것은 원자핵의 집단모형에 일종으로 핵자 간에 작용하는 핵력이 단거리에 의해서 강하고 포화성이 있는 것 등, 액체와 유사하다는 관점에서 원자핵 전체를 액체의 물방울과 같이 취급하는 것이다. 액상모형은 핵자의 결합 에너지와 핵분열시의 복합적 형성과정을 설명할 수 있다.

그리고 핵력은 다음과 같은 특징을 가지고 있다.

① 강한인력 : 2×10^{-15}m 거리에 있는 핵자간의 핵력 포텐셜 에너지는 같은 거리의 쿨롱력 퍼텐셜 에너지보다 약 100배의 크기를 갖고 있다.

② 단거리력 : 핵자간의 거리 이상 커지면 핵력은 거의 없어진다.

③ 하전독립성 : 핵력은 전하에 무관하여 (p-p), (n-n) 또는 (p-n)간에 상호 작용하는 힘은 본질적으로 차이가 없다.

④ 포화성 : 핵의 밀도는 질량수에 무관하게 일정치를 가지며, 또한 핵자당의 평균 결합에너지는 거의 일정(~8MeV)하다.

⑤ 교환력 : 두 핵자간의 교환력(위치, 회전)이 존재하며, 이것에는 중간자가 매개하고 있다.

2. 방사성핵종

1) 핵종의 분류

원자핵 내에 포함되어 있는 양자수가 같고 중성자수가 다른 원자를 방사성동위체(isotope)라 한다. 즉 방사성동위체는 원자번호는 동일하나 질량수가 다른 것을 말하며 이들 동위체는 원소 주기율표에서 같은 계열에 배치된다. 1897년 Becquerel에 의해 방사능(radioactivity)이 발견된 이후 자연계에 존재하는 수많은 방사성동위체(isotope)가 발견되어 왔다. 방사능이라는 것은 원자핵에서 방사선이 방출해서 다른 원자핵종으로 변화하는 능력을 가진 상태를 말한다.

Aston에 의해서 질량 분석기가 제작된 이후 자연계에 존재하는 많은 원소와 몇 개의 안정동위원소를 혼합할 수 있다는 것이 밝혀졌다. 동위체를 서로 구별하기 위하여서는 원자번호 Z, 질량수 A, 원소기호를 X라 할 때 원자핵종을 $^{A}_{Z}X$로 표시 한다(그러나 X가 정해져 있으면 Z는 필연적으로 정해지기 때문에, 단순히 ^{A}X로 나타내는 것이 많다). 예를 들면 자연에 존재하는 탄소의 동위체는 $^{12}_{6}C$, $^{13}_{6}C$, $^{14}_{6}C$의 3종류가 있다. 그 중에서도 $^{12}_{6}C$와 $^{13}_{6}C$는 안정 동위체이며 $^{14}_{6}C$는 5730년의 반감기를 가진 순수 β^-방출 핵종이다.

방사성동위체라는 용어 외에도 같은 뜻으로 핵종(nuclide)이라는 용어가 자주 쓰인다. 일반적으로 방사성동위체라는 용어는 그 화학적 성질을 말할 때 사용되며 그 핵종은 원자핵의 성질를 말할 때 사용되고 있다. 또 동중체(isobar), 동중성자체(isotone), 핵이성체(nuclear isomer)라 하는 용어가 자주 사용되고 있다. 동중체는 원자핵 내에 포함되어 있는 핵자수가 같은 것을 의미한다. 즉 원자번호가 다르고 질량수가 동일한 것을 말한다. 예를 들면 $^{100}_{44}Ru$(루테늄), $^{100}_{45}Rh$(로듐) 등이 있다.

동중성자는 원자번호와 질량수가 다르고 중성자 수만 같은 것을 말한다. 예를 들면 $^{100}_{44}Ru$(루테늄), $^{101}_{45}Rh$(로듐), $^{102}_{46}Pd$(파라듐) 등을 들 수 있다. 한편 핵이성체는 양자수와 중성자수는 모두 같고 원자핵의 에너지만 다른 핵종을 말한다.

핵 이외의 전자 상태와 같이 원자핵의 에너지준위도 비연속적인데 가장 에너지가 낮은 상태를 기지상태(ground state), 그리고 그 이상을 여기상태(excited state)라고 한다. 방사성핵종은 모두 여기상태에 있으며 방사선을 방출해서 보다 안정된 상태로 변화하려고 한다.

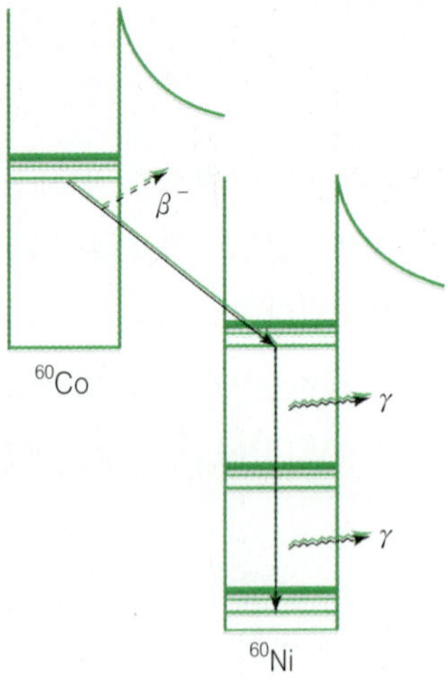

그림 1-3. 원자핵 에너지준위와 방사성붕괴

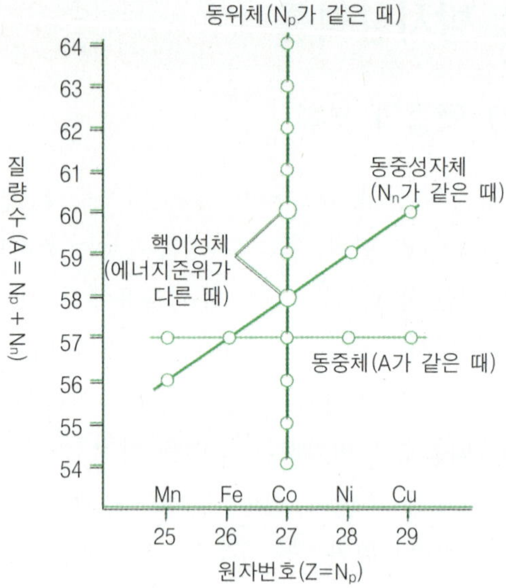

그림 1-4. 여러 가지 핵종의 관계

예를 들면, $^{60}_{27}Co$의 방사성붕괴에 대한 원자핵의 에너지 준위 관계를 그림 1-3에 나타내었다. 여기상태에 있는 대부분의 원자핵은 여분의 에너지를 γ선으로서 방출하고 보다 더 안정된 여기상태 또는 기저상태의 원자핵으로 변화 한다. 이 과정에서 여기상태로 멈추어진 상태로 수명이 길면 그것을 핵이성체로 구분하고 있다. 이와 같은 반감기를 가진 여기상태를 준안정상태(metastable state)라고 한다.

예를 들면 핵이성체의 조합으로써 $^{Am}_{Z}X$의 기호로 표시하며 $^{60}_{27}Co$와 $^{60m}_{27}Co$, $^{69}_{30}Zn$과 $^{69m}_{30}Zn$, $^{82}_{35}Br$과 $^{82m}_{35}Br$, $^{91}_{39}Y$와 $^{91m}_{39}Y$ 등이 있다. 준안정상태가 2개 이상 있을 때에는 m_1, m_2,… 등으로 표시하여 구별한다.

그림 1-4는 동위체, 동중체, 동 중성자체 및 핵이성체의 관계를 나타내고 있다.

1934년 Joliot-Curie 부부에 의해 최초로 인공 방사성동위체 $^{30}_{15}P$가 만들어진 후 고 에너지 가속기나 중성자원으로서 원자로가 개발된 덕분에 수많은 방사성동위체가 인공적으로 만들어져 왔다. 천연에 존재하는 안정동위체는 280종 정도이며 현재까지 확인되어 있는 방사성동위체는 1,500여종이 된다. 이중 자연계에서 발견되는 방사성 동위체는 약 100여종 정도이다. 따라서 이러한 내용을 요약하면 다음과 같다.

(1) 동위원소(isotope) : 원자번호는 동일하나 질량수가 다른 것

(2) 동중체(isobar) : 원자번호는 다르고 질량수가 동일한 것

(3) 동중성자핵(isotone) : 원자번호, 질량수는 틀리고 중성자수만 같은 것

(4) 핵이성체(nucler isomer) : 원자번호, 질량수 같고 핵내의 에너지가 다른 것 즉 반감기가 다르다.

2) 방사성붕괴 현상

방사성붕괴 현상을 충분히 이해하는 것은 방사선화학이나 방사화학을 공부하는데 필요할 뿐만 아니라 이해하는데 많은 도움을 준다. 방사성붕괴는 어느 원자핵이 보다 안정된 원자핵으로 스스로 변환되는 과정을 말한다. 방사성붕괴 현상에 대하여 상세한 것은 방사선물리학이나 방사선계측학에서 다루기로 하고 여기서는 기본적으로 필요한 부분만 서술하기로 한다.

(1) 방사성붕괴의 형식(type of radioactive disintergration)

방사성붕괴 형식은 α, β, γ 형식 등이 있으나 일반적으로 다음과 같이 분류한다.

① α붕괴(α-decay)

α붕괴는 양전기를 띤 He핵의 흐름이며 라디움 방사선의 90%를 차지하나 질량수가 4이므로 투과력이 미약하여 종이 한 장을 투과하지 못한다. 이러한 붕괴형식은 원자핵에서 특정 에너지를 가진 헬륨의 원자핵을 방출하는 형식으로 ${}^{4}_{2}He^{2+}$이온을 α입자라 부른다. 따라서 붕괴 결과로 생성되는 핵종은 원자번호 2와 질량수 4가 감소한 것으로 나타난다. α붕괴에 동반해서 저 에너지의 γ선을 방출하는 것이 많다. 그 γ선과 궤도전자와의 상호작용에 의해서 내부전환전자(internal conversion electron)와 특성X선이 방출된다.

② β붕괴(β-decay)

원자핵에서 전자와 중성자를 방출하는 붕괴 형식이다. 음전자(negatron) 및 양전자(positron)를 방출하는 2가지 유형이 있기 때문에 β^-붕괴 혹은 β^+붕괴로서 구별한다.

β붕괴는 핵내 전자의 흐름이며 라디움 방사선의 9%를 차지하고 α선보다 질량이 가벼워 속력은 10~30만 km/sec로 투과력이 강하다.

β^-붕괴에서는 원자번호가 +1이 증가하고 β^+붕괴에서는 -1 감소한다. 양쪽 모두 질량수는 변화하지 않으나 중성미자가 방출된다. β붕괴에서는 여기에 동반해서 γ선을 방출하는 것이 많으며 특히 저에너지 γ선과 궤도전자와의 상호 작용에 의하여 2차적으로 제동방사선(bremsstrahlung)이 발생된다. 이것은 연속X선(continuous x-ray)이기 때문에 β선에 비하여 투과력이 크다. β^+입자는 그 비정이 정지 상태에 가깝게 되면 그 부근에서 음전자와 결합하여 0.51MeV의 에너지를 가진 2개의 γ선이 발생된다. 이것을 소멸복사선이라고 한다.

양전자가 물질 중을 통과할 때에 일어나는 물질과의 상호작용은 양전자의 소멸로 양전자는 물질 중을 통과할 경우에는 극히 짧은 수명인 음전자와 결합하여 양전자는 소멸한다. 이때 음·양 전자의 에너지에 상당하는 에너지 0.51MeV의 광을 서로 반대방향으로 방사한다. 양 전자의 탄성산란의 양전자가 원자핵 가까이를 통과할 때 원자핵의 쿨롱력에 의해 탄성산란을 받아 에너지를 잃게 되는 일 없이 진행 방향만 변한다. 양전자의 비탄성산란은 양전자가 원자핵 가까이를 통과할 때 핵외전자를 궤도 밖으로 축출하거나 핵외전자에 에너지의 일부를 준다거나 한다. 전자를 전리라하고 후자를 여기작용이라 한다. 양전자의 반사, 후방산란 : 전자가 물질 중을 통과할 때 탄성산란 등에 의해 산란되어 일부는 반사방향으로 되돌아 것도 있다. 이렇게 후방으로 되돌아오는 것을 후방산란이라 한다. 양전자의 제동방사작용은 원자핵 가까이 통과 시 원자핵의 전장작용을 받아 감속되어 에너지는 전자파로서 방사 된다.

③ 궤도전자포획(electron capture, EC)

핵내의 양자가 중성자로 변환할 때 핵외에 있는 궤도전자를 포획하여 변환하는 β붕괴를 궤도전자포획 또는 전자포획(EC)이라고 한다. 이것은 원자핵이 궤도전자 1개를 포획해서 안정화하는 현상으로 에너지 준위가 제일 낮은 K각 전자를 포획(K-capture)하는 것이 된다. 궤도전자 위치의 변화로 생기는 결과로 원자핵의 원자번호는 1감소하고 질량수는 변하지 않는다. 궤도전자포획에 있어서 그 전·후의 에너지 차이에 상당하는 중성자가 원자핵에서 방출된다.

이때 원자핵이 여기되어 γ선이 동반하여 방출되는 경우가 있다. 또한 포획된 궤도전자가 존재하고 있던 궤도에서는 공간이 생기기 때문에 다음 에너지 준위의 궤도전자가 그 공간을 채운다. 이때 여기에 상응하는 2개 준위 차의 에너지만큼 특성X선이 발생된다. 이 X선과 궤도전자와의 상호작용에 의해서 Auger효과(Auger effect)가 발생된다.

예 제 내부전환 전자와 오제전자의 차이점을 설명하시오.

내부전환전자는 여기된 핵이 안정된 핵으로 천이하면서 γ선을 방출하는데 γ선이 궤도전자와 상호작용을 하여 K각의 전자가 방출되는 현상이다. 그러나 오제전자는 광전효과나 내부전환전자의 방출 등으로 K각 전자가 포획 또는 방출될 때 K각 전자 방출로 특성 X선이 2차적으로 방출하게 되는데 이때 X선의 일부가 최외각의 궤도전자에 흡수되어 외각전자를 방출하는 현상을 오제효과라 하고 대신 궤도전자가 방출되는 전자를 오제전자라 한다.

④ γ선 방사(γ-radiation)

γ선은 파장이 매우 짧은 핵에서 방출되는 전자파의 일종이며 라디움 방사선의 1%를 차지한다. X선과 같이 전자장에 의해 굽어지지 않으며 속력은 광속으로 30만 km/sec이다. 투과력은 굉장히 커서 α선의 1만배, β선의 100배나 크다.

원자핵 변환에 의해서 생긴 여기상태의 원자핵 보다 안정한 상태로 변환할 때 그 에너지 차이만큼 상응하는 γ선이 발생된다. 이 γ선 방출에서는 원자번호 질량수 모두 변화하지 않는다. 일반적으로 γ선 방출에는 10^{-9}초 이내에 일어나지만 여기상태의 반감기가 0.01초 이상일 때는 핵이성체 전이(nuclear isomeric transition)라 한다. 저 에너지의 γ선에서는 궤도전자와의 상호작용에 의해서 내부전환을 일으키는 것이 많다.

⑤ 자발 핵분열(spontaneous fission, SF)

우라늄, 토륨 등 무거운 핵종은 자발적으로 원자핵 분열을 일으키며 주로 핵분열 생성물, 중성자, β입자 및 γ선을 방출한다. 이 현상을 자발적 핵분열 이라고 한다. 일반적으로 반감기가 매우 긴 방사성붕괴형식, 원자번호와 질량수의 변화 순으로 붕괴에 동반해서 방출되는 방사선을 표 1-2에 나타내었다.

예 제 $^{147}_{62}$Sm은 α선을 붕괴한다. 1g의 $^{147}_{62}$Sm 원자는 1년 동안 붕괴하는 원자수는 몇 개인가?(단 $^{147}_{62}$Sm의 반감기는 1.05×10^{11}년)

$$N = N_0 e^{-\lambda t} = N_0 e^{-\frac{0.693}{T}\cdot t} = \frac{0.62\times10^{23}}{147}\cdot e^{\frac{-0.693}{1.05\times10^{11}}\times 1\text{년}}$$

∴ 1년 동안 붕괴하는 원자수 = $N_0 - N = N_0(1-e^{-\lambda t})$

$$= \frac{6.02\times10^{23}}{147}\left(1-e^{\frac{-0.693}{1.05\times10^{11}}}\right) \fallingdotseq 2.7\times10^{10}\text{개}$$

표 1-2. 붕괴형식, 원자번호와 질량수의 변화, 방출 방사선

붕괴 형식		원자 번호	질량수	원자핵에서 방출되는 방사선	원자에서 방출되는 방사선	핵종 비율(%)
α		−2	−4	α입자, γ선(저에너지)	전환전자, 전환에 의한 X선	11
β	β^-	+1	0	β^-입자, 중성미자, γ선	저에너지 γ선에 의한 전환전자와 X선	35
	β^+	−1	0	β^+입자, 중성미자 또는 γ선	특성X선	12
EC		−1	0	중성자, 중성미자 또는 γ선	특성X선	27
IT		0	0	γ선	저에너지 γ선에 의한 전환전자와 X선	13
SF		2개의 핵분열편		핵분열생성물, 중성자, γ선	β선, γ선	

(2) 방사성붕괴 속도

방사성붕괴 속도는 특수한 예를 제외하고는 인공적인 수단, 즉 온도, 습도, 물리 및 화학형의 차이 등에 의해서 영향을 받지 않는다. 친핵종(parent nuclide)과 낭핵종(daughter nuclide)의 붕괴속도나 붕괴형태에 의해서 다음과 같이 4가지로 분류할 수 있다.

- A(방사성) $\xrightarrow{\lambda}$ B 방사성(안정)
- A(방사성) $\xrightarrow{\lambda B}$ B(안정)
  $\xrightarrow{\lambda C}$ C(안정)
- A(방사성) $\xrightarrow{\lambda_1}$ B(방사성) $\xrightarrow{\lambda_2}$ C(안정)
- A(방사성) $\xrightarrow{\lambda_1}$ B(방사성) $\xrightarrow{\lambda_2}$ C(방사성) $\xrightarrow{\lambda_3}$ …
  … X(방사성) $\xrightarrow{\lambda_{n-1}}$ Y(방사성) $\xrightarrow{\lambda_n}$ Z(안정)

① A(방사성) → B 방사성(안정)

방사성핵종 A의 붕괴정수(decay constant)를 λ로 하고 수식으로 표현하면

$$-\frac{dN}{dt} = \lambda N \qquad (1.1)$$

의 관계가 성립하며 여기서 N은 어느 시간 t에 있어서 A의 원자수이다. 시간t_0(t_0 < t)에 있어서 A의 원자수를 N_0로 하면 (1.1)을 적분해서

$$N = N_0 e^{-\lambda t} \tag{1.2}$$

가 얻어진다. (1.2)에 있어서 A의 원자수가 반감하는 ($N = \frac{1}{2}N_o$)까지의 시간, 즉 반감기(half life)를 T로 하면

$$T = \frac{\ln 2}{\lambda} = \frac{0.69315}{\lambda} \tag{1.3}$$

으로 된다. 여기서 반감기 T_1, T_2가 차이가 있는(T_1〉T_2) 2개의 핵종 A_1, A_2가 혼재하고 있을 때 전체 방사능의 시간적 변화를 A_1의 방사능만으로 될 때까지 길게 측정하면 T_1, T_2를 구할 수 있다. 즉 그림 1-5에서 보면 전체 방사능강도를 종축으로 하고 붕괴시간을 횡축으로 하면 이때 방사능 세기가 증가됨을 알 수 있다. (A_1+A_2)의 방사능 감약곡선이 직선으로 되는 부분에서 외삽해서 직선 부분을 빼면 이 직선의 기울기에서 긴 수명 성분 A_1의 반감기 T_1이 구해진다. 또 이 직선을 연장해서 얻어진 A_1의 방사성을 전체방사능 감약곡선에서 차이를 계산하면 단수명 성분 A_2의 감약곡선이 구해진다. 따라서 이 직선의 기울기에서 T_2를 구할 수 있다.

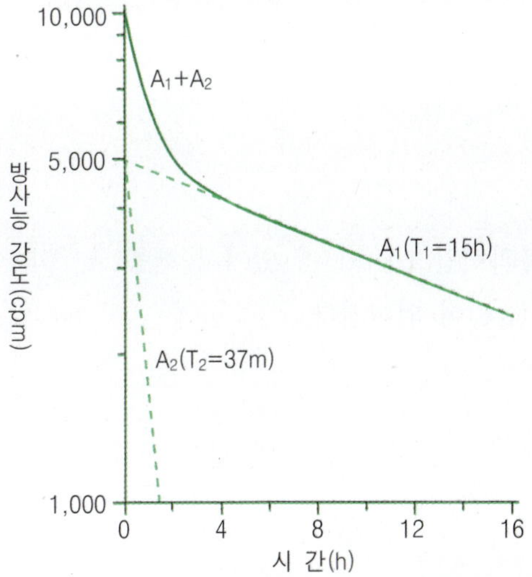

그림 1-5. 독립 붕괴하는 2개의 방사성핵종 붕괴

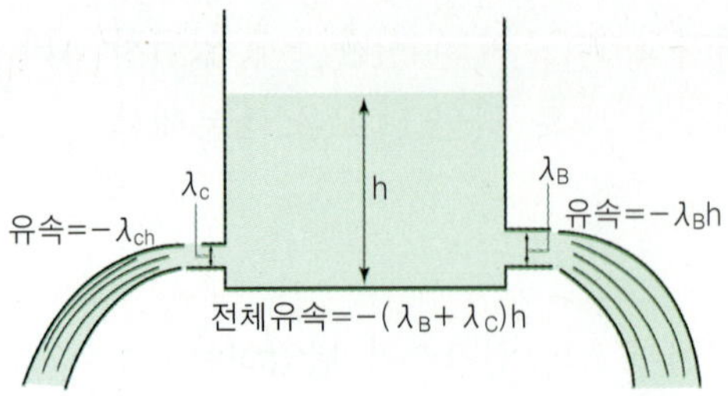

그림 1-6. 분지붕괴에 대한 저수조의 예

② A(방사성) ─ λB → B(안정)
　　　　　　 └ λC → C(안정)

1개의 친 핵종에서 2개의 낭 핵종이 생성되는 경우를 분지형붕괴(branching decay : 분지붕괴)라 한다. A의 붕괴상수 λ는 2개의 부분붕괴상수(partial decay constant) λ_B, λ_C의 합, 즉 $\lambda=\lambda_B+\lambda_C$로 나타내며 A원자수는 식(1.1), (1.2)에 따라서 감소한다. 그림 1-6에서 보는 바와 같이 밑에서 2개의 유출구(λ_B, λ_C)를 가진 저수조에서 수조의 높이가 h까지 물이 차여있는 상태와 매우 비슷하다.

③ A(방사성) $\xrightarrow{\lambda_1}$ B(방사성) $\xrightarrow{\lambda_2}$ C(안정)

이 붕괴 계열에 대한 설명을 저수조의 물로 예로 들면 그림 1-7에서 보는 바와 같다. 시간 t에 있어 핵종 A, B의 원자수를 N_1, N_2로 하면

$$-\frac{dN_1}{dt}=\lambda_1 N_1 \tag{1.4}$$

$$-\frac{dN_2}{dt}=\lambda_2 N_2-\lambda_1 N_1 \tag{1.5}$$

의 관계가 성립된다. 붕괴시간 $t_0(t_0<t)$에 있어서 핵종 A, B의 원자수를 $N_{1,0}$, $N_{2,0}$으로써 (1.4)를 적분하면 (1.6)이 얻어진다.

$$N_1=N_{1,0}\,e^{-\lambda_1 t} \tag{1.6}$$

이것을 (1.5)에 대입해서 적분하면, 다음과 같이 된다.

$$N_2=N_{2,0}\,e^{-\lambda_2 t}+\frac{\lambda_1 N_{1,0}}{\lambda_2-\lambda_1}(e^{-\lambda_1 t}-e^{-\lambda_2 t}) \tag{1.7}$$

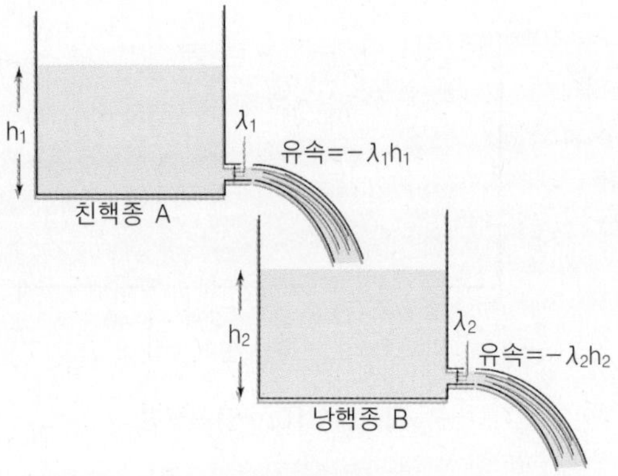

그림 1-7. 방사성계열을 이루는 붕괴에 대한 저수조의 예

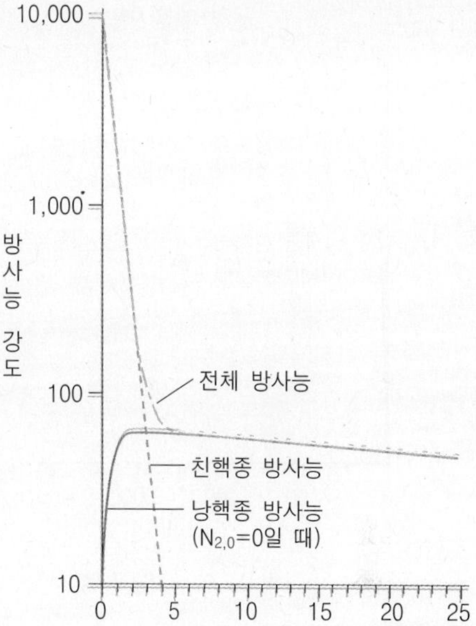

그림 1-8. 방사평형이 성립되지 않는 계열

$$^{239}U \xrightarrow[23.5m]{\beta^-} {}^{239}Np \xrightarrow[2.35d]{\beta^-} {}^{239}Pu \xrightarrow[2.44\times 10^4 \gamma]{\alpha}$$

핵종 A, B의 반감기를 T_1, T_2로 하면, $\lambda_1 > \lambda_2 (T_1 < T_2)$ 일 때 T_1의 10배의 시간이 지나면 A는 거의 붕괴해 버리는 ($N_1 = \frac{N_{1,0}}{2^{10}} = \frac{N_{1,0}}{1024}$), (1)의 경우와 같이 된다. 그 예를 그림 1-8에 나타내었다.

$\lambda_1 < \lambda_2 (T_1 > T_2)$일 때, 최후까지 친핵종 A는 낭핵종 B와 공존한다.

그러나 $e^{-\lambda_2 t} = e^{-\lambda_1 t}$이기 때문에 $N_{2,0}=0$의 경우, T_2의 10배 시간이 지나면

$$\frac{N_2}{N_1} = \frac{\lambda_1}{\lambda_2 - \lambda_1} \tag{1.8}$$

의 관계가 성립된다. 이 경우를 과도평형(transient equilibrium)이라 부르고

$$^{140}_{56}Ba \xrightarrow[12.80d]{\beta^-} \rightarrow {}^{140}_{57}La \xrightarrow[40.22h]{\beta^-} \rightarrow {}^{140}_{58}Ce \text{ (안정)}$$

등이 그 예이다. 방사능의 시간적 변화는 그림 1-9와 같다.

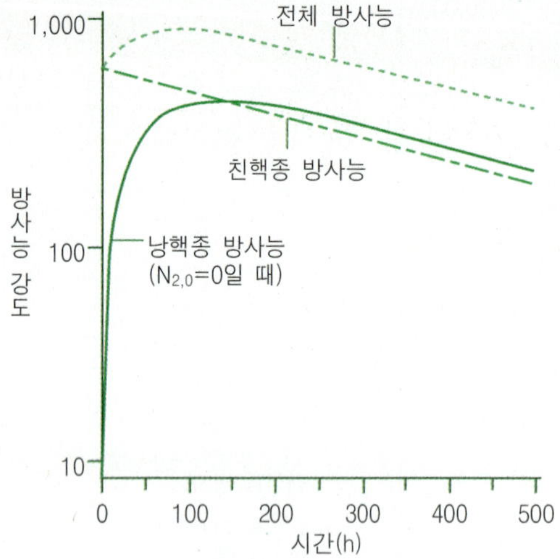

그림 1-9. 과도평형

$${}^{140}_{56}Ba \xrightarrow[12.80d]{\beta^-} {}^{140}_{57}La \xrightarrow[40.22h]{\beta^-} {}^{140}_{58}Ce$$

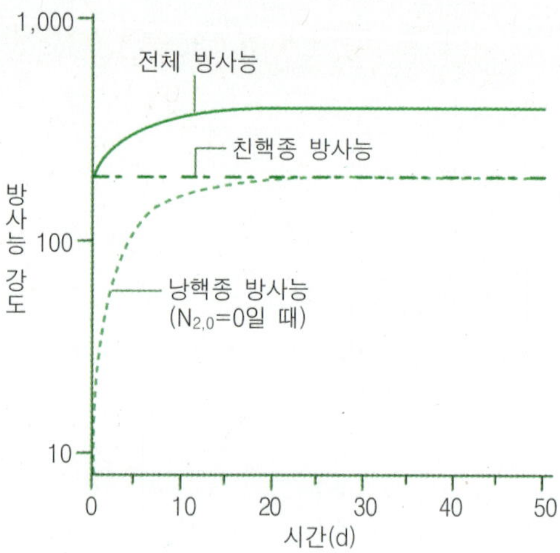

그림 1-10. 영속평형

$${}^{137}_{55}Cs \xrightarrow[30\,Y]{\beta^-} {}^{137m}_{56}Ba \xrightarrow[2.6m]{IT} {}^{137}_{56}Ba$$

밀킹(milking)은 방사평형에 있는 딸핵종을 분리하는 간단한 조작으로써 딸핵종을 어미핵종에서 분리 후 일정한 시간이 경과되면 다시 방사평형에 도달하므로 딸핵종을 다시 분리하는 것이 밀킹 조작 방법이며 이장치를 Cow System 또는 RI Generator라고 한다.

그 특징으로 무담체 RI를 원자로 가속기로부터 멀리 있는 곳에서 사용하며, 딸핵종 반감기(T_1 〈T_2)를 어미핵종 반감기로 늘려서 사용 가능한 효과가 있다, 단 반감기 핵종의 경우 어미핵종에 의해 계속 얻어낼 수 있다는 장점과 원하는 시간에 얻어낼 수 있고 밀킹의 대표적인 RI Generator로는 $^{90}Sr-^{90}Y$, $^{99}Mo-^{99m}Tc$, $^{113}Sn-^{113m}In$ 이다. RI의 화학적 순도와 방사화학적 순도를 얻는다.

또한 $\lambda_1 \ll \lambda_2 (T_1 \gg T_2)$일 때 (1.8)식은 더욱 간단하게 되며, (1.9)와 같은 관계가 성립된다.

$$\frac{N_2}{N_1} = \frac{\lambda_1}{\lambda_2} \tag{1.9}$$

이 경우를 영속평형(secular equilibrium)이라 부르고, 방사능의 시간적 변화의 전형적인 예는 그림 1-10에 나타내었다.

$$^{90}_{38}Sr \xrightarrow[28y]{\beta^-} {}^{90}_{39}Y \xrightarrow[64.0h]{\beta^-} {}^{90}_{40}Zr \quad \text{(안정)}$$

이와같이, 방사성핵종 사이에 존재하는 평형을 방사평형(radioactive equilibrium)이라 한다.

예 제 10,000Bq의 ^{90}Sr(반감기 29.1년)에서 딸 핵종 ^{90}Y(반감기 64시간)을 완전히 분리한 다음 24시간 경과 후 ^{90}Sr과 공존하는 ^{90}Y의 방사능을 계산하시오?

$A_2(t) = A_1^0 e^{-\lambda_1 t}(1-e^{-\lambda_2 t})$, ^{90}Sr의 반감기가 경과시간(24h)에 비해 대단히 길므로 영속평형으로 보고 $A_1^0 e^{-\lambda_1 t}$에서 A_0을 10,000 Bq로 두고 계산하면

$A_2(t) = 10{,}000(1-e^{-\frac{0.693}{64}\times 24}) = 2{,}288$Bq

$$④\ \text{A(방사성)} \xrightarrow{\lambda_1} \text{B(방사성)} \xrightarrow{\lambda_2} \text{C(방사성)} \xrightarrow{\lambda_3} \cdots\ \text{X(방사성)} \xrightarrow{\lambda_{n-1}} \text{Y(방사성)} \xrightarrow{\lambda_n} \text{Z(안정)}$$

일반적으로 n개의 방사성핵종이 붕괴계열을 이루고 있으며, $\lambda_1 \ll \lambda_2$, λ_3, ……, λ_n $^{266}Ra \xrightarrow[1602y]{\alpha} {}^{222}Rn \xrightarrow[3.824d]{\alpha} {}^{218}Po \xrightarrow{\alpha}$ ($T_1 \gg T_2, T_3, \cdots\cdots, T_n$)의 관계가 있을 때는, A와 B, C,……, X, Y와의 사이에 영속평형이 성립한다. 이 경우 λ, N, T 사이에는

$$\lambda_1 N_1 = \lambda_2 N_2 = \lambda_3 N_3 = \cdots\cdots = \lambda_{n-1} N_{N-1} = \lambda_n N_n \tag{1.10}$$

$$N_1 : N_2 : N_3 : \cdots\cdots : N_{n-1} : N_n$$

$$= \frac{1}{\lambda_1} : \frac{1}{\lambda_2} : \frac{1}{\lambda_3} : \cdots\cdots \ \frac{1}{\lambda_{n-1}} : \frac{1}{\lambda_n} \tag{1.11}$$

$$= T_1 : T_2 : T_3 : \cdots\cdots : T_{n-1} : T_n \tag{1.12}$$

의 관계가 있다. 우라늄계열(4n+2), 악티늄계열(4n+3), 토륨계열(4n) 등의 천연방사성핵종의 붕괴계열에 있어서는 각각 계열의 출발점핵종이다. ^{238}U(4.51×10^9년), ^{235}U(7.13×10^8년), ^{232}Th(1.41×10^{10}년)의 반감기가 매우 길기 때문에, 이것들을 시작으로 해서 방사평형이 성립하고 있는 것을 기억해 두면 편리하다.

방사평형의 혼합물에서 낭핵종을 분리하여 이용할 때, 낭핵종의 반감기의 10배로 방치하면 다시 방사평형에 도달한다. 친핵종이 장수명 반감기이면, 우유를 짜듯이 몇번이나 반복해서 낭핵종을 축출할 수 있기 때문에 이와 같은 조작을 milking이라 한다. 예를 들면, 핵의학에 있어서

$$^{99}_{42}Mo\frac{\beta^-}{66.0h}\rightarrow\ ^{99m}_{43}Tc\frac{IT}{6.04h}\rightarrow\ ^{99}_{43}Tc$$

의 방사평형의 혼합물에서 $^{99m}_{43}Tc$의 milking은 그 대표적인 예이다.

예 제 방사평형에 대하여 설명하고 과도평형과 영속평형의 예를 들고 설명하시오?

방사평형이란 방사성핵종이 연속적으로 붕괴하고 있을 때 모핵종의 반감기가 낭핵종의 반감기보다 길 때에는 어떤 일정시간 경과 후 방사능과 원자수의 비가 일정해진다. 이것을 방사평형이라 한다. 방사평형에는 과도평형과 영속평형이 있다.

<1> 과도평형($T_A > T_B$, $\lambda_A < \lambda_B$): $N_B = \frac{\lambda_A}{\lambda_B - \lambda_A}N_A$

$$^{99}Mo \xrightarrow[66h]{\beta^-} {}^{99m}Tc \xrightarrow[6h]{\gamma} {}^{99}Tc$$

$$^{140}Ba \xrightarrow[12.8d]{\beta^-} {}^{140}La \xrightarrow[40h]{\beta^-} {}^{140}Ce$$

<2> 영속평형($T_A \gg T_B$, $\lambda_A << \lambda_B$): $N_B = \frac{\lambda_A}{\lambda_B}N_A$

$$^{90}Sr \xrightarrow[28.8y]{\beta^-} {}^{90}Y \xrightarrow[64h]{\beta^-} {}^{90}Zr$$

$$^{137}Cs \xrightarrow[30y]{} {}^{137m}Ba \xrightarrow[2.6m]{} {}^{137}Ba$$

<3> 방사평형을 이루지 않을 때 : 어미핵종의 반감기가 딸핵종의 반감기보다 짧을 경우에는 방사평형이 존재하지 않는다. 이 경우에는 어미핵종이 붕괴해버리고 생성된 딸 핵종만이 자신의 반감기에 따라 감쇠한다.

3. 방사능 및 방사선 단위

방사성핵종은 원자핵 붕괴를 일으켜 방사선을 방출하는 능력을 가진다. 이 능력의 절대적 단위를 방사능(radioactivity)이라 부른다. 방사능과 단위시간에 방출되는 방사선의 수는 비례하기 때문에 방사성붕괴의 형식을 고려하면, 방사성붕괴의 속도를 측정함으로 그 방사능을 알 수가 있다. 방사성붕괴에 의해서 원자에서 방출되는 방사선에 의한 물질과의 상호작용 효과는 방사선의 종류와 그 물질을 통과하는 방사선 입자의 총수에 의존한다. 그래서 방사성물질의 양을 나타내는 단위 이외에 방사선량(radiation dose)을 나타내는 단위가 필요하게 된다. 여기에는 조사선량(exposure dose)과 흡수선량(absorbed dose)이 있다.

1) 방사성물질의 양을 나타내는 단위

1977년 국제방사선방어위원회(International Commission on Radiological Protection : ICRP)에 의해서 채택된 방사능의 SI단위는 베크렐(Becquerel, Bq)이며, 다음 식으로 정의된다.

$$1\text{Bq} = 1\ \text{s}^{-1} = 1\ \text{dps} \tag{1.13}$$

주파수의 단위와 구별하기위해, dps(disintegrations per second)로 표시하는 것이 많다. 과거에 사용되어온 방사능의 특수 단위인 큐리(Curie, Ci)와의 사이에는

$$1\text{Ci} = 3.7\times10^{10}\text{Bq} \tag{1.14}$$

의 관계가 있으며 임시로 국제단위계와 사용하고 있다. SI 단위와의 상관관계는 표 1-3에 나타내었다.

여기서 방사면역측정(radioimmunoassay)에 사용되는 ^{125}I의 1GBq은 몇g에 해당하는가를 계산해 보면 (^{125}I의 반감기는 60.0일) (1.1)과 (1.3)에서

$$-\frac{dN}{dt} = \lambda N = \frac{0.69315}{T}N \tag{1.15}$$

이기 때문에, $-(dN/dt)=1\times10^{9}\text{s}^{-1}$, $T=60.0\times24\times60\times60\text{s}$를 대입해서 1GBq의 ^{125}I의 원자수를 구하면

표 1-3. 베크렐(Bq)과 큐리(Ci)단위의 대조표

베크렐(Bq)	큐리(Ci)
0.037 Bq	1 pCi(10^{-12}Ci)
1 Bq	27.03 pCi(10^{-12}Ci)
37 Bq	1 nCi(10^{-9}Ci)
1 kBq(10^{3}Bq)	27.03 nCi(10^{-9}Ci)
37 kBq(10^{3}Bq)	1 μCi(10^{-6}Ci)
1 MBq(10^{6}Bq)	27.03 μCi(10^{-6}Ci)
37 MBq(10^{6}Bq)	1 mCi(10^{-3}Ci)
1 GBq(10^{9}Bq)	27.03 mCi(10^{-3}Ci)
37 GBq(10^{9}Bq)	1 Ci
1 TBq(10^{12}Bq)	27.03 Ci

$$N=1\times10^{9}\times\frac{60.0\times24\times60\times60}{0.69315}=7.48\times10^{15}\text{개} \tag{1.16}$$

Avogadro수를 6.022×10^{23}, ^{125}I의 핵종질량을 124.90으로 하면,

$$7.48\times10^{15}\times\frac{124.90}{6.022\times10^{23}}=1.55\times10^{-6}(g) \tag{1.17}$$

로 된다. 일반적으로 어느 핵종의 방사능을 B GBq(기가 베크렐), 핵종질량을 M, 반감기를 T초로 하면, 그 질량 W(g)는 (1.18)식과 같다.

$$W=\frac{1\times10^{9}B\cdot T}{0.69315}\times\frac{M}{6.022\times10^{23}}=2.396\times10^{-15}B\cdot T\cdot M \tag{1.18}$$

일반적으로 사용되는 방사성핵종 1GBq당의 원자수 및 질량을 표 1-4에 나타내었다.

아보가드로 상수는 $N_A=6.022045\times10^{23}$, λ=ln2/T를 이용해서 산출하였다. 1Ci당의 값은 표의 수치를 37배하면 알 수 있다.

표 1-4. 방사성핵종 1GBq당 원자수 및 질량

핵종	핵종질량	반감기	원자수/GBq	질량(g)/GBq
^{3}H	3.0160497	12.262y	5.58×10^{17}	2.79×10^{-6}
^{14}C	14.0032420	5730y	2.61×10^{20}	6.06×10^{-2}
^{24}Na	23.990962	14.96h	7.77×10^{13}	3.10×10^{-9}
^{32}P	31.973910	14.28d	1.78×10^{15}	9.45×10^{-8}
^{35}S	34.969031	87.9d	1.10×10^{16}	6.36×10^{-7}
^{45}Ca	44.956189	164d	2.04×10^{16}	1.53×10^{-6}
^{59}Fe	58.934878	45d	5.61×10^{15}	5.49×10^{-7}
^{60}Co	59.933813	5.263y	2.39×10^{17}	2.38×10^{-5}
^{90}Sr	89.907747	28y	1.27×10^{18}	1.90×10^{-4}
^{131}I	130.906127	8.05d	1.00×10^{15}	2.18×10^{-7}
^{198}Au	197.968231	2.70d	3.37×10^{14}	1.11×10^{-7}
^{226}Ra	226.02536	1.62×10^{3}y	7.29×10^{19}	2.74×10^{-2}
^{238}U	238.05077	4.51×10^{9}y	2.05×10^{26}	8.11×10^{4}

•예 제 염화칼륨이 74.6mg일 때 붕괴율(dps)을 계산하시오?(단 K와 Cl의 원자량은 각각 39.1, 35.5 ^{40}K의 존재 비는 0.0118%, 반감기는 4.00×10^{15}초로 한다.)

질량은 w(g) 질량수를 A, 아보가드로수 No로 하면 원자수 $N=\frac{w}{A}N_0$

반감기 T(S)로 하면 붕괴정수 λ = 0.693/T(sec^{-1})

붕괴율(dps) = -dN/dt = λN = 0.693 wNo/AT

A=4, No = 6.02×10^{23}(mol^{-1}) T=4×10^{16}(sec^{-1})

w=$74.6\times10^{-3}\times39.1/(39.1+35.5)\times0.0118\times10^{-2}$(g)을 (1)에 대입하면 -dN/dt = 1.20(sec^{-1})

방사성핵종을 추적자 실험에 이용할 경우, 방사선검출기의 감도가 현저하게 높은 것이나 방사선장해 예방의 이유로 MBq 단위 전후의 방사성물질을 취급하는 것이 많다. 일반적으로 방사선 측정시료 조제까지의 조작을 정량적으로 또는 효율적으로 할 목적으로 안정동위체를 혼합해서 사용한다. 여기서 전(全)동위체의 질량에 대한 방사능의 비를 비방사능(specific activity)이라 한다. 예를 들면, 인(^{32}P)의 안정동위체는 ^{31}P뿐이기 때문에 ^{32}P를 함유한 시료의 비방사능은

$$\frac{^{32}P(Bq)}{^{31}P(g)+{}^{32}P(g)} \fallingdotseq \frac{^{32}P(Bq)}{^{31}P(g)} \tag{1.19}$$

이다.

비방사능의 SI단위는 Bq kg^{-1}이지만 사실상 너무 작기 때문에, MBq/mg, MBq/m mol 등이 자주 사용된다. 또한 방사선의 측정조건을 일정하게 하면, cpm/mg, cpm/m mol 등의 상대적인 수치 그대로 사용하는 것도 있다. 표 1-4에 나타난 원자수 및 질량은 순수한 1GBq의 방사성핵종만이 함유한 경우이며, 이것을 무담체(carrier free)의 상태라고 부른다. 이 무담체 상태에 있어서 비방사능은 가장 크기 때문에, ^{32}P에서는 1GBq/9.45×10^{-11}kg=10.6TBq kg^{-1} 이상의 비방사능의 것은 이론적으로 얻어지지 않는다.

예 제 반감기는 8일인 무담체 ^{131}I의 1mCi의 무게를 계산하시오?

A= λ N
N=(M/131) × 6.023 × 10^{23}
λ =0.693/T=1 × 10^{-6} (T=8 × 24 × 3,600)
1mCi=3.7 × 10^{7}dps
3.7 × 10^{7}=(1 × 10^{-6}) × ((M/131) × 6.023 × 10^{23}
M=8.05 × 10^{-9}g

일반적으로 무담체의 상태에서는 방사성핵종은 극히 미량인 것 외에도 초 저농도로 존재하기 때문에 마이크로 양으로 존재할 경우에 비해서 화학적 거동에 이상 현상이 발생될 수 있다. 예를 들면 흡착, 라디오콜로이드 및 가수분해 현상 등이 나타나게 된다. 화학적 거동이나 성향이 다르게 되면, 추적자(tracer)실험에서는 그 목적을 달성하는 것이 불가능 하지만, 마이크로양 또는 미세 마이크로양의 안정동위체를 혼합하면 정상인 화학적 거동을 알 수가 있다. 이 때문에 첨가하는 안정동위체를 담체(carrier)라 부른다. 일반적으로 혼합해야 할 담체는 방사성동위체와 같은 화학형이어야 한다.

예 제 비 방사능이 높은 방사성동위원소는 고농도 그대로 저장해 두는 것보다 다음에 사용할 목적에 따라 어느 정도 저 농도로 만들어 저장해 두는 것이 좋다 그 이유를 설명하시오.

· 불필요하게 농도를 높게 해서 보존하는 것은 특히 표지화합물에 있어서는 방사선 작용에 의해 자기 분해를 일으킨다.
· 용기가 방사선의 조사에 의해 파손된다.
· 오염방지와 안전 취급 면에서 고 농도는 좋지 않다.

2) 방사선량을 나타내는 단위

조사선량은 1956년 ICRU에 의해 도입된 개념으로, 어떤 측정지점에서 광자에 의한 매질을 이온화시킬 수 있는 능력을 나타내는 방사선의 세기로 정의하며 다음과 같은 식으로 나타낸다.

$$X = \frac{dQ}{dm}(R,\ C/kg)$$

dm : 일정 부피내에 있는 매질의 질량

dQ : dm의 질량을 지닌 부피의 공기 중에서 광자에 의해 생성된 모든 전자들이 그 공기 중에서 완전히 흡수되었을 때 음(−)·양(+)전하 중 어느 한쪽 부호의 전하량의 총합을 말한다. 그러나 조사선량의 정의는 조사선량은 X선이나 γ선과 같은 광자에만 적용되며 조사선량의 중간매질은 공기로 정의한다. 방사선이 공기의 이온화 현상에 의해 측정되어 진다. 공기 중에서 생성된 모든 전자는 일정 부피의 공기 중에서 완전히 흡수되어야 한다와 같은 조건을 만족해야 한다.

위와 같은 조건을 만족하는 광자의 에너지는 대체로 $3MeV$ 미만인 것이 실험적으로 밝혀졌다.

$1R$의 정의는 표준상태(0℃, $1atm$)의 건조한 공기 $1cm^3$(0.001293g)에서 생성된 $1esu$의 한쪽 부호 전하량에 해당되는 X선이나 γ선의 조사선량이다.

$$1R = \frac{1esu}{1cm^3} = \frac{1esu}{0.001293g} = 2.58 \times 10^{-4} C/kg,\ (1C = 3 \times 10^9 esu)$$

공기 중에서는 $1R = 87.7erg/g$이다. 한 개의 전하는 $1.6 \times 10^{-19}C$이므로 $1R$의 조사선량에 대한 공기중 kg당 만들어진 이온쌍의 수는 다음과 같다.

$$1R = \frac{2.58 \times 10^{-4}C}{kg} \times \frac{1}{1.6 \times 10^{-19}C/i.p} = 1.61 \times 10^{15} i.p/kg$$

표 1-5. 중요한 방사성핵종의 Rhm값

핵 종	Rhm	핵 종	Rhm
^{22}Na	1.26	^{64}Cu	0.114
^{24}Na	1.93	^{131}I	0.231
^{59}Fe	0.65	^{137}Cs	0.356
^{60}Co	1.32	^{198}Au	0.248
^{137}Cs	0.34	^{192}Ir	0.5
^{226}Ra	0.825	^{198}Au	0.232

공기 중 전자에 대한 W값은 대략 $34eV/i.p$이므로

$$1R = 1.61\times10^{15}i.p/kg\times34eV/i.p\times1.6\times10^{-12}erg/eV$$
$$= 8.77\times10^{4}erg/kg = 87.76erg/g$$

1kg의 공기 중에서 1R은 1.61×10^{15}개의 이온쌍을 만들기 때문에, 하나의 이온쌍 생성으로 소비되는 평균에너지를 34eV로써 계산하면, 1R의 조사선량은 8.77×10^{-3}J kg^{-1}에 해당한다.

단위시간당의 조사선량을 조사선량률(exposure rate)이라 하며, 특히 γ선을 방출하는 37GBq(1Ci)의 방사선원에서 1m 위치에서 1시간당의 조사선량률을 Rhm값 (R.Ci^{-1} h^{-1} m^{-1})으로 정의한다.

흡수선량의 SI단위는 1953년 ICRU에서 방사선측정을 위하여 도입된 개념으로 전리방사선이 조사되는 매질내의 임의의 측정지점에서 단위질량당 방사선에 의해 흡수되는 에너지로 정의되며 다음과 같이 표시된다.

$$D = \frac{dE}{dm}(Gy,\ J/kg,\ rad)$$

dm : 일정 부피 내에 있는 매질의 질량

dE : 전리방사선에 의해 dm의 질량을 갖는 매질에 흡수된 에너지

국제단위계로 그레이(Gy)을 사용하며, 조사된 물질 1kg당의 흡수선량이 1J의 에너지에 해당할 때의 방사선량을 1Gy로 정의한다.

$$1Gy = 1J\ kg^{-1} = 100rad \qquad (1.21)$$

흡수선량의 특수단위는 라드(rad)이며, 그레이(Gy)와의 상관관계는 (1.22)와 같다. $1rad$ 는 물질 $1g$당 $100erg$의 에너지를 흡수하는 방사선량이며

$$1rad = 0.01J\ kg^{-1} = 0.01Gy \qquad (1.22)$$

국제 단위계인 SI 단위로 Gy를 사용하고 있다.

흡수선량은 방사선이나 조사물질에 관계없이 사용되며 흡수된 전 에너지는 여기, 해리 및 이온화에 소비되는 에너지의 합계와 같다. X선이나 γ선에 대한 공기의 흡수선량은, 1R의 조사선량이 $8.77\times10^{-3}Jkg^{-1}$의 에너지소비에 상당하므로, $1R = 8.77\times10^{-3}Gy$와 같다. 조사물질이 물(H_2O)일 경우, 100keV의 X선에서는 $1R = 9.8\times10^{-3}Gy$, ^{137}Cs의 γ선(0.66MeV) 및 ^{60}Co의 γ선(1.17, 1.33MeV)에서는 $1R = 1.00\times10^{-2}Gy$가 된다. 단위시간당의 흡수선량을 흡수 선량률(absorbed dose rate)이라 하며, $Gy\ s^{-1}$, $rad\ h^{-1}$ 등으로 표시한다.

•예 제 1원자 질량단위(u)의 질량은 $1.66\times10^{-27}kg$일때 이 양을 에너지로 환산하시오?

$E = mc^2$에서 $c = 3\times10^8ms^{-1}$이므로

$$E = mc^2 = (1.66\times10^{-27})*(3\times10^8)^2 = 1.49\times10^{-10}J$$
$$= (1.49\times10^{-10})\ /\ (1.602\times10^{-19})$$
$$= 9.315\ 10^8eV\ (1eV = 1.602\times10^{-19}J)$$
$$= 931.5MeV\ (1MeV = 10^6eV)$$

4. 천연에 존재하는 방사성핵종

자연계에 존재하는 방사성핵종을 천연방사성핵종(natural radionuclides)이라 부르지만, 이것은 인공적으로 만들어진 방사성핵종, 즉 인공방사성핵종(artificial radionuclides)과 상대적인 용어이다.

$_{84}$Po보다 원자번호가 큰 원소는 모두 방사성핵종이며, $_{92}$U까지의 9종의 원소는 천연방사성핵종으로서 자연계에 존재한다. 이들 이외에도 많은 천연방사성핵종이 있으며 이것들은 다음과 같이 4가지로 분류할 수 있다.

(1) 1차 방사성핵종(primary radionuclides)

(2) 2차 방사성핵종(secondary radionuclies)

(3) 유도 방사성핵종(induced radionuclides)

(4) 소멸 방사성핵종(extinct radionuclides)

이들의 천연방사성핵종 이외에, 핵 폭발실험이나 원자력의 평화적 이용에 의해, 지구상의 방사능 오염수준을 높이고 있는 인공방사성핵종의 분포에 관해서도 고려할 필요가 있다.

1) 1차 방사성핵종

1차 방사성핵종은 원소의 생성일 때, 즉 지구가 생성된 시점$(5\sim10)\times10^9$년 전부터 존재하고, 그 반감기가 충분히 길기 때문에(10^8년 이상), 현재까지 붕괴하지 않고 남아있는 방사성핵종이다. 이들 중에서 ^{238}U, ^{235}U, ^{232}Th 등과 같은 물질을 출발점으로 해서 각각 한무리의 붕괴계열을 구성하고 있다. 출발물질인 친핵종은 α붕괴나 β붕괴를 일으키면서 낭핵종을 생성하고 최종적으로는 ^{238}U계열(우라늄계열)에서는 납의 안정동위체 ^{206}Pb로, ^{235}U계열(악티늄)에서는 ^{207}Pb로, ^{232}Th계열(토륨계열)에서는 ^{208}Pb로 된다. 이들의 붕괴계열은 그림 1-11, 12, 13에 나타내었다.

각 계열에 속하는 방사성핵종의 질량수는 우라늄계열에서는 4n+2, 악티늄계열에서는 4n+3, 토륨계열에서는 4n으로 표시하기 때문에(n은 정수), 이들 계열을 각각 4n+2, 4n+3 및 4n계열로 부른다. 우라늄, 악티늄, 토륨계열에 공통점은 친핵종의 반감기가 매우 긴 것, 최종 생성물이 모두 납의 안정동위체인 것, 붕괴계열의 과정에서 라돈의 동위체를 생성 한다는 것이다.

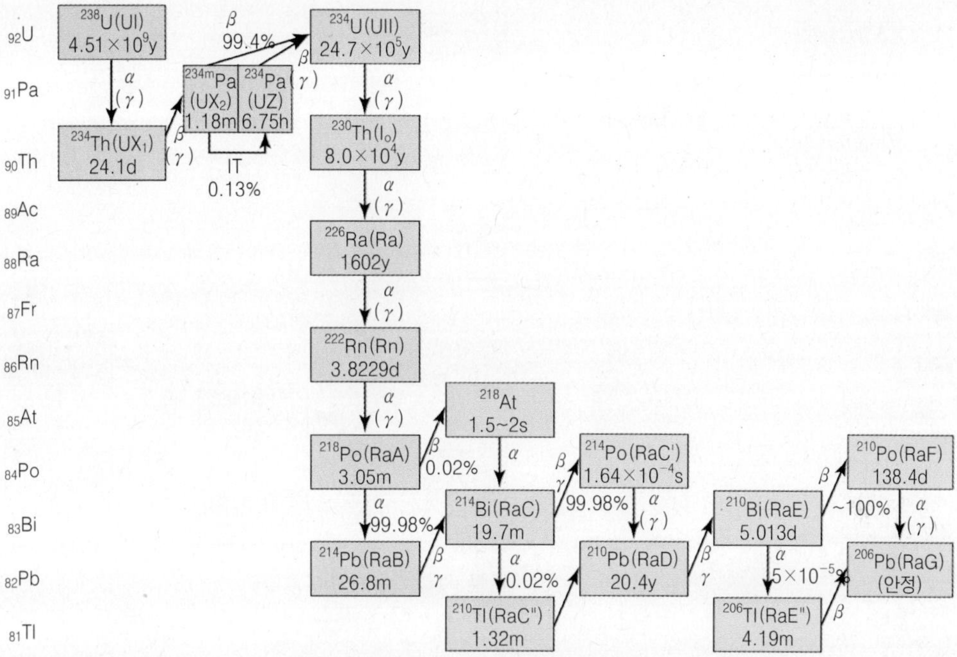

그림 1-11. 우라늄 계열(4n + 2 계열)

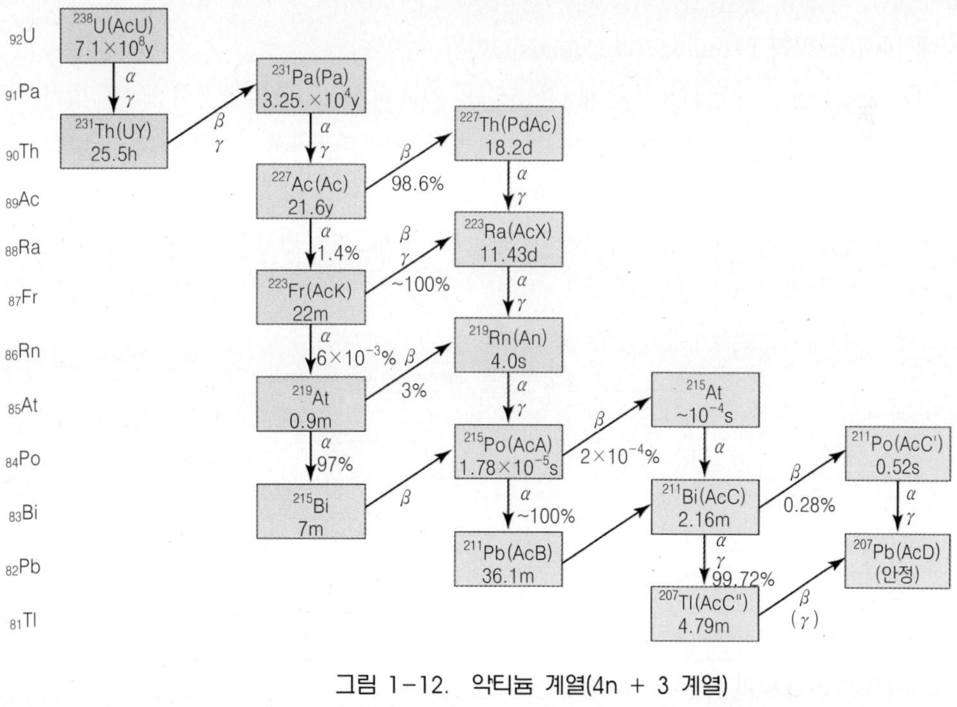

그림 1-12. 악티늄 계열(4n + 3 계열)

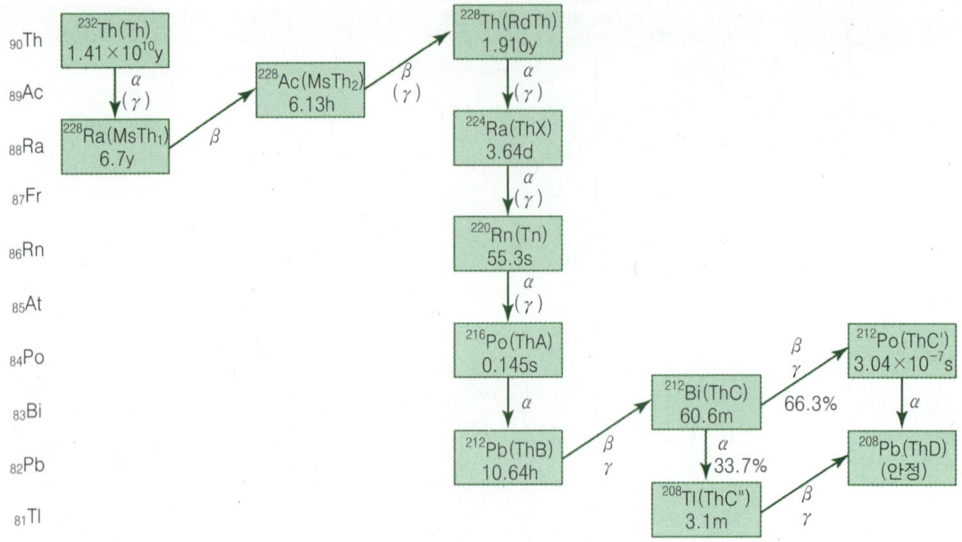

그림 1-13. 토륨 계열(4n 계열)

라돈은 불활성가스이며, 이전에는 emanation(Em)이라 불리었다. 그러나 라돈의 α붕괴에 의해서 생긴 폴로늄(Po) 이하의 원소는 고체로 되어서 용기에 침착하기 때문에 방사성 침착물(radioactive deposit)이라 한다.

이론적으로는 4n+1계열의 존재 가능성도 예측되지만, 출발물질이 소멸 방사성핵종 ^{237}Np였기 때문에 자연계에서는 보이지 않게 되었다. 후에 ^{237}Np이 인공적으로 만들어져 이 계열이 확인되어 넵트늄 계열이라 불리어지고 있다(그림 1-14 참조).

붕괴계열을 구성하는 방사성핵종의 동위체 존재 비, 반감기, 최종 생성핵종 및 그 존재 비를 표 1-6에 나타내었다.

표 1-6. 붕괴계열을 구성하는 방사성핵종

계열 명	방사성 핵종	동위체 존재비(%)	반감기 (년)	최종 생성핵종	동위체 존재비(%)
우라늄계열(4n+2계열)	^{238}U	99.274	4.51×10^{9}	^{206}Pb	25.2
악티늄계열(4n+3계열)	^{235}U	0.720	7.31×10^{8}	^{207}Pb	21.7
토륨계열(4n계열)	^{232}Th	100	1.41×10^{10}	^{208}Pb	51.7
넵트늄계열(4n+1계열)	^{237}Np	—	2.14×10^{6}	^{209}Bi	100

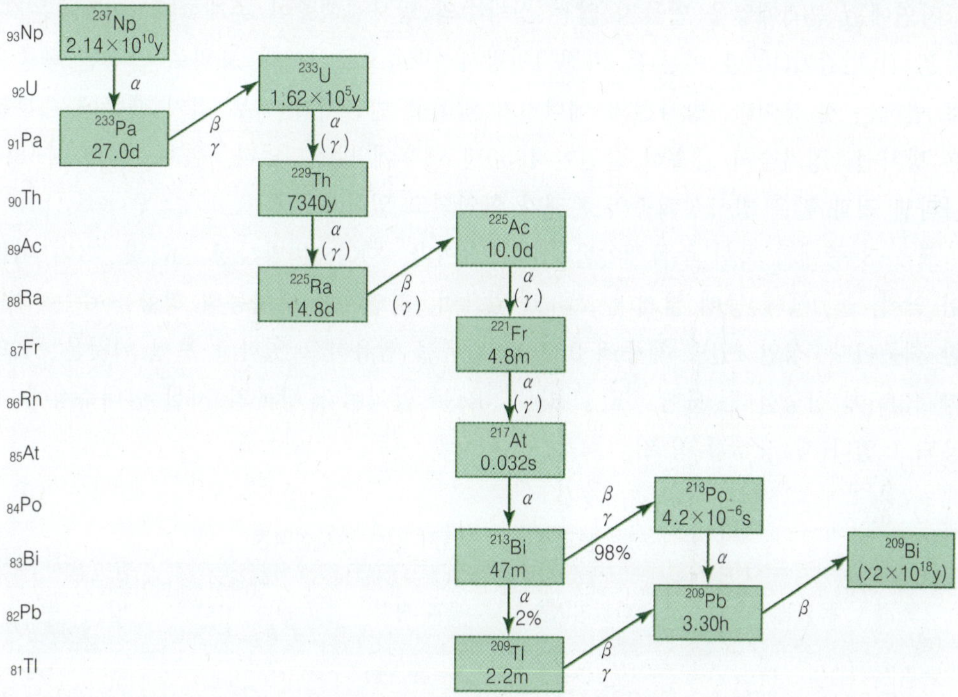

그림 1-14. 넵트늄 계열(4n+1 계열)

또 ^{238}U과 ^{235}U는 각각 6.5×10^{15}년과 1.9×10^{17}년의 반감기로 자발핵분열도 일어나는 것으로 알려져 있다. 우라늄, 토륨의 천연방사성핵종은 섬우라늄광(pitchblende)이나 카르노석(carnotite) 등 같은 우라늄 광물이나, 모나즈석(monazite) 등 같은 토륨 광물에 대량으로 함유되어 있다. 또 암석, 토양, 하천 수, 해수 등에도 미량이지만 넓게 함유되어 있다. 표 1-7은 천연물중의 우라늄 및 토륨의 농도를 나타내었다.

표 1-7. 천연물 중 우라늄 및 토륨 함유량

	우라늄 농도	토륨 농도
현무암	0.83 g/ton	5.0 g/ton
화강암	3.95 g/ton	12.95 g/ton
퇴적암	1.2~4 g/ton	1~10 g/ton
해 수	2.5×10^{-6} g/L	5×10^{-9} g/L
하천 수	~10^{-6} g/L	2×10^{-8} g/L

자연에는 붕괴계열을 만들지 않는 상당수의 방사성핵종이 존재한다. 이것들은 대부분 긴 반감기(10^9년 이상)를 가진 1차방사성핵종으로 1회의 붕괴로 안정된 핵종으로 변하는 것 뿐이다. 방사선의 에너지가 약하고 반감기가 너무 길기 때문에 대부분은 방사선측정기술이 급속히 발전한 1950년 이후에 발견되었다. 현재로는 표 1-8에 나타낸 것과 같은 방사성핵종의 존재가 확인되고 있다.

표 1-8 중에서 특히 주목해야할 것은 ^{40}K이다. ^{40}K는 비방사성 ^{39}K 및 ^{41}K와 더불어 암석, 물, 생체 등에 넓게 분포하고 있으며, 자연계에 방사능의 영향을 주는 중요한 핵종이다. 성인 1인당 체중에 0.2%의 칼륨을 함유하고 있다고 보면 이것은 ^{40}K의 약 4kBq에 상당한다. 또한 ^{40}K, ^{87}Rb, ^{187}Re는 암석이나 광물의 지질 연대측정에 이용되고 있다(제4장 5절 참조).

표 1-8. 붕괴계열을 만들지 않는 방사성핵종

핵 종	동위체존재비(%)	반감기(년)	붕괴 형식	방사선 에너지(MeV)	
				β, α	γ
^{40}K	0.0118	1.26×10^9	$\beta-$(89.5%) EC(10.5%)	1.33	1.46076
^{50}V	0.24	6×10^{15}	$\beta-$(~30%) EC(~70%)	0.4	0.78, 1.58
^{87}Rb	27.85	4.8×10^{10}	$\beta-$	0.275	
^{115}In	95.72	6×10^{14}	$\beta-$	0.48	
^{123}Te	0.87	1.2×10^{13}	EC		
^{138}La	0.089	1.12×10^{11}	$\beta-$(~30%) EC(~70%)	0.21	0.81, 1.43
^{142}Ce	11.07	5×10^{15}	α	1.5	
^{144}Nd	23.85	2.4×10^{15}	α	1.83	
^{147}Sm	14.97	1.05×10^{11}	α	2.2	
^{152}Gd	0.200	1.1×10^{14}	α	2.14	
^{176}Lu	2.59	2.2×10^{10}	$\beta-$	0.43	0.310, 0.202, 0.089
^{174}Hf	0.163	2.0×10^{15}	α	2.50	
^{187}Re	62.93	4.3×10^{10}	$\beta-$	0.0027	
^{187}Pt	0.0127	6.9×10^{11}	α	3.16	

2) 2차 방사성핵종

2차 방사성핵종은 1차 방사성핵종의 붕괴에 의해 2차적으로 생성하는 것이며, 반감기가 긴 친핵종에서 끊임없이 공급되기 때문에, 친핵종이 존재하는 한 필수적으로 수반된다. 붕괴계열을 만드는 1차방사성핵종의 낭핵종이 여기에 해당한다. 비교적 반감기가 긴 것에는 $^{234}U(2.47\times10^5$년), $^{231}Pa(3.25\times10^4$년), $^{230}Th(8.0\times10^4$년), ^{228}Th(1.910년), ^{227}Ac(21.6년), $^{226}Ra(1.602\times10^3$년), ^{228}Ra(6.7년), ^{222}Rn(3.823일), ^{210}Po(138.4일), ^{210}Pb(20.4년) 등이 있다.

3) 유도 방사성핵종

유도 방사성핵종은 1차 방사성핵종보다 훨씬 반감기는 짧지만 자연계에서 일어나는 핵반응에 의해서 정상적으로 공급되어 천연에 존재하는 방사성핵종이다. 방사선 측정기술의 발전과 더불어 다수의 유도방사성핵종이 발견되어 왔다. 이들의 다수는 우주선과 대기와의 상호작용에 의해서 생성되고 있지만, 방사성 광물 중에서 일어나는 자발핵분열에 기인하는 것도 있다.

1차 우주선(primary cosmic rays)은 우주의 초신성(超新星)이나 고온의 항성(恒星) 등에서 방출된 고에너지(10^{-1}~10^{10}GeV)의 하전입자, 전자, 전자파에 대한 총칭이며, 대기권 밖에서는 약 1개/㎠·s의 비율로 조사고 있다. 이것들은 약 10m의 물 두께에 상당하는 대기층에 의해서 받아들여져, 공기성분의 원자나 분자와 상호작용하여 2차 우주선(secondary cosmic rays)을 발생한다. 이 2차 우주선도 기체와 상호작용해서 각종의 방사성핵종을 생성한다.

표 1-9에서 보는 바와 같이 우주선에 의한 방사성핵종의 생성율은 비교적 작은 것이 많기 때문에, 이들의 검출에는 저 백그라운드 방사능측정법을 필요로 한다. 또한 이들 중에서 반감기가 수개월에서 수년의 핵종은 대기의 혼합, 이동과정의 조사 추적자로서, 긴 반감기의 것(^3H, ^{10}Be, ^{14}C 등)은 생물이나 지구화학적 시료의 연대측정 등에 이용되고 있다.

미량 방사능의 측정기술의 발전과 더불어 우라늄이나 토륨의 광물 중에는 표 1-10에 보는바와 같이 자발적 핵분열생성물이나 중성자와의 핵반응에 의해서 생긴 방사성핵종이 미량이지만 존재하는 것이 확인되었다. 따라서 우라늄광물중에서는 표 1-10의 핵반응에 의해서 ^{237}Np이 상시 공급되기 때문에 이미 소멸해 버린 넵트늄계열의 핵종(그림 1-14 참조)도 초미량이긴 해도 존재하고 있다.

표 1-9. 우주선 기원의 중요한 유도 방사성핵종

핵 종	반감기	붕괴 형식	생성률 (원자수/m^2s)	지구상 추정량(kg)	존 재
^{3}H	12.262y	β^-	2.5×10^3	3.5	빗물, 하수 등
^{7}Be	53.6d	EC	8.1×10	3.2	빗물
^{10}Be	2.5×10^6y	β^-	3.6×10^2	4.3×10^5	해저토
^{14}C	5730y	β^-	2.2×10^4	7.5×10^4	대기, 생체, 해수
^{22}Na	2.62y	β^+	6×10^{-1}	1.9×10^{-3}	해수
^{26}Al	7.4×10^5y	β^+	1.7	1.1×10^3	퇴적토
^{32}Si	7.1×10^2y	β^-	1.6	2.0	해수, 퇴적토
^{32}P	14.28d	β^-	8.1	4×10^{-4}	빗물
^{33}P	24.4d	β^-	6.8	6×10^{-4}	빗물
^{35}S	87.9d	β^-	1.4×10	4.5×10^{-3}	빗물
^{36}Cl	3.08×10^5y	β^-	1.1×10	1.5×10^4	염소를 함유한 암석, 광물
^{39}Ar	269d	β^-	5.6×10	2.2×10	대기

표 1-10. 우라늄, 토륨광물 속에 존재하는 유도 방사성핵종

핵 종	반감기	생성핵 과정	존 재
핵분열 생성물	–	^{235}U, ^{238}U또는^{232}Th의 핵분열	우라늄, 토륨을 함유한 암석, 광물
^{233}U	1.62×10^5y	$^{232}Th(n,\gamma)^{233}Th\rightarrow^{233}Pa\rightarrow^{233}U$	토륨 광물
^{237}Np	2.14×10^6y	$^{238}U(n,2n)^{237}U\rightarrow^{237}Np$	우라늄 광물
^{239}Pu	24390y	$^{238}U(n,\gamma)^{239}U\rightarrow^{239}Np\rightarrow^{239}Pu$	우라늄 광물

4) 소멸 방사성핵종

소멸 방사성핵종은 지구가 생성된 시점에서 부터 존재하고 있었지만 그 반감기가 충분히 길지 않기 때문에(10^6~10^8년), 현재에는 완전히 붕괴해 버렸다고 생각되는 핵종이다. 붕괴생성물이나 운석의 동위체 존재비의 연구에서, 이전에 존재하고 있던 것이 확인되고 있는 방사성핵종을 표 1-11에 나타내었다.

표 1-11. 소멸 방사성핵종

핵 종	반감기(년)	붕괴 형식	붕괴 생성물	동위체 존재비(%)
^{129}I	1.7×10^7	β^-	^{129}Xe	26.44
^{146}Sm	7×10^7	α	^{142}Nd	27.11
^{205}Pb	3.0×10^7	EC	^{205}Tl	70.50
^{236}U	2.39×10^7	α	^{232}Th	100
^{237}Np	2.14×10^6	$\alpha\rightarrow4n+1$	^{209}Bi	100
^{244}Pu	7×10^7	$\alpha\rightarrow4n$	^{232}Th	100
^{247}Cm	1.6×10^7	$\alpha\rightarrow4n+3$	^{235}U	0.720

5) 천연에 존재하는 인공 방사성핵종

1945년 이후의 원자 및 수소폭탄 실험이나 원자력의 평화적 이용에 의해서 다량의 핵분열생성물(fission products)이나 ^{3}H, ^{14}C 등이 지구상을 오염시켜 왔다. 핵폭발로 생긴 죽음의 재는, 대기권(troposphere)만이 아니고 성층권(stratosphere)까지 올라간 후 차츰 하강한다. 이것을 방사성낙하물(radioactive fallout) 또는 낙진이라고 부르고 있지만, 그 안에 함유되어 있는 비교적 반감기가 긴 핵종, 예를 들면 ^{90}Sr, ^{137}Cs, ^{239}Pu 등이 축적되어서 지구상의 방사능오염 수준을 높이고 있다. 또한 핵폭발실험에 있어서 방출되는 다량의 중성자에 의해 대기 중에서 $^{14}N(n, t)^{12}C$ 및 $^{14}N(n, p)^{14}C$의 핵반응이 일어나고, ^{3}H나 ^{14}C의 지구상의 오염농도가 현저하게 증가되고 있다.

최근에는 원자력발전의 이용에 의해서 다량으로 생긴 핵연료의 재처리 문제가 심각하게 일어나고 있으며 이것을 완벽하게 처리되지 않으면 환경을 오염시키는 중대한 원인중의 하나가 되고 있다. 일본에서는 이 문제로 인해 어패류에 있어서 ^{106}Ru의 방사생태학 연구가 체계적으로 실시되어 왔다. 핵분열생성물의 하나인 ^{85}Kr는 이미 대기 중의 크립톤에 많이 함유되어 있다. 핵폐기물 처리는 발생지 자국에서 자체 처리하는 것이 원칙이다. 과거 ^{60}Co를 용광로의 내화물에 추적자(tracer)로써 첨가하였기 때문에 1945년 이전의 철은 모두 ^{60}Co가 함유하고 있었다.

5. 인공 방사성핵종

1) 핵반응에 의한 방사성핵종

그림 1-15에서 보듯이 원자핵은 1개당 5~9MeV라는 막대한 에너지로 결합되어 있기 때문에 일반적인 화학반응에 의해서 어느 원자핵을 다른 종류, 즉 다른종의 것으로 바꾸는 것은 불가능하였다. 이것은 이집트 문명이래 비금속을 귀금속으로 바꾸려한 연금술이 모두 성공하지 못한 이유 중의 하나이다.

1919년 Rutherford는 Ra C′(^{214}Po)에서 α 입자(7.69MeV)를 질소 원자에 충돌시켜 산소원자와 양자가 생성하는 현상을 발견하였다. 이것이 원자핵 인공변환의 최초 예이며 다음과 같은 반응식으로 나타난다.

$$^{14}_{7}N + ^{4}_{2}He \rightarrow ^{17}_{8}O + ^{1}_{1}P$$

1934년 Joliot-Curie 부부는 알루미늄을 α 입자로 충돌하면 양전자가 방출되어 α 선원을 제거한 후의 양전자의 강도는 천연의 방사성동위체의 방사능의 감쇠와 같은 법칙에 따라서 감소하는 것을 발견하였다. Rutherford의 원자핵 반응에서 얻어진 핵종은 안정 핵종이었지만, Joliot-Curie의 실험이 인공 방사성핵종의 최초의 제조 예이다.

$$^{27}_{13}Al + ^{4}_{2}He \rightarrow ^{30}_{15}P + ^{1}_{0}n$$

$$^{30}_{15}P \frac{\beta^{+}}{2.50m} \rightarrow ^{30}_{14}Si \text{ (안정)}$$

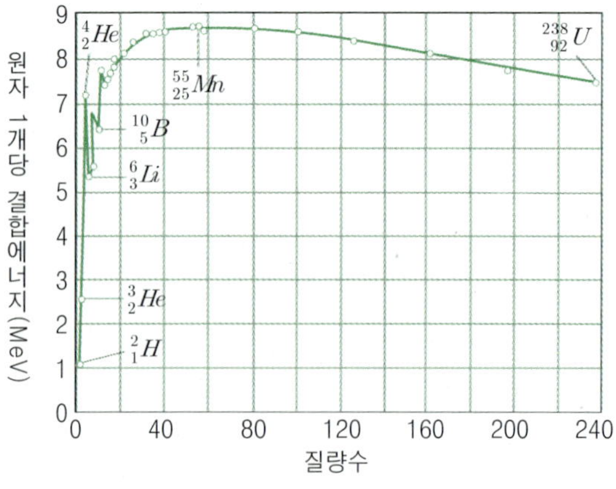

그림 1-15. 원자핵 1개당 평균결합에너지와 질량수 관계

초기의 연구에서는, 이들의 예처럼 천연 방사성핵종에서 방출되는 고에너지 α입자나 그 α입자를 베릴늄 등에 충격시켜 얻어진 중성자를 원자핵에 충격해서 일어나는 원자핵반응으로 한정되어 있었다. 그러나 현재에는 여러 가지 종류의 가속기(accelerator)나 원자로(atomic reactor)를 이용해서 많은 방사성핵종이 생산되고 있다.

2) 핵반응

앞의 내용처럼, 하나의 원자핵을 어느 입자로 충격하고 다른 핵종의 원자핵으로 변환시키는 반응을 핵반응(nuclear reaction)이라 한다. 모형적으로 제시하면 그림 1-16처럼, 먼저 본래의 원자핵이 입사입자의 에너지를 흡수하여 여기된 복합핵(compound nucleus)을 만들고, 10^{-14}~10^{-15}초 후에 다른 원자핵으로 변하여, 여분의 에너지를 입자 또는 전자파로써 방출한다.

일반적으로 ${}^{A_1}_{Z_1}X$라 하는 표적핵(target)에 입사입자 ${}^{A_2}_{Z_2}x$가 충돌해서 상호작용하고, ${}^{A_3}_{Z_3}Y$의 원자핵이 생성하면 동시에 ${}^{A_4}_{Z_4}y$입자 또는 전자파를 방출하는 반응을 다음과 같이 표시한다.

$${}^{A_1}_{Z_1}X + {}^{A_2}_{Z_2}x \rightarrow {}^{A_3}_{Z_3}Y + {}^{A_4}_{Z_4}y$$

$$\text{또는 } {}^{A_1}_{Z_1}X({}^{A_2}_{Z_2}x,\ {}^{A_4}_{Z_4}y)\,{}^{A_3}_{Z_3}Y$$

핵반응 방정식을 완결시키기 위해서는, 원소기호의 왼쪽 밑의 첨자는 원자번호 및 왼쪽 위의 첨자는 질량수가 반응식의 합이 같아야한다. 즉

$$Z_1 + Z_2 = Z_3 + Z_4 \tag{1.23}$$

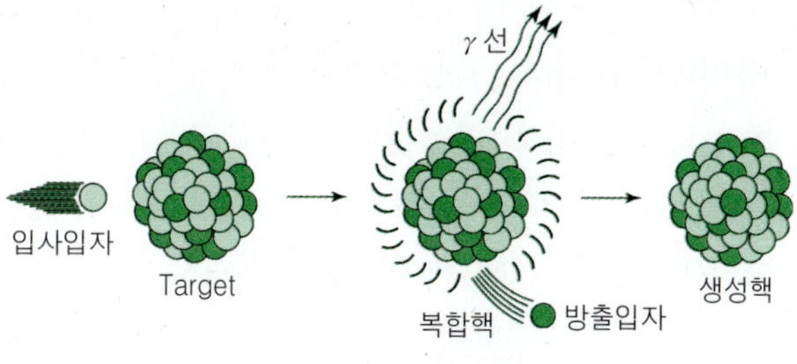

그림 1-16. 핵반응 모형

$$A_1 + A_2 = A_3 + A_4 \tag{1.24}$$

의 관계가 성립해야 한다.

또한 반응의 전후에 있어서 질량 및 운동에너지가 계전체(系全體)가 보존되어 있지 않으면 안된다. X, x, Y, y의 각각 핵종의 질량을 M_X, M_x, M_Y, M_y로 하고, Einstein의 질량과 에너지의 상호 관계식을 이용하면,

$$(M_X+M_x)\cdot c^2=(M_Y+M_y)\cdot c^2+Q \tag{1.25}$$

의 관계가 성립한다. Q는 핵반응의 에너지이며 보통의 화학반응식에 있어서 반응열과 같다. 앞에서 설명한 Joliot-Curie의 핵반응을 예로 들면

$$^{27}_{13}Al + ^{4}_{2}He \quad \rightarrow \quad ^{30}_{15}P + ^{1}_{0}n + Q$$

$$Q=\{M(^{27}_{13}Ai) + M(^{4}_{2}He)\} - \{M(^{30}_{15}P) + M(^{1}_{0}n)\} \tag{1.26}$$

$$= (26.981539 + 4.002603) - (29.978317 + 1.008665)$$

$$= -0.002840u$$

$$= -2.64\ MeV$$

이 반응은 Q<0이기 때문에 흡열반응으로 에너지를 흡수해서 생성계의 질량을 증가시킬 필요가 있기 때문에 입사입자를 가속해야 한다. 운동량보존의 법칙에 의해서 입사하는 α입자의 운동에너지 일부는 계의 운동에너지에 소비되기 때문에, 다음과 같은 역치값(threshold value)보다 큰 에너지로 가속하지 않으면 핵반응은 실제로 일어나지 않는다.

$$\text{역치값} = -Q(1 + \frac{M_x}{M_X}) \tag{1.27}$$

$$= -(-2.64) \times (1 + \frac{4.002603}{26.981539})$$

$$= 3.03\ MeV$$

Q>0 때는 발열반응이며 에너지의 방출을 동반해서 생성계의 질량이 감소한다. 그러나 입사 입자가 하전입자인 경우 반응계에 있어서 원자핵에 접근할 때 쿨롬력이 작용하므로 입사 입자를 어느 정도 가속해야 한다. 입사입자가 중성자인 경우, 쿨롬력이 작용하지 않으므로 쉽게 표적핵 내에 들어가서 (n, γ), (n, p), (n, α) 반응 등을 일으킨다.

•예 제 $^{16}_{8}O(15.995)$의 핵자당 결합에너지를 계산하시오?

$$
\begin{aligned}
&A = N + Z\\
&\triangle E = [N(on) + Z(p) - M_A]mC^2\\
&\quad = [(8\times 1.007277 + 8\times 1.008665) - 15.995]\times 931.5\\
&\quad = (8.0582 + 8.06932 - 15.99)\times 931.5 = 123.44MeV\\
&\quad \therefore \frac{123.44}{16} = 7.715MeV
\end{aligned}
$$

표적핵에 입사한 입자의 모두가 핵반응을 일으키는 것은 아니다. 예를 들면 3MeV의 양자로 리튬의 두꺼운 타깃을 충격한 경우, $^{7}Li(p,\ \alpha)^{4}He$ 반응은 타깃 속에 정지한 양자 2,000개당 1개의 비율 밖에 일어나지 않는다.

지금 문제의 핵반응을 일으키는 원자핵을 $n(m^{-3})$의 밀도로 얇은 타깃(체적 Vm^3)에 균일한 입사입자의 흐름 속에 놓이게 될 때 입사입자의 속도 flux를 $f(m^{-2}s^{-1})$로 하면, 단위시간에 일어나는 핵반응의 수 $N(s^{-1})$은 다음 식으로 나타 낼 수 있다.

$$N = \sigma f n V \tag{1.28}$$

σ는 비례상수이며 면적의 차원(m^2)을 가지므로 단면적(cross section)이라 부른다. 입사입자가 원자핵과 충돌하는 전단면적(total cross section)을 σ_t, 탄성충돌 할 때의 산란단면적(scattering cross section)을 σ_s, 핵반응을 할 때의 핵반응단면적(nuclear reaction cross section)을 σ_r로 하면, 이들 사이에는

$$\sigma_t = \sigma_s + \sigma_r \tag{1.29}$$

의 관계가 성립한다.

단면적은 핵반응의 종류에 의해서 차이가 있으며 동시에 입사입자에너지에 의해서 변화하기 때문에 에너지의 함수로 나타낸 σ(E)를 여기함수라 한다. 예를 들면 그림 1-17은 $^{63}Cu(p,n)^{63}Zn$, $^{63}Cu(p,2n)^{62}Zn$, $^{63}Cu(p,pn)^{62}Cu$, $^{63}Cu(p,\ p2n)^{61}Cu$의 여기함수를 나타내었다.

최근에는 충돌입자로서 α입자나 중성자 이외에 양자($^{1}_{1}p$), 중양자($^{2}_{1}d$), 3중양자($^{3}_{1}t$), 전자(e^-), 광자(γ), 중이온 등 여러 가지가 이용되고 있다. 또 각종의 가속기에 의해서 충돌입자를 높은 에너지로 가속할 수 있도록 되어있기 때문에 핵반응의 종류는 점점 증대하고 있다. 특히 중성자원으로써 원자로가 활용되도록 표 1-12에서 보듯이 핵반응에 의해서 다량의 방사성동위체가 제조할 수 있도록 되었다.

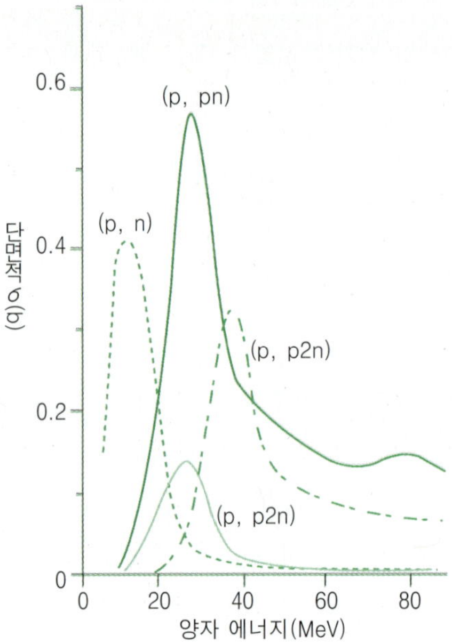

그림 1-17. ^{63}Cu에 양자를 충격했을 때 단면적의 여기함수

표 1-12. 중성자에 의한 중요한 핵반응

핵반응 형식	중요한 핵반응
(n, γ)	$^{23}Na(n, \gamma)^{24}Na$, $^{27}Al(n, \gamma)^{28}Al$, $^{31}P(n, \gamma)^{32}P$, $^{44}Ca(n, \gamma)^{45}Ca$ $^{54}Fe(n, \gamma)^{55}Fe$, $^{59}Co(n, \gamma)^{60}Co$, $^{109}Ag(n, \gamma)^{110m}Ag$, $^{176}Lu(n, \gamma)^{177}Lu$ $^{197}Au(n, \gamma)^{198}Au$, $^{202}Hg(n, \gamma)^{203}Hg$
$(n, \gamma)\xrightarrow{\beta^-, EC}$	$^{76}Ge(n, \gamma)^{77}Ge \xrightarrow{\beta^-} {}^{77}As$, $^{98}Mo(n, \gamma)^{99}Mo \xrightarrow{\beta^-} {}^{99m}Tc$ $^{110}Pd(n, \gamma)^{111}Pd \xrightarrow{\beta^-} {}^{111}Ag$, $^{124}Sn(n, \gamma)^{125}Sn \xrightarrow{\beta^-} {}^{125}Sb$ $^{130}Te(n, \gamma)^{131}Te \xrightarrow{\beta^-} {}^{131}I$, $^{130}Ba(n, \gamma)^{131}Ba \xrightarrow{EC} {}^{131}Cs$ $^{146}Nd(n, \gamma)^{147}Nd \xrightarrow{\beta^-} {}^{147}Pm$, $^{198}Pt(n, \gamma)^{199}Pt \xrightarrow{\beta^-} {}^{199}Au$ $^{209}Bi(n, \gamma)^{210}Bi \xrightarrow{\beta^-} {}^{210}Po$
(n, p)	$^{10}B(n, p)^{10}Be$, $^{14}N(n, p)^{14}C$, $^{32}S(n, p)^{32}P$, $^{35}Cl(n, p)^{35}S$ $^{45}Sc(n, p)^{45}Ca$, $^{58}Ni(n, p)^{58}Co$
(n, α)	$^{6}Li(n, \alpha)^{3}H$, $^{10}B(n, \alpha)^{7}Li$, $^{35}Cl(n, \alpha)^{32}P$, $^{40}Ca(n, \alpha)^{37}Ar$
(n, 2n)	$^{238}U(n, 2n)^{237}U$
(n, n′)	$^{103}Rh(n, n')^{103m}Rh$

표 1-13. 양자, 중양자, 3중양자, 전자, 광자에 의한 중요한 핵반응

입사 입자	핵반응 형 식	중요한 핵반응	비 고
p	(p, γ)	$^{7}Li(p, \gamma)^{8}Be$, $^{24}Mg(p, \gamma)^{25}Al$	주로 가벼운 원소
	(p, n)	$^{48}Ti(p, n)^{48}V$, $^{54}Cr(p, n)^{54}Mn$,	중정도 에너지
		$^{63}Cu(p, n)^{63}Zn$	양자에 의한 전부반응
			RI 제조에 이용
	(p, 2n)	$^{63}Cu(p, 2n)^{62}Zn$, $^{209}Bi(p, 2n)^{208}Po$	
d	(d, n)	$^{56}Fe(d, n)^{57}Co$, $^{1304}Te(d, n)^{131}I$	중양자에 의한 고전적 반응
			무담체 RI의 제조에 이용
	(d, 2n)	$^{55}Mn(d, 2n)^{55}Fe$, $^{65}Cu(d, 2n)^{65}Zn$	RI 제조에 이용
	(d, p)	$^{23}Na(d, p)^{24}Na$	RI 제조에 이용
	(d, t)	$^{93}Nb(d, t)^{92}Nb$	
	(d, α)	$^{24}Mg(d, \alpha)^{22}Na$, $^{56}Fe(d, \alpha)^{54}Mn$	RI 제조에 이용
t	(t, p)	$^{26}Mg(t, p)^{28}Mg$	
α	(α, n)	$^{9}Be(\alpha, n)^{12}C$, $^{27}Al(\alpha, n)^{30}P$	α입자에 의한 고전적 반응
	(α, 2n)	$^{209}Bi(\alpha, 2n)^{211}At$	α입자에 의한 고전적 반응
	(α, p)	$^{27}Al(\alpha, p)^{30}Si$	
e	(e, e′)	$^{109}Ag(e, e')^{109}mAg$	
γ	(γ, n)	$^{133}Cs(\gamma, n)^{132}Cs$	γ선에 의한 고전적 반응
	(γ, p)	$^{62}Ni(\gamma, p)^{61}Co$	(γ, n)에서 자주 발생

양자, 중양자, 3중양자, 전자 및 광자에 의한 중요한 핵반응의 예를 표 1-13에 나타내었다. 여기에 열거된 핵반응이 방사성핵종의 제조에 최적인 것은 아니며 또한 이들 이외의 핵반응도 다수 있지만 일반적으로 사용되고 있지 않다.

3) 핵분열 반응과 핵파쇄 반응

그림 1-18[A], [B]에서 알 수 있듯이 타깃의 원자핵이 거의 같은 크기의 핵으로 분리되거나 또는 2개 이상의 작은 조각으로 되는 핵반응이 있으며 전자를 핵분열 반응(nuclear fission reaction), 후자를 핵파쇄 반응(nuclear spallation reaction)으로 구분하고 있다.

핵분열반응을 일으키는 핵종에는 중성자나 양자 등의 입사입자에 의해 일어나는 유도핵분열(induced fission)과 원자핵 자신의 성질로써 고유의 반감기를 가지고 일어나는 자발적 핵분열(spontaneous fission)이 있다.

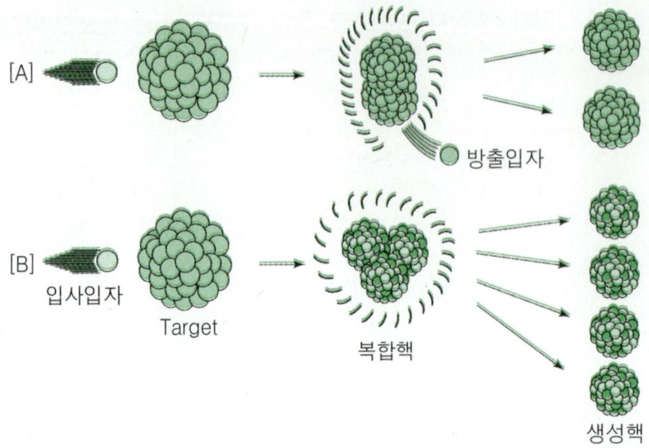

그림 1-18. 핵분열 반응[A]과 핵파쇄 반응[B]의 모형

그림 1-16에서 보면 입자 1개당의 결합에너지는 우라늄이나 토륨과 같은 무거운 원자핵보다도, 그들의 약, 반무게의 원자핵 쪽이 매우 크다는 것을 알 수 있다. 따라서 이들의 무거운 원자핵은 거의 같은 정도의 2개의 핵으로 분열함으로써 에너지가 안정화 된다.

^{232}U, ^{233}U, ^{235}U, ^{239}Pu, ^{241}Am, ^{242}Am 등은 에너지가 낮은 열중성자(0.025eV) 또는 속중성자에 의해서, 그리고 ^{232}Th, ^{238}U, ^{231}Pa 등은 속중성자에 의해서 유도핵분열을 일으킨다. 이들 무거운 원자핵은 중성자 과잉이며 예를 들면 열중성자에 의한 ^{235}U 1원자의 핵분열에 의해서 2개의 핵분열 조각(fission fragments), 평균 2.43개의 고속중성자(prompt neutron) 및 γ선이 방출된다. 핵분열 조각의 질량수나 고속중성자수는 핵분열마다 각각 차이가 있지만 어느 일정한 분포를 가진다.

즉 그림 1-19의 핵분열생성물(fission products)의 수율곡선에서 보듯이 ^{235}U의 핵분열 방법에는 80종 이상이며, 원자번호 30(Zn)~66(Dy), 질량수 72~161에 걸쳐 250종 이상의 방사성핵종을 생성한다(비교적 소수의 안정핵종도 포함된다). 이 핵분열 수율곡선은 비대칭이며 질량수 95와 140에서 최대가 되며 그 중앙의 118에서 최소를 가리키는 특징이 있다.

핵분열현상은 액상모형(liquid-drop model)에 의해서 종종 설명되지만 오히려 핵분열에 의해서 막대한 에너지가 방출된다는 사실이 중요하다. 예를 들면

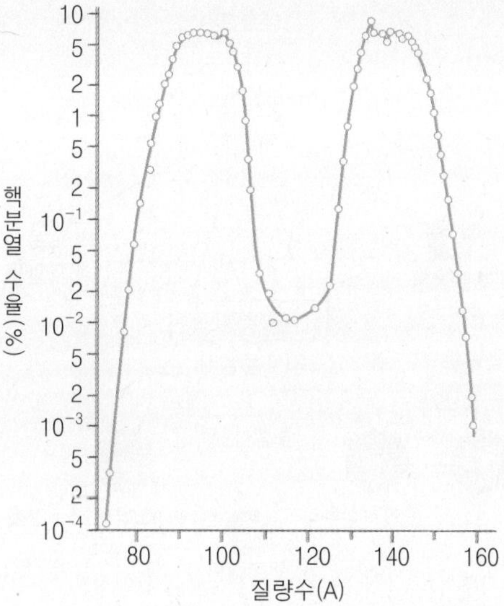

그림 1-19. 열중성자의 핵분열생성물 분포

표 1-14. 열중성자의 ^{235}U 핵분열에 의한 에너지 분포

방출되는 시기	에너지 형태	에너지량(MeV)
핵분열과 동시에 방출	핵분열 조각 운동에너지	164.5
	중성자 운동에너지	5
	γ선 에너지	7
핵분열보다 늦게 방출 (핵분열생성물의 붕괴 시)	β입자 운동에너지	6.5
	중성미자 에너지	10.5
	γ선 에너지	6.5

$$^{235}_{92}U + ^{1}_{0}n \rightarrow ^{90}_{40}Zr + ^{135}_{52}Te + 2\ ^{1}_{0}n + 209MeV$$

1회의 핵분열에 의해서 방출되는 에너지의 평균치는 약 200MeV이며 표 1-14에 알 수 있듯이 그 대부분은 핵분열조각의 운동에너지로 부여된다.

방출된 중성자가 지속적으로 핵분열을 일으키면 연쇄반응(chain reaction)으로 핵분열이 진행된다. 이 현상을 이용해서 연속적으로 에너지를 축출하는 장치를 원자로(atomic reactor)라 한다.

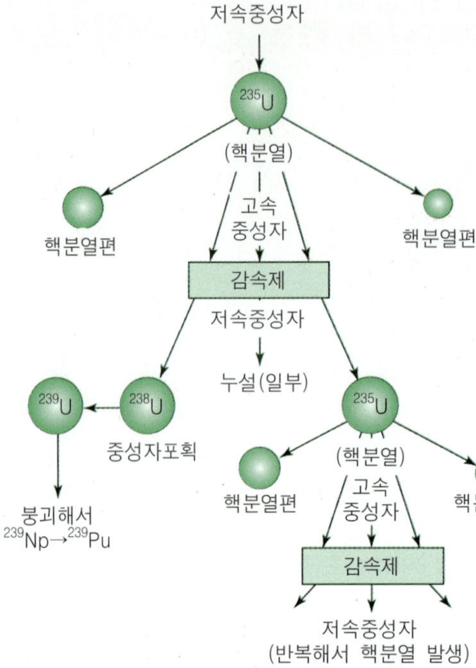

그림 1-20. 핵분열 연쇄 반응

고속중성자는 핵분열 연쇄반응을 지속시키기 위해서 물론 필요하지만 핵분열보다 늦게 발생하는 저속중성자(delayed neutron)가 원자로의 제어에 중요한 역할을 한다. 저속중성자는 어느 종류의 핵분열생성물 붕괴로도 방출되어 고속중성자에 비해서 에너지가 낮으며(0.2~0.6MeV), 또한 그 비율도 극히 적다(0.65%). 현재 약 30종 정도의 저속중성자 방출핵종이 발견되고 있다(그림 1-20 참조).

$$^{89}_{35}Br\xrightarrow[4.5s]{\beta^-}\,^{89}_{36}Kr(\text{여기상태})\rightarrow\,^{89}_{36}Kr(\text{안정})+\,^{1}_{0}n(\text{평균}0.43\text{MeV})$$

$$^{137}_{53}I\xrightarrow[22.0s]{\beta^-}\,^{137}_{54}Xe(\text{여기상태})\rightarrow\,^{137}_{54}Xe(\text{안정})+\,^{1}_{0}n(\text{평균}0.56\text{MeV})$$

핵분열로 방출된 원자로의 고속중성자에 의한 ^{235}U의 핵분열단면적은 열중성자에 의한 것보다 400배나 작으며, 핵분열 연쇄반응의 효율이 나쁘다. 그래서 중성자 흡수단면적이 작은 원자핵, 예를 들면 경수, 중수 및 흑연(graphite) 등의 감속재(moderator) 중에서 탄성충돌을 반복시켜 열중성자로 바꾸어 연쇄반응의 확률을 높인다.

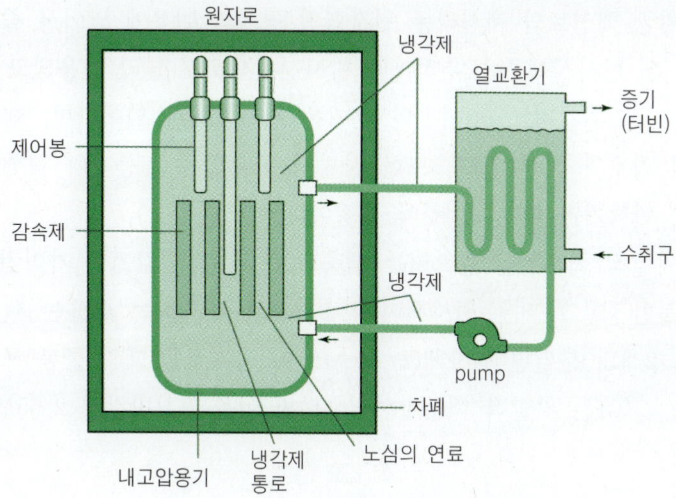

그림 1-21. 대표적인 동력용 원자로

연쇄반응을 유지하기 위해서 최소로 필요한 ^{235}U의 양을 임계질량(critical mass)이라 하고, 원자로의 형태에 의해서 결정된다(그림 1-21 참조). ^{235}U가 임계질량 이상 존재하면 단위시간당의 핵분열수가 차츰 증가하고 핵분열 연쇄반응을 극히 짧은 시간동안에 급속적으로 만들면 원자폭탄으로 된다. 따라서 중성자를 잘 흡수하는 카드뮴(Cd) 막대 등을 이용하여 중성자수를 제어하고 핵분열속도를 일정하게 유지하게 할 수 있다.

원자로의 중성자가 노심에서 누출되는 것을 막기 위해서 흑연이나 베릴늄을 반사체(reflector)로서 이용한다. 핵분열에너지는 거의 열에너지로 되어서 방출되기 때문에 경수, 중수, 탄소가스 및 금속 나트륨 등의 냉각제를 이용해서 원자로 밖으로 축출한다. 원자력발전소에서는 냉각제를 순환해서 열 교환을 하고, 노심에 열은 외부로 방출시켜 발전에 이용한다. 1g의 ^{235}U핵분열에 의해서 이론상 약 0.8MW의 전력이 얻어진다.

^{238}U과 ^{232}Th를 함유한 핵연료(nuclear fuel)에서는 이들이 표 1-10에 제시한 중성자 포획반응을 일으켜서 핵분열성의 ^{239}Pu나 ^{233}U를 만든다. 그래서 ^{238}U과 ^{232}Th 등을 모체핵종(fertile material)이라 한다. 또한 사용이 끝난 연료에서 ^{239}Pu과 ^{233}U를 회수함과 더불어, 중성자 흡수 단면적이 큰 핵분열생성물이나 수명이 긴 방사성핵종

을 제거하기 위한 핵연료의 재처리는 원자력의 평화적 이용에 있어서 중대한 문제의 하나이다. 분리된 방사성핵종은 추적자나 방사선원으로써 널리 이용되고 있다.

자발적 핵분열은 원자번호 90이상의 무거운 원자핵에서 일어나며, 핵분열 형식은 유도 핵분열의 경우와 거의 같다. 또한 자발적 핵분열은 α붕괴와 평행해서 일어나며(분지 붕괴), 반감기가 매우 긴 것이 특징이다.

표 1-15는 자발적 핵분열을 일으키는 핵종과 그 부분 반감기를 가리킨다. 이와 같이 에너지가 불안정한 무거운 원자핵이 장수명으로 존재하는 이유는 핵분열을 위한 포텐셜 장벽과 2개의 분열편 원자핵(Z/2, A/2)이 접해있을 때의 쿨롱 포텐셜이 거의 같기 때문이다. ^{252}Cf는 자발적 핵분열선원으로써 이용된다(반감기 2.65년, SF분지율 3.1%).

표 1-15. 자발 핵분열을 일으키는 핵종과 부분 반감기

핵 종	자발 핵분열 부분 반감기	중성자 발생수	핵 종	자발 핵분열 부분 반감기	중성자 발생수
^{230}Th	$\geq 1.5\times10^{7}$y	–	^{240}Cm	7.9×10^{5}y	–
^{232}Th	$\geq 10^{21}$y	–	^{242}Cm	7.2×10^{6}y	2.65±0.06
^{231}Pa	$\geq 10^{16}$y	–	^{244}Cm	1.31×10^{7}y	–
^{232}U	8×10^{13}y	–	^{246}Cm	1.7×10^{7}y	2.8±0.1
^{233}U	3×10^{7}y	–	^{249}Bk	6×10^{8}y	–
^{234}U	2×10^{16}y	–	^{246}Cf	2.1×10^{3}y	–
^{235}U	1.9×10^{17}y	–	^{248}Cf	$\geq 1.5\times10^{4}$y	–
^{236}U	2×10^{16}y	–	^{249}Cf	1.5×10^{9}y	–
^{238}U	6.5×10^{15}y	–	^{250}Cf	1.7×10^{4}y	–
^{237}Np	$>10^{18}$y	–	^{252}Cf	85y	3.8±0.1
^{236}Pu	3.5×10^{9}y	2.30±0.19	^{254}Cf	60.5d	–
^{238}Pu	4.9×10^{10}y	2.33±0.08	^{253}Es	6.4×10^{5}y	–
^{239}Pu	5.5×10^{15}y	–	^{254}Es	7×10^{5}y	–
^{240}Pu	1.34×10^{11}y	2.25±0.05	^{254}Fm	246d	4.05±0.19
^{242}Pu	7.1×10^{10}y	2.18±0.09	^{255}Fm	1×10^{4}y	–
^{244}Pu	2.5×10^{10}y	–	^{255}Fm	2.7h	–
^{241}Am	2×10^{14}y	–			

핵파쇄반응은 100MeV~GeV영역의 고에너지하전입자를 표적핵에 충격했을 때 일어난다. 예를 들면 680MeV 양자를 구리(Cu)에 충격하면, 구리, 니켈, 코발트 동위체 이외에 표적의 원자핵보다 수개의 핵자가 잃어버린 것, 즉 $^{55}_{26}Fe$, $^{53}_{25}Mn$, $^{51}_{24}Cr$, $^{49}_{23}V$, $^{47}_{22}Ti$, $^{45}_{21}Sc$, $^{41}_{20}Ca$, $^{39}_{19}K$ 등이 생성되고, 안정핵종 43%, 중성자 부족핵종 40% 및 중성자 과잉핵종 17%의 비율로 되어 진다. 현재로서는 아직 그 원인은 충분히 설명되어 있지 않지만, 원자핵의 본성을 파악하는데 중요한 단서로 되어있다. 또한 표 1-9는 핵파쇄반응이 고에너지 우주선에 의해서 자연계에서도 일어나고 있다는 것을 알 수 있다.

•예 제 모체핵종(Fertile nuclide)과 핵분열성 핵종(Fissile nuclide)을 설명하시오?

<1> 모체 핵종

중성자를 흡수하여 핵분열성 핵종으로 전환될 수 있는 핵종(^{232}Th, ^{235}U)을 말한다. 즉, ^{235}U이 중성자를 흡수하여 핵분열성의 ^{239}Pu로 변환되고, ^{232}Th는 ^{233}U으로 변환된다.

<2> 핵분열성 핵종

열중성자의 조사에 의하여 핵분열을 일으키는 핵종을 말한다.

^{235}U, ^{233}U, ^{239}Pu, ^{241}Pu ∵ 자연계에 존재 : ^{235}U

•예 제 원자력법에 명시된 핵연료물질과 핵원료물질을 설명하시오?

<1> 핵연료물질 : 우라늄, 토륨등 원자력을 발생시킬 수 있는 물질로 대통령이 정한다.

<2> 핵원료물질 : 우라늄광, 토륨광 기타 핵원료물질의 원료가 되는 물질로 대통령이 정한다. 여기서 대통령이 정한다 함은 우라늄 및 그 화합물 또는 토륨 및 그 화합물을 함유한 물질로서 핵연료물질 외의 물질을 말한다.

4) 핵융합 반응

앞의 그림 1-15에서 알 수 있듯이 가벼운 원자핵이 융합해서 보다 무거운 핵으로 변환할 때에도 핵분열의 경우와 같은 막대한 에너지가 방출된다. 이와 같은 핵융합반응(nuclear fusion reaction)은 실제 태양이나 많은 고온의 별에서 진행되고 있으며, 또한 수소폭탄(hydrogen bomb)으로써 인공적으로 일으키는 것도 가능하다. 예를 들면 중수소(^2_1D)나 3중수소(^3_1T)와 같은 가벼운 원자핵은 다음과 같은 핵융합 반응을 일으키며,

$$^{2}_{1}D + ^{2}_{1}D \rightarrow ^{3}_{2}He + ^{1}_{0}n + 3.27MeV$$

$$^{2}_{1}D + ^{2}_{1}D \rightarrow ^{3}_{1}T + ^{1}_{1}p + 4.03MeV$$

$$^{2}_{1}D + ^{3}_{1}T \rightarrow ^{4}_{2}He + ^{1}_{0}n + 17.59MeV$$

$$^{2}_{1}D + ^{3}_{2}He \rightarrow ^{4}_{2}He + ^{1}_{1}p + 18.35MeV$$

결국 6개의 중수소에서 43.24MeV의 에너지가 방출된다. 이것은 1kg의 중수소에서 2.15×10^{27}MeV, 즉 3.45×10^{14}J의 에너지가 발생하게 된다. 해수(海水) 중의 중수소(약 4.5×10^{16}kg)를 모두 핵융합의 연료로 이용할 수 있다면, 이것은 전 세계의 전력을 수십 억년 동안 공급 가능한 에너지량에 해당한다. 태양이나 고온의 별에서는 더욱 무거운 원자핵을 생성하는 핵융합 반응도 일어나고 있다.

핵융합 반응을 효율적으로 일으키기 위해서는(그림 1-22 참조), 최초에 전자를 제외한 원자핵(plasma)을 발생시켜 이것을 어느 시간과 고온도로 제한된 공간 내에 막아둘 필요가 있다. 이것은 기술적으로 매우 어려운 것이지만, 전 세계 여러 곳에서 이를 위한 여러 가지 연구가 진행되고 있다.

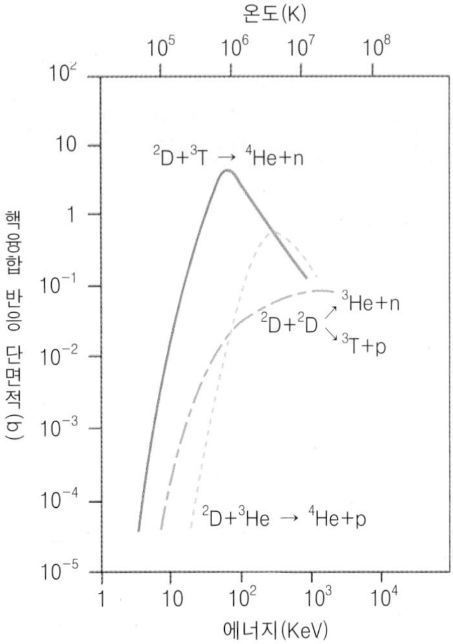

그림 1-22. 중수소 핵융합 반응의 여기함수

왜냐하면 핵융합 반응에서는 심각한 방사성폐기물의 문제가 일어나지 않음과 동시에 우라늄이나 토륨 등의 핵분열성의 것과 비교해서 연료물질이 풍부하게 자연에 존재하기 때문이다.

5) 핵반응에 의해 발견된 새로운 원소

원소의 주기율표가 확립되고 나서 미발견원소의 원자번호나 성질을 예측하는 것이 가능하도록 되었다. 이에 따라서 미지의 원소를 발견하는 노력이 계속되어 1937년까지 원자번호 $_{43}Te$, $_{61}Pm$, $_{85}At$, $_{87}Fr$을 제외하고 92번의 우라늄까지의 원소가 모두 발견되었다. 87번원소인 프란슘($_{87}Fr$)의 동위체 ^{227}Fr은 1939년 Perey에 의해 그림 1-12에서 볼 수 있듯이 악티늄계열의 붕괴생성물의 하나로써 발견되었다. 이밖에 3종의 미발견원소와 원자번호 93 이상의 초우라늄 원소(transuranium elements)는 고 에너지 가속기의 이용이나 대규모의 핵실험 결과, 점차적으로 발견되었다.

현재는 103번 원소인 로렌슘($_{103}Lw$)까지 표 1-16에 나타낸 11종의 초우라늄 원소가 여러 가지 핵반응에 의해서 만들어지고 있다. 새로 만들어진 신원소의 물리적 및 화학적 성질이 규명됨에 따라 테크네튬(Tc)은 주기율표로 VIIB족에 속하고, 레늄(Re), 루테늄(Ru), 오스뮴(Os)과 비슷한 성질을 가진 것을 알게 되었다. 또한 프로메튬(Pm)은 란탄계열이라 불리우는 원소의 하나이며 아스타틴(At)은 VIIA족의 할로겐에 속해 있다.

초우라늄 원소는 악티니드(actinides)라 불리는 원자번호 89에서 $_{103}Lw$까지 원소군을 형성하고, 표 1-17에서 알 수 있듯이 원자번호가 증가함에 따라서 5f궤도에 전자가 차차로 충족되어 가는 것이 특징이다. 5f궤도보다 더욱 외각의 6d, 7s 궤도의 전자배치는 비슷하기 때문에 이들의 원소는 거의 같은 화학적 성질을 가진다.

전자배치에서 알 수 있듯이 악티니드 원소 중에서 원자번호가 작은 우라늄, 넵트늄, 프로토늄, 아메리시움에서는 +3, +4, +5, +6의 산화상태를 취하지만, 원자번호가 커짐과 동시에 +3의 산화상태가 가장 안정되게 된다. 또한 이온반경에서 볼 때, 원자번호의 증가와 더불어 이른 바 악티니드 수축(actinide contraction : 생화학에서 근육수축에 필요한 일종의 단백질)이 일어난다. 이 수축의 원인은 내부 전자껍질(5f)에 증가된 전자에 의한 핵전하 차폐의 불완전함이 증가되어, 원자가 전자궤도(6d와 7s)의 수축을 가져오기 때문이다.

표 1-16. 핵반응에 의해 새로 발견된 원소

원소 기호	최초 생성법	발견 연도	발견자
$_{43}Tc$	$^{96}_{42}Mo(d,n)^{97}_{43}Tc$	1937	C. Perrier, E. Segré
$_{61}Pm$	$^{235}_{92}U$의 핵분열생성물에서 이온교환법에 의해서 분리	1945	J. Marinsky, L. Gledenin, C. Coryell
$_{85}At$	$^{209}_{83}Bi(\alpha, 2n)^{211}_{85}At$	1940	D.R. Corson, K.R. Mackenzie, E. Segré
$_{93}Np$	$^{238}_{92}U(n, \gamma)^{239}_{92}U \xrightarrow[23.5m]{\beta^-} {}^{239}_{93}Np \xrightarrow[2.35d]{\beta^-}$	1940	E.M. McMillan, R.H. Abelson
$_{94}Pu$	$^{238}_{92}U(d, 2n)^{238}_{93}Np \xrightarrow[2.10d]{\beta^-} {}^{238}_{94}Pu \xrightarrow[86.4y]{\alpha}$	1940 ~41	G.T. Seaborg, E.M.McMillan, J.W. Kennedy, A.C. Wahl
$_{95}Am$	$^{239}_{94}Pu(n, \gamma)^{240}_{94}Pu(n, \gamma)^{241}_{94}Pu \xrightarrow[13.2y]{\beta^-}$ $^{241}_{95}Am \xrightarrow[458y]{\alpha}$	1944 ~45	G.T. Seaborg, A. Ghiorso, R.A. James, L.O. Morgan
$_{96}Cm$	$^{239}_{54}Pu(\alpha, n)^{242}_{96}Cm \xrightarrow[162.5d]{\alpha}$	1944	G.T. Seaborg, R.A. James, A. Ghiorso
$_{97}Bk$	$^{241}_{95}Am(\alpha, 2n)^{243}_{97}Bk \xrightarrow[4.5h]{EC}$	1949	S.G. Thompson, A.Ghiorso, G.T. Seaborg
$_{98}Cf$	$^{242}_{96}Cm(\alpha, n)^{245}_{98}Cf \xrightarrow[44m]{\alpha,\ EC}$	1950	S.G. Thompson, K. Street, Jr. A. Ghiolso, G.T. Seaborg
$^{253}_{99}Es$	열핵폭발에 있어서 중성자에 의한 우라늄의 충격으로 생긴 우라늄의 초중동위체의 β붕괴	1952	캘리포니아대학, 알곤누국립연구소, 로스아리모스 과학연구소 group
$^{255}_{100}Fm$	$_{99}Es$와 동일	1952	$_{99}Es$와 동일
$_{101}Md$	$^{253}_{99}Es(\alpha, n)^{256}_{101}Md \xrightarrow[\sim 1.5h]{EC}$	1955	A. Ghiolso, B.G. Harvey, G.R. Choppin, S.G. Thompson, G.T. Seaborg
$_{102}No$	$^{246}_{96}Cm(^{12}_{6}C, 4n)^{254}_{102}No \xrightarrow[\sim 3s]{\alpha}$	1958	A. Ghiolso, B.G. Harey, G.R. Choppin, S.G. Thompson, G.T. Seaborg
$_{103}Lr$	$^{252}_{98}Cf(^{11}_{5}B, 6n)^{257}_{103}Lr$, $^{252}_{98}Cf(^{10}_{5}B, 5n)$ $^{257}_{103}Lr \xrightarrow[\sim 8s]{\alpha}$	1961	A. Ghiolso, T. Soikkeland, A.E. Larsj, R.M. Latimer

표 1-17. 악티니드 원소의 물리적 · 화학적 성질

원소기호	전 자 배 치	융점(℃)	밀도(g/cm^3)	산화상태	이온반경(Å) M^{3+}	M^{4+}
$_{89}$Ac	[Rn] $6d^1$ $7s^2$	1100±50		3	1.076	
$_{90}$Th	[Rn] $6d^2$ $7s^2$	1750	11.724(25°)	(3) 4		0.984
$_{91}$Pa	([Rn] $5f^2$ $6d^1$ $7s^2$)	(>1873)	15.37	(3) 4 5		0.944
$_{92}$U	[Rn] $5f^3$ $6d^1$ $7s^2$	1132	19.04(25°)	3 4 5 6	1.005	0.926
$_{93}$Np	[Rn] $5f^6$ $7s^2$	637	20.45(25°)	3 4 5 6 7	0.986	0.913
$_{94}$Pu	[Rn] $5f^7$ $7s^2$	639.5	19.737(25°)	3 4 5 6 7	0.974	0.896
$_{95}$Am	[Rn] $5f^7$ $7s^2$	995±4	13.67(20°)	(2) 3 4 5 6	0.962	0.888
$_{96}$Cm	[Rn] $5f^7$ $6d^1$ $7s^2$	1340		3 4	0.946	0.886
$_{97}$Bk	([Rn] $5f^8$ $6d^1$ $7s^2$)			(2) 3 4	0.935	0.870
$_{98}$Cf	[Rn] $5f^{10}$ $7s^2$			(2) 3		
$_{99}$Es	[Rn] $5f^{11}$ $7s^2$			2 3		
$_{100}$Fm	[Rn] $5f^{12}$ $7s^2$			2 3		
$_{101}$Md	[Rn] $5f^{13}$ $7s^2$			2 3		
$_{102}$No	[Rn] $5f^{14}$ $7s^2$			2 3		
$_{103}$Lr	[Rn] $5f^{14}$ $6d^1$ $7s^2$			3		

전자배치나 물리정수에서 확실하지 않은 것에는 ( )를 붙였다. 대문자의 산화상태가 그 원소에서 가장 안정하게 존재한다. [Rn]은 라돈의 전자배치를 의미하며, $1s^2$ $2s^2$ $2p^6$ $3s^2$ $3p^6$ $3d^{10}$ $4s^2$ $4p^6$ $4d^{10}$ $4f^{14}$ $5s^2$ $5p^6$ $5d^{10}$ $6s^2$ $6p^6$이다.

예 제 중성자와 물질과 상호작용을 설명하시오?

<1> 탄성산란(n, n) : 중성자가 원자핵과 탄성충돌하여 산란 중성자와 반도핵에 운동 에너지를 분배한다. 그 결과 원자핵에 여기 상태가 남아 있지 않는 경우를 말한다.

<2> 비탄성산란(n, n′)(n, $2n^2$) : 중성자와 원자핵의 충돌에 있어서 원자핵이 여기상태로 남아 있는 경우를 말한다.

<3> 포획반응(n, r) : 열중성자에 대하여 일어나는 반응이며 중성자가 포함된 원자핵은 여기상태가 되어 γ선을 방사한다. 생성핵은 대개가 불안정한 핵이며 방사성동위원소이다.

<4> 하전입자 방출반응(n, p)(n, α) : 중성자의 조사에 의하여 원자핵에서 중하전입자가 방출되는 반응이다.

<5> 핵분열반응(n, f) : 중성자가 원자핵에 끌려들어가 그 결과 원자핵은 일단 복합핵을 만들고 이것이 분열함으로 해서 두 개의 핵분열 생성물과 2~3개의 중성자가 방출되는 반응이다.

<6> 증발과정 : 약 100MeV 이상의 고속중성자가 고원자번호의 원자핵에 포획되면 α입자를 비롯하여 다수의 입자가 방출되는 현상이다.

예 제 중성자 조사 시 시간에 따른 포화계수에 대해 설명하시오?

중성자를 조사하여 생성되는 방사능은 $A=\sigma\psi N(1-e^{-\lambda\cdot t})$식에 의해 계산된다. 중성자 조사에 의해 표적 물질의 안정핵종은 방사화 되는데, 이 때 생성되는 핵종의 방사능은 시간의 변화에 따라 방사능이 증가하다가 일정시간이 지나면 더 이상 증가하지 않고 포화 되는데 이는 조사시간이 길어짐에 따라 표적핵의 거의 모두가 방사화 되었기 때문이다.

조사시간이 생성되는 방사성물질의 반감기의 5배 이상 경과하면 거의 모두 방사화 되며, 이 때 포화계수$(1-e^{-\lambda\cdot t})\simeq 1$이 된다. 이때의 방사능을 포화방사능($A_\infty$) 또는 생성핵종의 이론적 최대방사능이라고 한다. 여기서 $(1-e^{-\lambda\cdot t})$를 포화계수라고 하는데 포화방사능에 도달할 때 포화계수는 1이 된다.

표 1-18. 조사시간과 생성되는 방사능 관계

조 사 시 간	0	T	2T	3T	4T	5T	∞
$(1-e^{-\lambda\cdot t})$	λ・t	1/2	3/4	7/8	15/16	31/32	1

RI 생성에 적용되는 기본 식에서 포화계수는 t → 0일 때 λt가 되며, t → ∞일 때 1이 된다.

◆◇◆◇◆◇◆◇◆◇ 요약 정리 ◇◆◇◆◇◆◇◆◇◆◇◆◇

1. 방사화학의 개요

1) 방사화학

[정　의] 방사능을 측정하여 화학적 성질 등을 조사 연구하는 화학의 한 분야이다.

[연구대상] 방사성핵종

[영　역]

① 방사성핵종의 제조 및 분리 정제
② 방사화학 분석
③ 방사분석
④ 방사화 분석
⑤ 동위원소 희석 분석법
⑥ 방사성 추적자의 이용
⑦ 방사성폐기물의 처리와 오염제거 등

2) 방사선화학

[정　의] 전리방사선을 물질에 조사하였을 때 물질의 원자 또는 분자와 물리적 화학적 상호작용이 발생하는데 이때 물질의 상호 작용을 연구하는 화학의 한 분야를 방사선화학이라고 한다.

[연구대상] 비 방사성물질

[영　역]

① 기체 및 고체의 전리
② 용액의 화학적 변화
③ 생체에 대한 작용
④ 고분자 물질의 결합 및 분열
⑤ Hot Atom화학 등

3) 광화학

[정　의] 방사선화학과 유사한 분야이나 광화학에서는 전자파 중에서 에너지가 작고 전리를 일으키지 않는 가시광선 및 적외선 등을 이용한다.

4) 핵화학

[정　의] 화학적 방법에 의한 원자핵에 관한 연구이다.
화학적 변화의 측정법

① 질량분석기
② NMR(핵자기공명)
③ NQR(핵사중공명)
④ ESR(전자스핀공명)

5) 방사성약품학

[정 의] 비밀봉 화합물을 유기적·무기적 형태로 만들어 환자의 체내에 투여하여 방사능을 계측 또는 방사능의 분포상을 만드는데 사용되는 물질이다.

진단용 체내 투여 방사성의약품의 필요조건

① 순수 γ선 방출
② γ선 에너지가 적당할 것
③ 단 수명 반감기일 것
④ 가격이 저렴할 것
⑤ 비 방사능이 높을 것

대표적인 진단용 RI : ^{99m}Tc, ^{125}I, ^{67}Ga
대표적인 치료용 RI : ^{131}I, ^{90}Y, ^{32}P

2. 방사선의 기초 이론

1) 방사선

[정 의] 전자파(wave)나 입자(particle)가 공간(space)을 진행하는 상태이다.

[조 건]

particle : 입자의 크기는 원자의 크기보다 작아야 한다.
space : 진공 속을 진행하지 못하면 방사선이라 할 수 없다.

[법 제2조 7호]

① X선, 중양자선, 양자선, β선 및 기타 중 하전 입자선
② 중성자선
③ X선 및 γ선
④ 50KeV 이상의 에너지를 가진 전자선

2) 방사성물질

[정 의] 방사선을 낼 수 있는 물질이다.

[법제2조 5호]

① 핵연료물질 ② 방사성동위원소
③ 사용후핵연료 ④ 원자핵분열생성물

3) 방사능

[발 견]

* 1895. Roentgen : X선 발견

* 1896. Becquerel : 방사능 발견

* 1898. Curie : Radium 발견

* 1899. Rutherford : X선 산란 실험 중 ^4_2He의 원자핵 발견

[정 의] 핵종이 방사성붕괴를 하는 성질이다.

[수 식]

$$A = \frac{dN}{dt} = -\lambda N \ \langle dps \rangle$$

즉, 단위시간당 붕괴하는 원자 수는 N에 비례

[단 위]

국제단위계 : Bq (SI단위)

특수단위 : Ci (CGS단위)

4) 방사선 종류

[물리적성질에 따른 분류]

전리방사선 ① 직접 전리방사선 : 하전입자(α, β, p, e, d)

② 간접 전리방사선 : 비 하전입자(중성자선)

전자파(X선 , γ선)

[존재 형태에 따른 분류]

① 자연방사선 : 우주선 및 천연에 존재하는 방사성핵종으로부터 나오는 방사선이다.

② 인공방사선 : 방사선발생장치와 인공 방사성물질로부터 나오는 방사선이다.

3. 원자 및 원자핵

1) 원자 구조

중심에 원자핵이 있고 그 주위를 전자가 쿨롱력에 의해 구속되어 일정한 궤도로 회전

물질

↓

분자

↓

원자 → 전자
- R(반경) = 10^{-15}m =10^{-13}cm
- M(질량) = 9.109534×10^{-31}kg (양자의 1/1836)
- Q(전하) = $-e$ = 1.602×10^{-19}C

↓

원자핵 ┌ 양 자 ┌ $R = 10^{-15}m$
　　　　│　　　　│ $M = 1.672649 \times 10^{-27}kg$
　　　　│　　　　└ $Q = +e$
　　　　└ 중성자 ┌ $R = 10^{-15}m$
　　　　　　　　　│ $M = 1.674954 \times 10^{-27}kg$
　　　　　　　　　└ $Q = 0$

[원자의 특징]

① 물질 구성의 최소 단위(중성)

② 화학 반응하는 화학 원소의 최소의 양

즉, 화학적인 방법으로 더 이상 세분화 할 수 없다

원자번호 = 궤도전자 수 = 양자수

양자수 = 원자핵 속에 있는 양자수

중성자수 = 원자핵 속에 있는 중성자수

질량수 = 원자핵 속에 있는 핵자의 수

[원자의 구성]

전자, 원자핵(양자, 중성자)

전기량(전자, 양자) = $|e| = 1.602 \times 10^{-19}C = 4.802 \times 10^{-10}esu$

[핵　　자]

핵을 구성하는 입자, 양자와 중성자의 총칭

핵자 : 중간자에 의해서 결합(핵력)

[크　　기]

원자 = $10^{-8}cm$ (1Å)=$10^{-10}m$

핵 = $10^{-12} \sim 10^{-13}cm = (10^{-14} \sim 10^{-15}m)$

2) 궤도전자

[정　　의]

궤도전자 : 원자핵 주위를 원자핵에 속박되어 운동하는 전자

자유전자 : 원자핵에 구속되지 않는 전자

각 궤도에 수용할 수 있는 최대 전자수

$N = 2n^2$ (N : 전자수, n : 주 양자수)

3) X선이 발생되는 기전

고속 자유전자 ┌ 궤도전자와 상호작용 : 특성 X선 발생
　　　　　　　└ 원자핵과 상호작용 : 제동 X선 발생

[제동X선]

발생원리 : 고속전자가 원자핵근방을 지날 때 핵의 인력으로 편향되면서 감속되어 에너지 손실을 가져온다. 이때 에너지 손실만큼 X선이 발생된다.

[특성X선]

발생원리 : 입사 고속전자가 타깃 원자의 전자에 직접 작용하여 전자를 이탈시킨다. 그러므로 원자는 불안정 상태가 되어 다른 전자를 끌어들여 채우므로 안정 상태로 된다. 이때 각 전자의 결합에너지 차이에 해당하는 잉여 에너지만큼 X선이 발생된다.

4) 핵력

[정 의] 핵자를 응집시켜 원자핵이라는 하나의 입자를 형성하는 인력이다.
즉, 핵자들을 단단하게 결합시키는 힘

[특 징]

① 단거리 도달력
② 하전의 독립성
③ 포화성
④ 교환력

5) 원자질량과 에너지

[원자질량의 단위]

표시 : (u), (amu)

기준 : ^{12}C 중성원자의 정확한 1/12

정의 : $1amu = \frac{^{12}C}{12} = \frac{1.9925 \times 10^{-26} Kg}{12} = 1.6606 \times 10^{-27} Kg$

[아인슈타인의 특수 상대성 이론]

$E = mc^2$

[질량과 에너지와의 관계식]

1amu(u) = 1.6606×10^{-27}kg = 931.5Mev

양자 질량 = 1.00727(u) = 1.6725×10^{-27}kg = 938.3Mev

중성자 질량 = 1.00866(u) = 1.6784×10^{-27}kg = 939.6Mev

전자 질량 = 0.00054(u) = 9.1095×10^{-31}kg = 0.511Mev

6) 결합에너지와 핵력

[질량결손]

정의 : 원자핵을 구성하는 양자와 중성자 질량의 합과 그 원자핵 질량과의 차이다.

수식 : $\Delta M = (ZM_P+(A-Z)M_n)-M$

- ΔM : 질량결손
- ZM_P : 양자의 질량
- $(A-Z)M_n$: 중성자의 질량
- M : 원자핵의 질량

[결합에너지]

정의 : ΔM을 에너지로 환산한 것이다.

수식 : $E_B = \Delta MC^2$

[평균 결합에너지]

정의 : 결합에너지를 질량수로 나눈 것이다.

수식 : $f_B = \frac{E_B}{A}$

7) 핵종의 분류

동위체(isotope) = Z가 같은핵종($^{20}_{10}Ne$, $^{21}_{10}Ne$)

동중체(isobar) = A가 같은 핵종($^{3}_{1}H$, $^{3}_{2}He$)

동중성자체(isotone) = N가 같은 핵종($^{15}_{7}N_8$, $^{16}_{8}O_8$)

핵이성체(isomer) = Z및 A가 같으면서 원자핵의 결합에너지 상태가 다르거나 방사능이 다른 핵종이다.

4. 방사붕괴 형식

1) α붕괴

정의 : 원자핵이 붕괴되면서 $^{4}_{2}He$의 핵이 방출된다.

붕괴방식 : $^{A}_{Z}X \rightarrow ^{A-4}_{Z-2}Y + ^{4}_{2}He$, (A = A-4, Z = Z-2)

붕괴에너지(Q_α) = $(M_X-(M_Y+M_\alpha))C^2$

운동에너지(E_α) = $(M_Y/M_Y+M_\alpha)Q_\alpha$

2) β붕괴

① 음전자 붕괴(β^-붕괴)

정의 : 원자 핵 속에 n → p로 변화되어 음전자를 방출하며 다른 핵종으로 변환(n→p+e−+υ)된다.

붕괴형식 : $^{A}_{Z}X \xrightarrow{\beta^-} {}_{Z+1}^{A}Y$, (A=A, Z=Z+1)

붕괴에너지(Q_{β^-}) = $(M_X-M_Y)C^2$

② 궤도전자포획(EC)

정의 : 원자 핵 속에 p가 궤도전자를 포획하여 n으로 변하고 중성미자를 방출($p+e^{-} \rightarrow n+\upsilon$)하는 현상이다.

붕괴형식 : ${}_{Z}^{A}X + e^{-} \rightarrow {}_{Z-1}^{A}Y$, (A=A, Z=Z-1)

붕괴에너지(Q_{EC}) = $[(M_X-M_Y)C^2-B_k]$

③ 양전자 붕괴(β^+붕괴)

정의 : 원자 핵 속에 p→n로 변환되어 양전자를 방출하며 다른 핵종으로 변환($p \rightarrow n+e^{+}+\upsilon$)하는 현상이다.

붕괴형식 : ${}_{Z}^{A}X \xrightarrow{\beta^+} {}_{Z-1}^{A}Y$, (A=A, Z=Z-1)

붕괴에너지(Q_{β^+}) = $(M_X-M_Y-2m_e)C^2$

3) γ선 방출

정의 : α및 β붕괴 후 원자핵은 여기상태로 되어 γ선을 방출하며 기저상태로 변환하는 현상이다.

붕괴에너지(Q_r) = Ex(I) - E_X(Ⅱ)≒Er

원자번호 및 질량수가 불변 (A=A, Z=Z)

① 내부전환

여기상태에 있는 원자핵이 γ선을 방출하는 대신 그 에너지를 궤도전자에 공급하여 전자가 방출되는 현상이다.

② 핵이성체

α, β붕괴 후 핵이 여기상태에서 γ선을 방출하며 기저상태로 된다. 이때 여기상태의 반감기를 측정 가능한 핵종이다.

③ 핵이성체 전이

높은 에너지 준위에 있는 핵이성체가 γ선을 방출하던가 혹은 내부 전환해서 낮은 준위의 핵이성체로 변화되는 현상이다.

5. 방사성붕괴 속도

1) A(방사성) $\xrightarrow{\lambda}$ B(안정)

① 방사능(A) = $\frac{dN}{dt}$ = $-\lambda N$[dps]

② 지수법칙, $N = Noe^{-\lambda t} = No(\frac{1}{2})^{\frac{t}{T}}$

③ 반감기, $T = \frac{\ln 2}{\lambda} = \frac{0.69315}{\lambda}$

④ 평균수명, $T_{av} = \frac{1}{\lambda} = \frac{1}{0.693}T = 1.44T$

2) A(방사성) $\xrightarrow{\lambda_B}$ B(안정)

$\xrightarrow{\lambda_C}$ C(안정)

① $\lambda = \lambda_B + \lambda_c$

② 분지 붕괴형 : 친핵종 (A)1개가 2개의 낭핵종(B, C)을 생성

3) A(방사성) $\xrightarrow{\lambda_1}$ B(방사성) $\xrightarrow{\lambda_2}$ C(안정)

① 과도평형 : $T_1 > T_2$(즉, $\lambda_1 < \lambda_2$)

$N_1\lambda_1 = N_2(\lambda_2 - \lambda_1)$

$A1\lambda_1 = A_2(\lambda_2 - \lambda_1)$

$A_1 \neq A_2$

② 영속평형 : $T_1 \gg T_2$(즉, $\lambda_1 < \lambda_2$)

$N_1\lambda_1 = N_2\lambda_2$

$A_1\lambda_1 = A_2\lambda_2$

$A_1 = A_2$

4) A(방사성) $\xrightarrow{\lambda_1}$ B(방사성) $\xrightarrow{\lambda_2}$ C(방사성) $\xrightarrow{\lambda_3}$ …… X(방사성) $\xrightarrow{\lambda_{n-1}}$ Y(방사성) $\xrightarrow{\lambda_{n-1}}$ Z(안정)

$N_1 : N_2 : N_3 \cdots\cdots : N_{n-1} : N_n$

$\frac{1}{\lambda_1} : \frac{1}{\lambda_2} : \frac{1}{\lambda_3} \cdots\cdots : \frac{1}{\lambda_{n-1}} : \frac{1}{\lambda_n}$

$T_1 : T_2 : T_3 \cdots\cdots : T_{n-1} : T_n$

5) 밀킹(milking)

방사평형 관계에 있는 친핵종에서 낭핵종을 화학적으로 분리하는 조작이다.

6. 천연 방사성핵종

1) 1차 방사성핵종

지구의 생성 시점부터 존재하는 핵종 = $(5\sim10)\times10^9$년전

반감기가 길어서(10^8년 이상) 현재까지 존재하는 핵종

① 붕괴계열을 만드는 것

[AUNT]

A : Actinium계열(4n+3), ^{235}U → ^{207}pb

U : Uranium계열(4n+2), ^{238}U → ^{206}Pb

T : Thorium계열(4n), ^{232}Th → ^{208}Pb

② 붕괴계열을 만들지 않은 것

긴 반감기 = 10^9년 이상

대기중의 background 원인

ex) ^{40}K, ^{87}Rb, ^{115}In, ^{138}La, ^{147}Sm, ^{190}Pt 등

2) 2차 방사성핵종

1차 방사성핵종의 붕괴에 의해 2차적으로 생성하는 핵종

ex) ^{234}U, ^{231}Pa, ^{230}Th, ^{228}Ra 등

3) 유도 방사성핵종

우주선에 의해 유도된 핵종 → ^{14}C

즉, 대기 상층부에서 질소와 우주선으로 부터 고속 중성자가 핵반응을 일으켜서 생성

이 반응은 대기중 에서 항상 일정

$$^{14}_{7}N+{}^{1}_{0}n\rightarrow({}^{15}_{7}N^{*})\rightarrow{}^{14}_{6}C+{}^{1}_{1}H$$

$$^{14}_{6}C\rightarrow{}^{14}_{7}N+{}^{0}_{-1}e+\upsilon$$

4) 소멸 방사성핵종

지구가 생성된 시점에서부터 존재

반감기가 짧아서 완전 붕괴(핵종 존재하지 않음)

ex) ^{129}I, ^{146}Sm, ^{237}Np

붕괴 생성물이나 운석의 동위체 존재 비 연구에 이용

7. 인공 방사성핵종

1) 초 우라늄원소→(Pu)

$$^{238}_{92}U+{}^{1}_{0}n\rightarrow{}^{239}_{92}U$$

$$^{239}_{92}U\rightarrow\frac{\beta^{-}\text{붕괴}}{23.5\text{분}}\rightarrow{}^{239}_{93}Np+{}^{0}_{-1}e$$

$$^{239}_{93}Np\rightarrow\frac{\beta^{-}\text{붕괴}}{2.35\text{일}}\rightarrow{}^{239}_{94}Pu+{}^{0}_{-1}e$$

2) (4n+1)계열 → 인공 방사성핵종 (N : Neptunium계열)

$^{237}_{93}Np \rightarrow ^{209}_{83}Bi$

8. 핵반응에 의한 방사성핵종

1) 핵반응

[정 의] 원자핵에 α 입자, 양자, 중성자 등을 충격하여 원자핵이 다른 종류의 원자핵으로 변환하는 현상이다.

[이 용] Reactor : 핵분열, 핵반응
cyclotron : 핵반응

[역 사]

① 지구상에서 최초로 일으킨 핵반응(1919, Rutherford)

$^{14}_{7}N+\alpha \rightarrow ^{17}_{8}O+p$, $[N(\alpha,p)O]=(\alpha,p)$반응

② 중성자를 발견한 핵반응(1932,Chadwick)

$^{9}_{4}Be+\alpha \rightarrow ^{12}_{6}C+^{1}_{0}n$, $[Be(\alpha,n)C]=(\alpha,n)$반응

③ 최초로 가속기를 사용하여 인공적으로 얻은 핵반응(1932, Cockcroftwalton)

$^{7}_{3}Li+p \rightarrow ^{4}_{2}He+\alpha$, $[Li(p,\alpha)He]=(p,\alpha)$반응

2) 복합핵

X+a → C* → Y+b, (C* = 복합핵)

ex) $^{27}_{13}Al+p \rightarrow ^{28}_{14}Si^{*} \rightarrow \begin{bmatrix} ^{27}_{14}Si+n \\ ^{28}_{14}Si+r \\ ^{24}_{12}Mg+\alpha \end{bmatrix}$

3) 핵반응에 있어서 에너지 균형

$Q = [(M_X + M_a) - (M_Y + M_b] C^2$

$Q = \Delta MC^2$

- Q 〉 0 = 발열반응(Q만큼 에너지가 외부로 방출)
- Q 〈 0 = 흡열반응(핵반응 발생 없음)

$E_a \geq |Q|\left(\frac{M_X+M_a}{M_X}\right)$, ($E_a$ = 문턱값)

흡열반응(Q〈0) → 핵반응을 일으키기 위해서 E_a만큼 외부에서 에너지부여

4) 핵반응 단면적

$1cm^2$당 N_0개의 원자핵을 갖는 표적 물질에 단위 시간당 그 표면적에 수직으로 I개의 입자가 입사하여 핵반응을 일으킬 확률〈p〉는

[수 식]

P(횟수(cm^{-2}/s^{-1}))=σ×I(충격 입자수 cm^{-2}/s^{-1})×No(표적 원자 수 cm^{-2})

$$P = \sigma N_o I (cm^{-2})$$

$$\sigma = \frac{P}{N_0 I}(cm^2)$$

5) 중성자에 의한 핵반응

① 흡수

포획 반응 : 중성자가 원자핵과 작용하여 중성자를 흡수하고 다른 입자 혹은 γ선이 방출되는 현상이다.

핵분열 반응 : 원자핵이 분열 되는 현상이다.

② 산란

중성자가 원자핵과 충돌되어 중성자가 방출되는 반응이다.

9. 핵분열 반응

1) 핵분열

질량수(A)가 크고 핵자 당 결합에너지(fB)가 작은 원자핵이 안정된 2개 이상의 작은 A핵으로 분열하는 현상이다.

핵분열 반응 = 원자핵이 거의 같은 크기의 핵으로 분리

핵파쇄 반응 = 원자핵이 2개 이상의 적은 조각으로 분리

2) 핵분열 과정의 특징

① 200Mev 정도의 에너지 방출

② 우라늄원자핵의 질량이 2개의 원자핵으로 분리

③ 평균 2개 이상의 고속중성자 방출

④ 질량수 95~138에서 발생확률이 높다.

3) 핵분열생성물

① 질량수 72~162인 약 200여 핵종이 생성됨

② ^{235}U의 열중성자에 의한 핵 분열시 발생

③ 핵분열 수율 : 핵종의 생성확률

4) 원자로의 연료

천연 존재 우라늄

(RI동위체, 존재 비)

① ^{234}U = 0.0057% → (n, r)반응

② ^{235}U = 0.71% → (n, f)반응

③ ^{238}U = 99.28% → (n, r)반응

핵연료

① 천연 우라늄 그대로 사용

② 농축 우라늄 사용 ┌ 20% : 저농축
　　　　　　　　　　└ 90% : 고농축(원폭이용)

5) 핵분열의 조건

Saddle점 : 핵분열발생시 필요한 최소한의 에너지
　　　　즉, 핵분열 장벽(U = 5.5Mev)

핵분열 (n, f)

$^{235}U + n \rightarrow (^{236}U^{*}) + 6.46Mev$

(n, f) = 6.46 〉 5.5Mev

핵반응(n, γ)

$^{238}U + n \rightarrow (\ 239U^{*}) + 4.78Mev$

(n, γ) = 4.78 〈 5.5Mev

6) 핵연료재처리

원자로에서 일정기간 사용한 핵연료는 핵분열생성물이 다수 포함되어 있다. 이때 잔류되어 있는 우라늄과 플루토늄을 축출하는 과정이다.

10. 핵융합

수소, 헬륨 등과 같은 가벼운 원소를 융합시켜 무거운 원자핵으로 변환한다.

[반　응]

① ${}^{2}_{1}H + {}^{2}_{1}H \rightarrow {}^{3}_{2}He + {}^{1}_{0}n + 3.27MeV$

② ${}^{2}_{1}H + {}^{3}_{1}H \rightarrow {}^{4}_{2}He + {}^{1}_{0}n + 17.59MeV$

③ ${}^{2}_{1}H + {}^{3}_{2}He \rightarrow {}^{4}_{2}He + {}^{1}_{1}p + 18.35MeV$

제2장 방사화학 분석 방법

1. 방사성핵종의 분리와 정제

1) 방사화학 분석법의 개요

(1) 방사화학 분석법의 정의

일반적으로 원자핵 반응에 의해서 생성된 방사성동위원소의 양은 매우 적은 미량이며 방사화학에 있어서 분리하고자 하는 방사성원소는 방사능은 강하지만, 그 양은 보통 화학적 방법으로는 검출되지 않는 미량이다. 따라서 이러한 미량을 추적자(tracer)의 양이라 하며 추적자의 농도에 포함하고 있는 원소의 거동은 보통 말하는 농도범위에 있는 용액의 거동과는 많은 점에서 차이가 있다.

일반적으로 이 정도의 미량 방사성원소를 분리하는 데에는 방사화학 분석법이 필요하며. 따라서 이 방사화학 분석법이란 시료물질에 화학처리를 하여 시료중의 대상 방사성핵종을 농축 또는 분리하여 방사능을 측정하는데 적합한 형태로 측정 시료를 만들어 그 방사성핵종의 방사능 함유량을 정량하는 방법을 말한다. 그러나 시료에 들어있는 방사성핵종이 분명하지 않을 경우 화학적 처리를 하여 시료를 분리하며 방사능 측정으로 그 핵종의 종류를 정량적으로 알아내거나 또는 그 양을 정량으로 구하는 방법도 방사화학 분석법이라 한다. 어느 것이든지 화학적 처리와 방사능 측정과는 방사화학 분석에 있어 필수 불가결한 두가지 요건이 된다.

(2) 방사화학 분석법의 필요성

원자로나 가속기에 의해서 만들어지는 방사성동위원소는 방사선 조사 후 시료 중에 불순물을 함유하게 된다. 이들의 대부분은 첫째, 한 종류의 핵반응만이 일어나는 것이 아니고 부반응도 동시에 일어나며 둘째, 표적 물질 중에 함유된 미량의 불순물이 동시에 핵반응을 해서 방사성물질을 생성하게 되며 셋째, 추적자 실험에 사용하는 방사성동위원소의 경우 불순물로 존재하는 원소가 큰 핵반응 단면적을 가짐으로서 추적하려고 하는 원소의 방사능을 방해하는 것이 일어나게 된다.

이런 이유 때문에 추적자로서 사용에 견딜 만큼 충분한 방사 화학적 순도와 비방사능을 가지도록 분리, 정제하지 않으면 안 된다. 따라서 방사 화학적으로 순수한 방사성동위원소를 얻으려면 대부분의 경우 정제, 분리하여 그 불순물을 제거할 필요성이 있다. 따라서 그 방사성물질의 분석, 혹은 방사화 분석 등의 경우 단일 핵종을 정확히 측정하려면 방사화학 분석법이 꼭 필요하게 된다.

(3) 방사화학 분석법의 특징

방사화학 분석법은 보통의 화학 분석법과 큰 차이는 없으나 방사화학 분석법만이 가지는 다음과 같은 특징이 있다.

① 취급하는 방사성동위원소의 양은 극히 미량이다. 즉 일반 분석 화학적 양과 비교하면 생성된 핵종은 극히 미량에 속한다.

② 취급대상인 방사성동위원소의 반감기가 짧을 경우 시간적인 제약을 받는다. 이것은 비록 회수율이 적더라도 단시간 내에 분리를 해야 한다.

③ 방사선방어의 측면에서 볼 때 간단하고 신속한 조작, 혹은 원격조작을 하는 것이 바람직하다. 이것은 방사선차폐나 장해의 측면에서는 원격조작이 매우 중요한 작업 중의 하나이다.

④ 정량적인 분리를 꼭 필요로 하는 경우가 그리 많지 않지만, 이러한 분석에서는 첨가한 운반체의 화학적 수거율을 측정하여 방사능의 측정치를 보정하면 된다.

(4) 방사화 분석의 중요성

방사화 분석의 원리는 시료에 방사선(중성자, 양자 알파선, 고에너지 광자)을 조사하여, 원자핵 반응에 의하여 생성되는 방사성핵종이 나타내는 방사성의 특성(방사선의 종류, 에너지, 반감기) 및 강도를 분해능이 높은 반도체 검출기와 파고분석기로 측정하여 원소의 정량을 하는 방법이다.

검출감도가 좋아 10^{-10}g 이하까지 측정 가능하며, 소량의 시료로도 많은 원소를 동시에 분석가능하고, 시료를 분해하지 않고 측정할 수도 있어 측정이 끝난 시료를 다른 목적에 사용가능하다. 그리고 조사한 뒤에 화학조작을 하여도 시약이 목적 원소에의 혼입은 없으며, 화학적으로 유사한 원소가 공존하더라도 반드시 방해가 되지 않는다

핵반응(nuclear reaction)이란 원자핵이 다른 입자, 즉 중성자, 양자, 광자 등과 충돌에 의해서 변환하는 것을 말하고 방사화 분석(radioactivation analysis)은 화학조작을 하지 않고 시료에 방사선을 조사하여 시료의 특정원소를 정량 분석하는 방법이다. 최근에는 많은 방사성동위원소의 제품들을 쉽게 입수할 수 있으므로 핵반응, 방사성동위원소의 제조는 꼭 필요성 있는 경우에만 실시하고 있다. 그러나 방사화 분석은 보편화되어 방사성동위원소를 이용하고 관리하는데 필수불가결한 지식이고 방사화학에서는 매우 중요한 부분을 차지하고 있다.

2) 방사화학의 필요성과 특수성

(1) 방사화학의 필요성

원자로나 싸이크로트론으로 조사된 시료 중에는 일반적으로 다음과 같은 이유 때문에 방사성핵종에 방사성 불순물이 포함되어 있다. 첫째, 핵반응의 다양성 때문이다. 즉 중성자의 에너지가 균일하지 못한 것에도 원인이 있지만 여러 가지 부가적인 부반응에 의해서 일어난다. 둘째, 조사 물질 중에 함유되어 있는 극미량의 불순물이 핵반응을 일으키는 수가 있다. 이러한 이유 때문에 조사 시료에서는 연구목적에 따라 방사 화학적으로 분리 및 정제할 필요성이 있다고 본다. 추적자 실험에 이용되는 방사성동위원소의 경우 불순물로써 존재하는 원소가 큰 핵반응 단면적을 가지므로 추적하려고 하는 원소의 방사능을 방해 하게 된다.

이것 때문에 조사 후 추적자로서 사용에 충분할 정도로 방사 화학적 순도와 비방사능을 가지도록 분리, 정제하여 방해원소를 제거하지 않으면 안 된다. 한편 방사화 분석용 시료에서 그 시료 중에 어떠한 원소가 함유되어 있는가를 안정성 혹은 정량화하는 것이 방사화학의 목적이기 때문에 실험 조작에서부터 측정까지 방사성동위원소가 손실되지 않도록 각별한 주의가 필요하다. 방사성핵종에서 방사능을 가진 특정한 에너지를 이용해서 그대로 정량화 및 정확한 순도로 하는 것도 가능하지만 확실한 것은 각 원소마다 분리하고 나서 정확하게 측정하는 것이다. 특히 낭핵종을 가진

방사성동위원소인 경우에는 각 원소별로 분리해서 보관해 두는 편이 좋다. 또한 반감기가 짧은 핵종을 사용할 경우에는 방사능이 시간에 대하여 지수 함수적으로 감소하기 때문에 신속분리 및 정제가 대단히 중요하게 된다.

(2) 방사화학의 특수성

방사화학에 있어 원소의 분리법은 일반화학에서 사용되고 있는 방법에 기초를 두고 있는 것도 많지만 방사화학으로서 독특한 분리법도 있다. 방사성동위원소를 분리해서 얻어진 시료에 단 한종류만 방사성핵종을 함유하고 있으면 아주 이상적인 핵종이지만 다른 비방사성원소가 혼합되어 있어도 문제는 되지 않는다. 이때 그 시료를 방사 화학적 순도라고 하는데, 예를 들면 ^{32}P시료 중에 ^{33}P을 포함할 경우에는 화학적으로는 순수하지만 방사 화학적으로는 순수하지 않다. 그러나 ^{32}P의 시료 중에 비방사성의 ^{75}As가 혼합되어 있어도 방사 화학적으로는 순수하다고 말한다. 이러한 것이 방사화학의 특수성이라고 할 수 있다.

시료 중에서 높은 방사능을 가지면 방사선 효과에 의해서 취급하는 과정에서 예측하지 못하는 방사 화학적 변화가 일어나는 것도 있다. 이러한 실 예는 물(H_2O)의 수용액에서는 H_2O가 방사선 효과의 결과로 H, OH 등이 생성되기 때문에 공기와 함유한 제1철염 용액에서는 용이하게 제2철염으로 산화된다. 각 시료에 포함되어 있는 미량의 방사성물질을 분석할 때 시료채취에서 분석에 이르기까지 보존용기 및 분석용기에 흡착되어 있는 방사성동위원소를 무시할 수 없다. ^{131}I은 비닐용기에 흡착되기 쉽고, $^{90}Sr-^{90}Y$은 금속 재질이나 비닐 등에 흡착되기 쉽지만 그 용액 중에 염류가 존재하면 기구 등에는 거의 흡착되지 않는다. ^{137}Cs은 일반적으로 흡착되기 어려우며 $^{144}Ce-^{144}Pr$, $^{95}Zr-^{95}Nb$, $^{106}Ru-^{106}Rh$ 등은 흡착되기 쉽다. 또한 유리나 폴리에틸렌 등에는 비교적 흡착하기 어렵다.

예 제 방사화 분석의 장·단점을 설명하시오?

<1> 장점

- 감도가 높아 미량분석이 가능하다.
- 소량의 시료로 많은 원소를 동시에 분석할 수 있다.
- 비파괴법으로 분석가능하다.
- 시료의 모양이나 화학형태에 무관하다.
- 반감기에 따라 분리측정이 가능하다.

- 시료의 전처리가 필요 없다.
- 선택성이 있다.
- 조사 후 화학조작을 가해도 영향이 없다.

<2> 단점

- 정밀도 및 정확도가 떨어진다.
- 비용이 많이 든다(원자로 등 특수설비 필요).
- 시간적인 제약을 받는다.
- Side Reaction이 존재한다.

예 제 방사화 분석과 방사화학 분석의 차이점을 설명하시오?

<1> 방사화 분석(Radiometric analysis)

그 자체 비 방사성시료에 이것과 정량적으로 결합하는 방사성시약을 가해 침전의 방사능을 측정하여 비방사성 시료의 양을 분석하는 방법이다.

<2> 방사화학 분석(Radio chemical analysis)

방사성핵종의 방사능 또는 그 딸핵종의 방사능에 의해 방사성핵종의 존재량을 알기위한 분석법이다.

<3> 차이점

비 방사성원소를 분석하고자 하는 경우에 방사성동위원소를 추적자로 더해 방사성동위원소의 방사능을 이용해서 목적 원소를 분석하는 방법이 방사화 분석이다. 여기에 더해서 방사성동위원소가 가진 방사능을 측정함에 따라 방사성원소 그것을 정량분석 하는 것이 방사화학 분석이다.

2. 담체(Carrier : 운반체)

담체는 분리하려는 방사성원소의 비방사성원소이고 방사성원소로서 사용되고 있는 양은 극히 미량에 속하며, 1,000Bq에 상당하는 방사성핵종의 양은 반감기가 30일 정도의 것으로 약 1×10^{-12}g 원자이며 이 정도 양을 추적자 량이라고 한다. 추적자 량의 물질은 보통 화학적으로 취급하기에 어려운 것이 많으며 비-커의 용기 벽이나 유리봉에 붙는다거나 방사 콜로이드(radio colloid)를 만들거나 하기 때문에 취급하기가 상당히 어렵다. 그러므로 먼저 조사된 시료 중에서 생긴 원소가 모체와 다른 경우에는 그 원소의 비방사성동위체나 혹은 그것과 비슷한 화학적 거동을 하는 비방사성핵종을 마이크로 양으로 첨가해서 실험 조작을 시행한다. 이때 마이크로양으로 첨가하는 물질을 담체(carrier)라고 한다.

즉 추적자 량(미량 방사성원소)의 방사성핵종에 안정동위원소(화학적 성질이 같은 원소)를 적당량 가하면 방사성핵종은 분리 조작되는 동안 이 동위원소와 동일한 화학적 성질을 갖기 때문에 추적자의 양이 나타내는 이상 현상(공침, 흡착, 방사콜로이드 등)을 방지할 수 있어 분리가 가능하다. 이때 첨가한 안정동위원소는 분리를 목적으로 하는 동위원소를 운반하는 역할을 하기 때문에 운반체 또는 담체라고 한다. 이 경우 그 자신이 목적으로 하는 방사성핵종의 동위원소이면 동위원소 담체(isotopic carrier)라고 한다.

동위원소 담체를 사용한 경우는 방사성핵종으로부터 화학적으로 분리할 수가 없어 비방사능은 매우 낮다. 그러므로 화학적 성질이 유사한 다른 원소를 담체로 사용한 것을 비 동위원소 담체(non isotopic carrier)라고 하며 화학적으로 분리가 가능하여 비방사능이 높다.

① 유지담체(hold-back carrier : 유지 운반체)

유지담체는 침전법, 전해법, 증류법 등에 있어 어떤 방사성원소가 목적하는 원소와 공침하는 것을 피하기 위하여 그 원소의 비방사성동위원소를 보유 담체로써 첨가하여 모액 중에 그 원소가 남도록 하는 역할을 한다. 이러한 실험 조작 중에 무담체의 방사성동위원소는 항상 존재하는데, 다른 물질과 수반하여 반응하기 때문에 이것을 피하기 위하여 첨가하는 것을 유지담체(hold back carrier) 또는 보유담체라 한다.

즉 추적자 량의 분리를 목적으로 방사성핵종을 침전시킬 때 다른 방사성핵종이 함께 침전하지 않도록 가하는 담체를 유지담체라 한다. 이것은 수산화 제2철이나 수은

화 알루미늄은 무정형 침전으로 만들어지지만 그 침전과 동시에 많은 다른 이온들이 함께 침전하기 쉽다. 그렇기 때문에 침전 시 방사성동위원소가 들어가는 것을 피하기 위하여 목적하는 동위원소와 화학적으로 비슷한 비방사성동위원소를 보유담체로 첨가하고 나서 실험조작을 한다.

② 스캐벤저(scavenger)

스캐벤저는 방사성핵종을 분리하는 침전법에 이용되며 목적으로 하는 방사성동위원소는 용액 중에 남기고 다른 불필요한 방사성동위원소는 침전시켜 분리, 정제하려고 할 때 이 침전제를 스캐벤저(scavenger)라 한다. 예를 들면 구리, 제2철, Barium 및 Lanthanium 등을 시료에 넣어 각각 황화물, 수산화물, 탄산물 및 불화물 등의 침전물이 생겨 이것을 분리하면 각각의 침전과 함께 동족원소, 주석족원소, 알카리토류원소 및 희토류원소 등이 제거된다.

ex) $Al(OH)_3$, $Fe(OH)_3$, MnO_2, LaF_3 등이다.

③ 포집제(collector)

포집제란 여러 가지 방사성원소가 혼합 되어 있는 용액 또는 화학분리를 하여 얻은 단일용액 중에 첨가하여 목적 원소만을 포집 또는 농축할 목적으로 사용할 때를 말한다. 즉 목적하는 방사성동위원소를 침전과 동시에 공침시켜 다른 방사성동위원소는 용액 중 에 남겨둘 목적으로 사용되는 것인데 이렇게 방사성동위원소를 흡착과 공침시키도록 하는 물질을 포집제(collector)라고 한다.

최종적으로 목적하는 방사성동위원소를 포집제로 분리하여 무담체의 방사성동위원소를 얻을 수 있도록 하는 것이다. 이상과 같이 운반체 중 포집제 및 스캐벤저의 구별은 목적으로 하는 방사성원소를 운반하느냐 혹은 불순물의 방사성원소를 운반하느냐에 따라 결정하면 된다.

예 제 무담체(Carrier Free)의 단점을 설명하시오?(무담체보다 담체를 사용하는 이유)

- 화학적으로 불안정하다.
- 방사성붕괴에 의한 원소변화가 있을 수 있다.
- 화학결합 절단에 의한 화합물을 파괴할 수 있다.
- 방사콜로이드 상태는 흡착을 잘하므로 유동의 어려움이 있다.
  → 용기 벽면에 잔류한다.
- 산성에서보다 알칼리성에서 용해도가 감소되어 콜로이드를 더 잘 형성한다.

예 제 반감기가 8일인 무담체 ^{131}I 1 μCi의 무게를 계산하시오?

$$1\,\mu\mathrm{Ci} = 3.7\times 10^{4}\ \mathrm{dps}$$

$$A = \lambda \cdot N$$

$$3.7\times 10^{4} = \frac{0.693}{8\,day\times 24\,hr/day\times 3600\,\mathrm{sec}/hr}\times\frac{Mg}{131\,g}\times 6.023\times 10^{23}$$

$$\therefore\quad M = 8.028\times 10^{-12}\ \mathrm{g}$$

예 제 어느 계측기의 ^{99m}Tc 계측효율은 50%이다. 방사선 추적자가 30Kg의 어느 물질과 완전 혼합된 후 그 10g을 계측시료로 취해 방사능을 계측할 때 계측치가 1,000cpm이 되려면 몇 μCi의 ^{99m}Tc를 추적자로 가해야 하는지를 계산하시오?

cpm = cps × 60 cps = dps × 효율

dps = cpm × 1/60 × 1/효율 = 1,000 × 1/60 × 1/0.5 = 33.3dps(1μCi=3.7 × 10^4dps)

33.3dps × 1μCi/3.7 × 10^4dps = 9 × 10^{-4} μCi

추적자 량 = 30 × 10^3 × 1/10 × 9 × 10^{-4} μCi = 2.7μCi

예 제 ^{140}Ba ^{140}La의 약산성용액 10mℓ에서 1mℓ를 취하여 Ba^{2+} 및 La^{3+} 각 10mg을 더하고 황산을 더해 생긴 침전을 건조하고 정량한 결과 15.3mg였다. 또 그 시료의 ^{140}Ba의 방사능으로 2.22×10^6dpm의 값을 얻었다. 초기 용액중 ^{140}Ba의 방사능(μCi)값을 계산하시오?(단, 원자량은 S=32, Ba=137로 한다)

La^{3+}은 용액중에 ^{140}La을 남게하기 위해 더한 보유담체 $BaSO_4$의 전량은

10mg × (137+32+16 × 4) / 137 = 17.0mg

이것이 가진 방사능은 $\dfrac{2.22\times 10^{6}\,(dpm)\times 17.0/15.3)\times 10}{2.22\times 10^{6}\,(1\mu Ci\text{의 내부 붕괴수})} = 11.6\mu Ci$

3. 공침법

1) 공침법(coprecipitation method)의 정의

목적하는 방사성핵종과 동위원소가 아닌 적당한 담체(공침제)를 가하여 목적하는 방사성핵종을 공침시켜 분리하는 제1단계와 첨가한 담체를 방사성핵종으로부터 분리, 제거하는 제2단계로 구분되며, 방사성동위원소를 분리, 정제하는데 매우 간단한 방법은 침천 반응을 이용하는 것이다. 공침법에 사용되는 운반체로는 목적하는 방사성핵종을 가능한 완전히 공침해야 하고 제2단계에서는 가능한 간단히 분리되는 것이 바람직하다. 따라서 목적하는 원소와 동형이라든지 화학적 성질이 비슷한 원소를 운반체로 사용하면 공침율은 좋으나 제2단계의 분리가 비교적 곤란하다.

그러므로 흡착 등에 의해 목적하는 방사성핵종을 침전시키는 공침제는 제2단계에서의 분리가 용이하므로 적당할 수 있다. 또한 이 공침법은 추적자 량의 방사성핵종을 농축, 분리하는데 이용하는 것으로 추적자 량을 용해하기 어려운 화합물에서는 침전하는 양이 극미량이기 때문에 여기에 담체를 가하여 담체와 동시에 극미량의 방사성동위원소를 함께 침전시키는 것을 공침이라고 한다.

방사화학에서 침전은 용액 중에 각 성분에서 용해도를 넘긴 경우에만 일어나기 때문에 담체를 첨가해서 침전 분리해야 한다. 이 때문에 적당한 담체를 첨가하든가 스캐벤저나 포집제를 첨가하여 분리하는 방법이 자주 이용된다. 칼슘 및 마그네슘의 염기성 인산염 침전에 ^{147}Pm, $^{95}Zr-^{95}Nb$, $^{90}Sr-^{90}Y$, ^{60}Co, ^{239}Np은 거의 정량적으로 침전 되지만 $^{137}Cs-^{137m}Ba$은 낮은 공침율을 가진다. 이것을 이용해서 방사성물질 사용자의 방사선장해 방지 및 조기 발견을 위하여 인체 소변중의 유기물에서 비교적 간단하게 방사성동위원소를 분리하는 방법이 활용되고 있다.

(1) 제1단계 공침 : 목적하는 방사성동위원소와 함께 공침시켜 표적 물질과 분리한다.

(2) 제2단계 공침 : 첨가한 운반체를 목적하는 방사성동위원소로부터 분리 제거한다. 이때 사용하는 분리방법은 용매 추출법, 증류법 그리고 이온 교환법 등을 사용한다.

2) ^{90}Sr-^{90}Y의 분리

^{90}Sr–^{90}Y을 함유하고 있는 용액 50㎖에 1mg의 철(Fe)을 함유한 염화제2철 용액을 첨가한다. 이 용액 분리를 잘하기 위해서는 1%의 유산칼륨과 담체로서의 염화 스트론튬(strontium, Sr)을 1mg을 첨가한다. 이들 모(母)용액 속에서 70~90℃로 가온하면서 1.5mol 피리딘(pyridine, C_5H_5N) 수용액을 첨가한 후 잘 섞어 침전시킨다. 침전생성 후 10분 이상 침전물을 성숙시킨 뒤 분리하면 현저하게 순도가 높은 ^{90}Y만을 얻는 것이 가능하다.

4. 방사 콜로이드법

1) 방사 콜로이드법의 정의

극미량의 방사성동위원소는 콜로이드적 성질을 띠고 있는 경우가 많다. 이러한 경우 이 성질을 이용하여 핵종을 분리할 수 있다. 이러한 분리법에는 일반의 콜로이드의 경우와 마찬가지로 조작이 간편한 장점도 있다. 즉 원심분리나 여과지의 흡착 등에 의해서 간단하게 분리 조작할 수 있다. 이 방사 콜로이드법(radio colloid method)은 추적자 량의 방사성핵종은 용액 중에 존재하는 미립자 상태의 부유물질에 흡착되어 콜로이드(colloid)상태로 용액중에 존재하는데 이것을 방사 콜로이드라고 한다.

이 방사 콜로이드의 분리는 유리 여과기(glass filter)에 흡착 시키는 간단한 방법이 있다. 추적자 량의 방사성물질은 원래 분리하려고 하는 물질과는 서로 다른 물리적인 현상을 가지고 있다. 이와 같은 성질의 주된 원인은 그들이 형성 하고 있는 물질이 방사 콜로이드 형태로 존재하고 있기 때문이다. 이와 같이 방사성물질이 콜로이드 상태로 있어 여과지에 잘 흡착되는 현상을 이용하여, 방사성물질을 분리, 정제하는 것이 가능하다. 방사 콜로이드에 의한 분리, 정제는 간단하지만 콜로이드의 형성은 용액의 pH나 전해질, 용매의 종류 또는 생성하고 나서부터 시간경과 등에 의해서 변화를 받기 쉽기 때문에 상당한 주의가 필요하다.

2) 밀킹(milking)에 의한 ^{90}Sr에서 ^{90}Y의 분리

^{90}Sr은 β^-붕괴에 의해서 ^{90}Y이 되므로 ^{90}Sr의 농도가 0.5mol 정도로 된 염산용액을 희석된 암모니아 용액에서 pH를 9로 하여 여과지로 여과시킨다. 이때 ^{90}Y은 여과지에 남는데 이 여과지에 흡착된 ^{90}Y를 희석된 염산으로 씻으면 용해된다. 이와 같이 친핵종에서 낭핵종을 되풀이 분리하는 것을 밀킹(milking)이라고 한다.

5. 용매추출법(solvent extraction method)

1) 용매추출법의 정의

용매추출법은 화학분리에 있어 2가지 혼합되지 않는 액상(물과 유기 용매층)에 있는 물질이 일정한 비율로 분배되는 기전을 이용하여 분리하는 방법을 용매추출법이라고 한다. 최근에는 극미량을 분석하는데 용매추출법이 방사화학 분석법으로 많이 사용되고 있다. 이 경우 추출 반응이 선택적인 경우가 많으며 공침법보다 다른 원소에 의한 오염이 적다는 것이 우수하다.

또한 다른 장점으로서는 자동적으로 처리할 수 있다는 것이다. 단 동위원소 운반체가 없는 경우에는 그 량이 극미량이므로 보통량의 경우에 비하여 그 거동이 뚜렷한 차이가 있어 주의해야 한다. 용매추출법은 목적으로 하는 방사성동위원소를 물층으로 부터 용매층을 추출하는 방법과 반대로 목적하는 방사성동위원소를 물층에 남게 하고 용해되지 않는 물질을 용매층으로 부터 제거하는 방법이 있다.

2) 용매추출법의 방법

서로 혼합되지 않는 2종의 용매가 접촉하면 용질은 어느 일정의 농도비로 양측의 용매에 용해되어 평형상태에 도달하게 된다. 이 현상을 분배라 하는데 이것을 이용하는 것이 용매추출법이다. 일반적으로 유기 액상과 물액상과의 분리에 자주 사용된다. 유기액의 용질 농도를 Co, 물 액상의 농도를 C_w라 하면 분배계수 K_d는

$$K_d = \frac{C_o}{C_w}$$

로 나타내며 온도와는 무관하다. 이 K_d값은 각 용질의 고유한 수치를 의미하므로 K_d값의 차이를 이용하여 방사성동위원소 물질을 분리, 정제하는 것이 가능하다. 용매추출법은 일반적으로 광범위하게 핵종의 분리수단으로 이용되고 있으며 각각 분리 목적의 원소에 대하여 정립된 수단과 방법이 있다. 그렇지만 방사성물질의 분리에 용매추출법을 이용하는 데는 몇 가지 주의가 필요하다. 공침법에서도 언급하였듯이 제조된 방사성동위원소는 추적자 량이기 때문에 상당량이 목적하는 경우와 동일한 거동을 하지 않는다. 따라서 추출률이 나쁘게 되는 경우가 자주 있다. $^{95}Zr-^{95}Nb$의 분리에서 시료를 부가화합물로 해서 메틸이소부틸케톤(MIBK : methyl isobutye ketone)으로 추출을 실험할 때 담체로써 Nb(niobium : 니오븀)을 첨가하는 경우와 첨가하지 않는 경우 추출률을 그림 2-1에 나타내었다.

용매추출법에 의한 방사성동위원소의 분리 정제는 동시에 다량의 시료를 처리할 수 있으며 원격 조작이 가능하다. 또한 용매추출법은 대규모로 할 수 있기 때문에 실험적 뿐만 아니라 공업적으로도 이용되고 있다. 용매추출법은 다른 분리 수단에 비하여 방사능으로부터 직접 인체에 받는 피폭선량이 적기 때문에 방사성동위원소를 취급할 때 특히 중요하다. 또한 용매추출법은 분리율이 90% 이하라 해도 반복적으로 추출, 역추출, 수세 및 정화를 반복함으로써 다른 방법보다 용이하게 순수한 시료를 얻는 것이 가능하다. 더욱이 용매추출법의 장점은 조작이 단시간 내에 행해지기 때문에 신속분리에 자주 사용되고 있다

표 2-1은 용매추출법으로 분리된 몇 가지 예를 나타내고 있다. 제1열에는 분리되는 목적원소 제2열에는 분리 대상이 되는 원소 그리고 제3열에는 추출에 사용된 추출조건 등이 표시되어 있다.

표 2-1에서 알 수 있듯이 특정원소와 키레이트를 형성시켜 유기체에서 추출시키는 것이 많으며 benzene-TTA을 이용하면 표 2-2처럼 많은 종류의 금속원소를 추출하는 것이 가능하다.

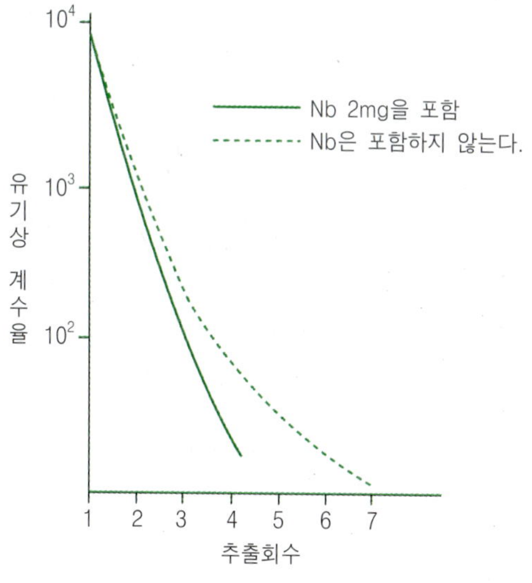

그림 2-1. 유기상에서 니오븀(Nb) 추출

표 2-1. 용매추출법에 의해서 분리된 핵종

분리 원소		추출 조건
As	U	benzene, HCI
As	Ge	benzene, conc HCl
Be	Li	benzene-TTA, HNO_3 pH 5~6
Ca	Sc	benzene-TTA, NaOH pH 8
Cd	Ag	chloroform-pyridine, CH_3COONa pH 5
Co	Mn	α-nitroso-β-naphthol
Cu	Zn	CCl4-dithizone(0.001%), HCl pH 1~1.2
Mo	Zr	ether-HCl, 6mol HCl
Th	Ac, Ra, F.P.	benzene-TTA, HNO_3 pH 2.5
Nb	Zr	tribenzylamine-chloroform conc HCl
Sr	Zr	cuperon(10%)-TBP, HCl pH 3
Y	Sr	benzene-TTA pH 4

* TTA : thenoyl trifluoroacetone
* TBP : tributl phosphate

표 2-2. benzene-TTA계 이용하여 추출한 원소

추출 원소	추출할 때 pH	BENZENE속 TTA농도(몰)
Be	6~7	0.02
Al	5.5	0.02
Ca	8.2	0.5
Sc(III)	1.5	0.5
Fe(III)	2~3	0.02
Cu	3.4	0.02
Sr	〉10	0.02
Y	〉6	0.02
Eu	〉3.4	0.2(톨루엔 용액)
Yb	〉3.4	0.2(톨루엔 용액)
Tl(III)	〉3.5	0.25
Pb	〉4	0.25
Bi	〉2	0.25
Po	〉1.5	0.25
Ac	〉7	0.25
Th	〉0.8	0.25
Am(III), Cm	〉3.5	0.2
Cf, Eu, Fm	~3.0	0.2

예 제 분배비(distribution ratio)를 설명하시오.

용매추출법에서 섞이지 않는 2종류의 용매에 용질을 가하여 분액 깔대기로 흔들어 섞으면 용질은 두 용매로 나누어져서 옮긴다. 이때의 두 용매중의 용질의 농도비를 분배비라고 하며 그 식은 다음과 같다.

$$\text{분배비} = \frac{\text{유기용매중 용질의 전농도}}{\text{수용액중 용질의 전농도}}$$

3) ^{95}Zr-^{95}Nb의 분리

니오븀(Nb)의 대표적인 방사성동위원소인 ^{95}Nb는 ^{95}Zr에서 낭핵종으로 분리된다. 지르코늄(Zr) 금속을 불화수소(HF 60% : hydrofluoric acid)에 녹이고, 불화 수소산을 증발시켜 제거한다. 여기서 염산을 첨가하여 계속해서 8% 트리벤젤아민(tribenzylamine)의 크로로포름 용액을 추출한다. 또한 크로로포름을 염산으로 수세하고 계속해서 암모니아수로 ^{95}Nb을 역추출한다. 이 방법은 무담체 니오븀(Nb)의 분리에 응용이 가능하다.

6. 증류법

1) 증류법의 정의

증류법(distillation method)은 휘발법이라고도 하며 기체로 되기 쉬운 원소나 혹은 화합물을 증발시키면 다른 방사성동위원소와 분리가 가능하다. 즉 이러한 추적자량에서 증발이나 휘발시켜서 분리하는 방법을 증류법이라고 한다.

조작 방법은 보통하는 것과 비슷하지만 무담체 시료를 얻는 경우에는 담체로서 청정한 공기나 불활성 기체, 탄산가스 등이 이용된다. 어느 방사성핵종을 단일 물질 또는 휘발성 물질로 변화시켜 증류에 의하여 분리 정제하는 증류법에는 불소, 염소, 황, 요소 등의 활로겐원소를 시작으로 비소, 탄소는 CO나 CO_2가스로써 증류분리된다. 그러나 금속은 염화물이나 황화물의 화학적 형태로 증류된다.

2) 생체시료 중 활로겐원소의 증류와 분리

생체시료 중에 함유되어 있는 미량의 활로겐원소를 분석할 때에 이들의 원소함유량이 적은 방사화 분석법이 가장 유효하다.

그림 2-2에서 보면 장치에 따라 시료는 A에서부터 조금씩 첨가한다. 담체로서 공기는 D에 넣어지며 증류된 활로겐가스는 C를 통해 E에 들어간다. B에는 시료를 증류하기 위해서 산화 분해제로서 진한황산과 진한질산을 넣어둔다.

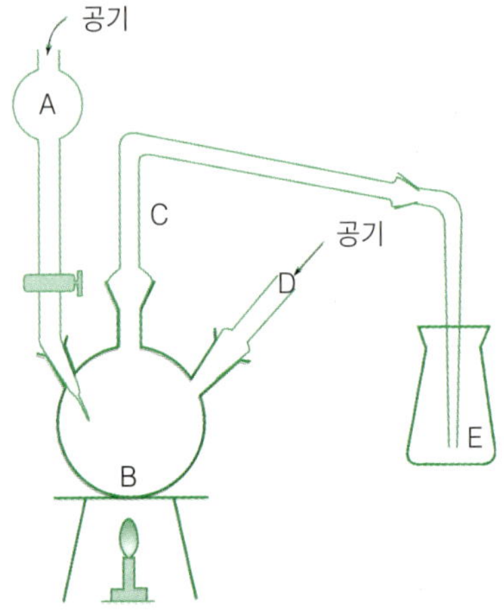

그림 2-2. 증류 장치

E에는 활로겐 가스의 흡착제로써 0.1mol의 아 유산 나트륨을 준비해 둔다. 따라서 가열 분해하면 요소와 황소가 산화되어 기체로서 E에 포집된다. 그 후 망간산 칼륨을 첨가해 다시 가열 분해하면 염소가 증류되어진다.

흡수액에 초산알루미늄을 첨가해서 용해하고, 할로겐화 은의 용해도를 이용해서 초산은 용액을 첨가하여 먼저 요드화 은의 침전을 분리한다. 요드원소는 ^{128}I의 0.45 MeV의 피크에 의해 정량한다. 염소는 ^{38}Cl의 1.64 MeV 혹은 2.15MeV의 광전피크에서 Br(브롬)은 ^{82}Br의 0.55 및 0.61 MeV의 혼합피크에서 정량하지만, ^{38}Cl의 반감기는 약 38분으로 ^{82}Br의 36시간보다 짧기 때문에 ^{38}Cl이 소멸하고 나서 정량한다.

7. 크로마토그래피(chromatography)

크로마토그래피는 액체 또는 기체 등을 분리하는 방법이다. 혼합물 중의 각 성분을 분리하는데 유효한 방법으로 크로마토그래피의 분리법이 사용된다.

크로마토그래피의 분리법은 화학, 생물학, 의학 등 광범위하게 넓은 분야에서 이용되고 있으며 목적에 따라 다양한 방법이 알려져 왔다.

예를 들면 종이 크로마토그래피(paper chromatography), 이온 교환 크마토그래피(ionexchange, chromatography), 단층 크로마토그래피(thin-layer chromatography), 가스 크로마토그래피(gas-chromatography), 전기영동법(electrophoresis) 등을 열거할 수 있다. 방사성핵종의 분리나 정제의 수단으로 크로마토그래피는 유용한 방법이다. 최근에는 분석 속도나 감도 그리고 재현성 등이 뛰어난 크로마토그래피 시스템이 개발되어 있으며 실 예로 고성능 액체 크로마토그래피(highperformance liquid·chromatography : HPLC), 고성능가스 크로마토그래피(HPGC), 고성능단층 크로마토그래피(HPTLC) 등이 실제로 사용되고 있다.

1) 종이 크로마토그래피(paper chromatography)

종이 크로마토그래피는 비교적 간단한 기구조작과 동시에 몇개의 시료분석이 가능하다는 이점에서 유기물, 무기물을 불문하고 분리의 수단으로 널리 사용되고 있다. 단 종이 크로마토그래피 방법에는 여과지에 의해서 분리를 해야 하기 때문에 1매의 여과지당 분석 가능한 양의 한계가 있어 다량의 시료 혹은 희석용액의 분석에는 적합하지 않다. 방사성핵종의 분리에 종이 크로마토그래피를 응용한 실예를 표 2-3에 나타내었다.

표 2-3. 종이 크로마트그래피에 의한 방사성핵종의 분리

분리핵종	실험 조건	핵종 기원
(1) ^{131}Cs	페놀(2몰HCl포화-하루밤 연속)	$^{130}Ba(n,\gamma)^{131}Ba \rightarrow {}^{131}Cs$
(2) ^{22}Na	20%에탄올 H_2O 10~20시간	$^{24}Mg(d,\alpha)^{22}Na$
(3) ^{102}Rh	20㎖부탄올+10㎖ conc HCl	$^{102}Ru(p,n)^{102}Rh$
(4) ^{95}Nb	100㎖ 40%HF+40㎖ 메틸에틸케톤, 20분	핵분열생성물
(5) ^{90}Y	135㎖ 10%NH_4 SCN+225㎖ 에탄올, 3~5시간	$^{90}Sr-{}^{90}Y$방사평형

예를 들면 ^{90}Sr-^{90}Y의 방사평형 혼합물에서 ^{90}Y을 분리할 때에 시료를 0.2mol HNO_3용액으로 하고 2×20㎝ 여과지 하단에서 4~5㎝ 위치에 스포트상으로 첨가한다. 10% NH_4 SCN용액 135㎖와 에탄올 225㎖를. 혼합해서 조제된 전개용매를 이용해서 상승법에 의해 3~5시간 전개하고 방사능을 측정하면, ^{90}Y는 원점부근에 남게 되고, ^{90}Sr은 용매선단 가까이까지 도달해 있는 것을 알 수 있다. 이 때 방사붕괴에 의해서 전개중에 생성하는 ^{90}Y을 위해 ^{90}Sr 스포트(Supotto: Spot) 밑에 방사능의 tail이 생긴다. 전개를 마친 여과지상의 방사성물질의 검출에는 정량법으로서 다음과 같은 방법이 자주 이용된다.

(1) GM계수관에 의한 여과지의 방사능측정법

여과지를 이용하여 측정하는 방법에는 보통 1cm×5mm 정도의 작은 여과지를 만들어야 된다. 그 다음에 각각의 여과지를 시험관에 넣어 GM계수관을 이용하여 방사능을 측정한다. 특별한 장치는 필요하지 않지만 이 방법은 많은 시료를 처리하는 데는 적당하지 않다.

(2) 크로마토그램용 방사능 자동측정장치(radiochromatogram scanner)

그림 2-3에서 보는 바와 같이 전개가 끝난 여과지는 방사선 검출기(radioactivity detector)에서 측정을 실시한다. 검출기로서는 GM 계수관, 가스 계수관(gas counter), 신틸레이션 계수관(scintillation counter)이 이용되며 검출기와 여과지 사이에는 적당한 간격으로 콜리메이터가 놓여져 있다. 그리고 측정결과는 자동적으로 챠트에 기록된다. GM계수관에 의한 여과지의 방사능 측정법과 크로마토그램용 방사능 자동측정장치법은 다음에 서술하는 자동 래디오그래피에 비하여 측정결과가 단시간에 얻어지는 반면 그림 2-4와 같은 크로마토그램에는 적용하기가 힘들며 종종 잘못된 결과가 발생하게 된다. 따라서 이러한 특성도 고려할 필요가 있다.

(3) 자동래디오그래피(autoradiography)

방사선은 그 물질에 대한 전리 작용으로서 사진유제 중에 있는 활로겐화은(보통 AgBr)을 전리시킬 수 있다. 자동 래디오그래피는 이 성질를 이용해서 표본 중에 방사성핵종의 존재위치 및 그 양을 측정하는 방법이다. 이 방법의 특징은 다른 방법에 비하여 현저하게 높은 측정정도(精度)로 핵종의 분포상태를 알 수 있으며 또한 방사능을 장시간에 걸쳐 시간적으로 분석 측정이 가능하다.

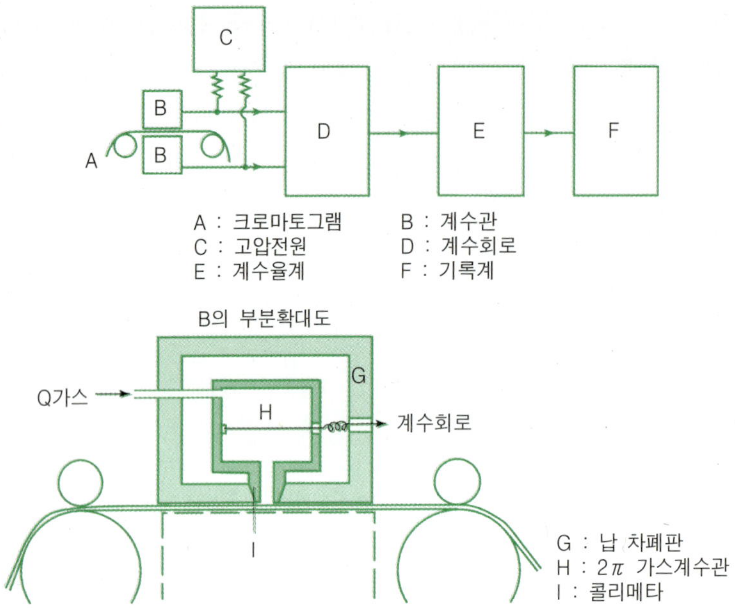

그림 2-3. 크로마토그램용 방사능 자동측정장치

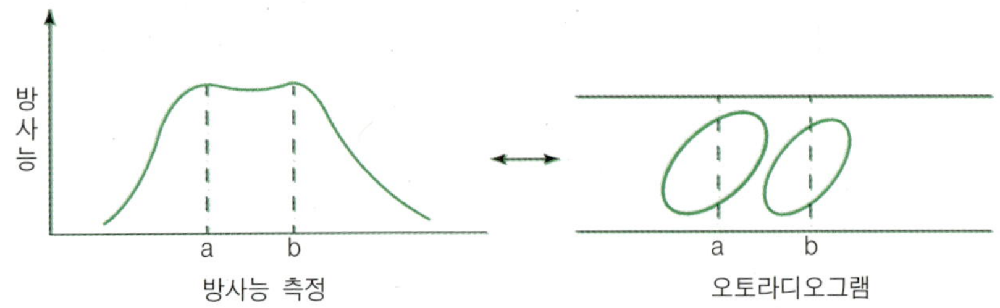

그림 2-4. 방사능 측정법의 비교

2) 이온교환 크로마토그래피(ion exchange chromatography)

(1) 이온교환수지

용액 중에 공존하는 음이온과 양이온을 분리하는 방법으로는 양이온 또는 음이온을 상호 분리를 행하기 위한 유효한 수단으로 이온교환 크로마토그래피법을 사용한다. 이온교환 능력을 가진 물질로서 천연에는 점토 또는 제오라이트(zeolite : 비석) 등이 있지만 현재 널리 이용되고 있는 것은 교환기를 도입한 합성유기 고분자 물질이며 이것을 이온교환수지(ion-exchang resin)라 부른다. 이온교환수지는 교환에 관계되는 이온이 전하 및 도입된 교환기의 산-염기의 강도에 의해서 다음과 같이 분류할 수 있다.

		교환기
양이온 교환 수지법	강 산 형	$-SO_3H$
	중정도 산형	$-PO(OH)_2$
	약 산 형	$-COOH$, 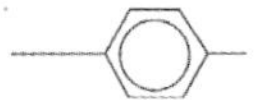 OH
음이온 교환 수지법	강 염 기 형	$-CH_2NR_3OH$
	약 염 기 형	$\equiv N$, $=NH$, $-NH_2$

이온교환수지의 골격을 구성하는 물질에는 스틸렌 디비닐 벤젠(steelene divinye benzene) 등 각종의 중합체가 있다. 그 중에서도 대표적인 것을 그림 2-5에 나타내었다. 그림 2-5에서 알 수 있듯이 디비닐 벤젠 등의 가교제에 의해서 이온교환수지는 제3차원적 구조망을 가지고 교환기의 분포도에 따른다. 이온교환수지는 교환기를 가지기 때문에 수지를 물에 담그면 물은 수지에 들어가 수지를 팽창시킨다. 이때 수지내의 교환기는 이 내부의 물에 용해되어 있다고 볼 수 있다.

강산형 양이온 교환수지(스틸렌 디비닐 벤젠 공중합체)

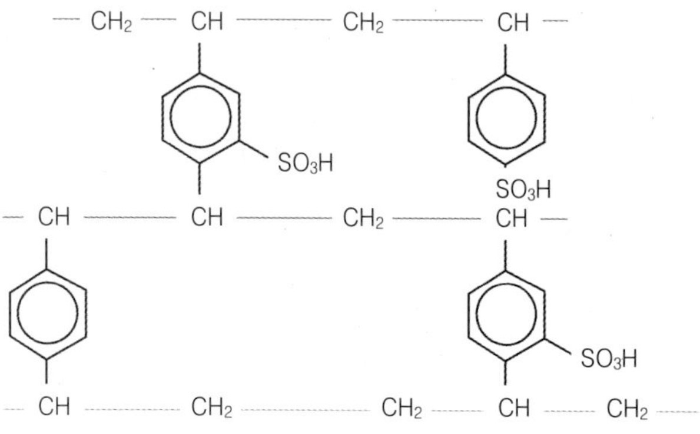

$-SO_3H$의 대신에 $-CH_2NR_3OH$를 도입하면 강염기형 음이온 교환 수지로 된다.

그림 2-5. 이온교환수지의 구조

(2) 이온교환 평형과 이온선택 흡착성

용액중의 이온이 이온교환수지 중의 이온과 교환을 일으키는 반응에서 평형이 성립되면 이온교환 평형이라고 한다. 실제로 H형 이온교환수지 HR를 염화나트륨 용액에 첨가하면 (2.1)의 반응식에 따라 H^+와 Na^+의 교환이 이루어지며 이때 얻을 수 있는 이온교환 평형은 (2.2)로 나타낼 수 있다.

$$HR + Na^+ \leftrightarrow NaR + H^+ \tag{2.1}$$

$$K_H^{Na} = \frac{(NaR)_R \cdot (H^+)}{(HR)_R \cdot (Na^+)} \tag{2.2}$$

여기서 $(HR)_R$, $(NaR)_R$은 수지상의 H^+, Na^+ 이온흡착량 m_{eq}/g을 의미하고(H^+), (Na^+)는 용액상의 H^+, Na^+의 농도 meq/ml를 의미한다.

(2.2)에 있어서 K_H^{Na}는 교환평형 정수라 부르며, 정확히는 정수가 안되지만 일정조건에서는 이온의 흡착성을 비교할 때 이용목표가 된다. m의 양이온에 관해서는 (2.3), (2.4)가 성립된다.

$$mHR + M^{m+} \leftrightarrow MR_m + mH^+ \tag{2.3}$$

$$K_H^M = \frac{(MR_m)_R \cdot (H^+)^m}{(HR)^{m}{}_R \cdot (M^{m+})} \tag{2.4}$$

흡착성분 M^{m+}가 미량인 경우는 $(HR)_R$은 M^{m+}가 존재해도 실제로는 일정하게 얻어지기 때문에 (2.5)로 정의하면 (2.6)에서 K_d도 또한 일정조건하에서 정수라고 말할 수 있다.

$$K_d = \frac{(MR_m)_R}{(M^{m+})} \ [\text{ml}/g \text{ 수지}] \tag{2.5}$$

(2.4), (2.5)에서 (2.6)이 얻어진다.

$$K_d \propto (H^+)^{-m} \tag{2.6}$$

K_d값은 이온교환 크로마토그래피에 있어서 이온의 용출위치를 결정하는 중요한 값이다.

(3) 이온교환 크로마토그래피(ion exchange chromatography)

주상에 채운 이온교환 수지를 이용해서 선택계수의 다른 이온을 분리하는 방법이다. 간단한 실험 장치는 그림 2-6과 같으며 용액 분리제의 적당한 첨가에 의해서 이온은 선택계수의 차이에 의해서 각각의 흡착대를 형성하고 선택계수가 적은 것에서 부터 순차적으로 용출하여진다.

이온교환 크로마토그래피에 있어 이온의 용출위치 V와 분포계수 K_d치와의 관계는 플레이트 이론(plate theory)에서 (2.7)로 표현된다.

$$V = I + W \cdot K_d \tag{2.7}$$

여기서 V, I, W, K_d는 각각 그림 2-7에서 제시된 양을 가리킨다.

실제로 분리를 행할 때는 알반적으로 유리관에 수지를 채워 칼럼(column)을 조성한다. 흡착시키는 이온양의 분석에는 칼럼의 전 교환양의 1/10~1/20 정도로 한다. 그러나 분포계수가 다른 이온간에 분리를 할 때는 흡착시킨 이온양을 전 교환양의 1/2 정도까지 늘리는 것도 가능하다. 추적자 량의 방사성물질을 분리 할때는 극히 소량의 칼럼을 이용하는 실험도 실시된다. 시료용액은 수지칼럼의 상면을 더럽히지 않도록 정확하게 첨가하고 적당한 분리제를 이용하여 분리를 시작한다. 분리과정에 있어서는 분리제 농도변화에 따라서 다음과 같이 분류한다.

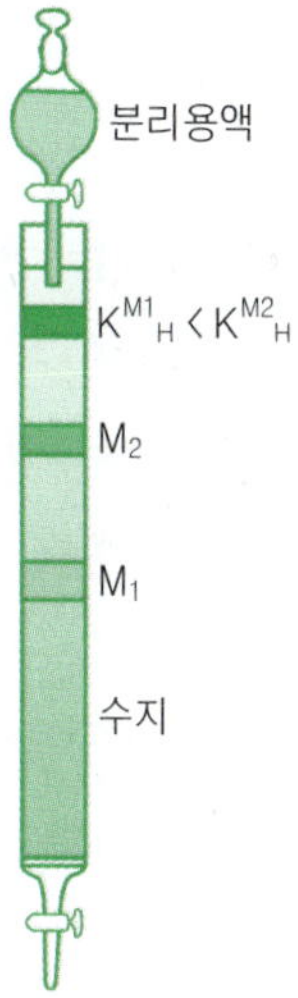

그림 2-6. 이온교환 분리장치

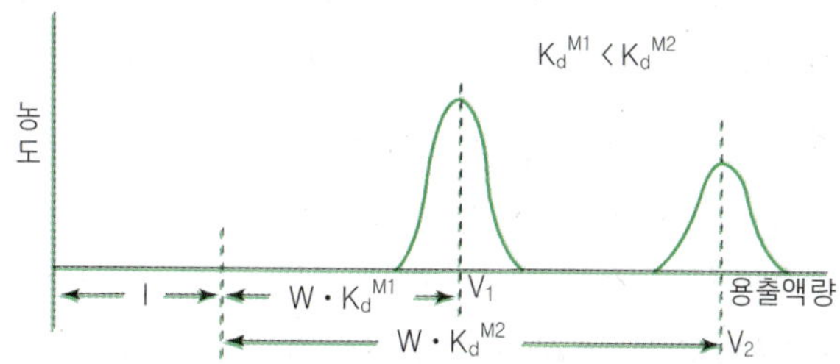

그림 2-7. 용출위치와 분포계수

① 단순 분리법(simple elution method)

단순분리법은 분리액 조성을 시작에서부터 끝까지 일정하게 유지하는 분리법이다.

② 단계 분리법(stepwise elution method)

분리하는 도중에 단계적으로 분리액의 조성을 변화시키는 방법인데 일반적으로 분리력을 높게 하기 위하여 단계적 방법을 사용한다.

③ 확대 분리법(gradient elution method)

분리액의 조성을 연속적으로 변화시키는 방법인데 이것은 처음부터 분리액 조성을 계속적으로 높게 변화시켜 가는 방법, 즉 점차적으로 분리액 조성을 증가하는 방법을 말한다.

분리 용출액 중에 함유되어 있는 방사성물질의 검출로서는 첫째, 용출액 전부 또는 일부를 연속적으로 검출기에 통하는 방법과 둘째, 용출액을 분리제(fraction collector) 등에 의해서 분리한 후 각각의 분리제(fraction)에 대하여 정량을 행하는 방법이 있다. 방사성물질을 취급하는 경우 양쪽다 사용하고 있지만 α선, 저에너지 β선 이외는 G-M계수관 등을 이용해서 단순 분리법으로 용액의 분리곡선이 얻어진다. 저에너지 β선의 검출에는 유기 신틸레이션(orangic scintillator)을 이용하여 추적 모니터(flow monitor)를 사용하면 좋다.

이온교환 크로마토그래피의 일반적인 조작법에 관해서는 방사성핵종 물질을 취급시 특별한 주의가 필요하다는 것을 강조하고 싶다. 이와 같은 이유는 첫째, 단수명 핵종의 분리를 시행할 경우에는 통상적인 분리법에서는 분리 핵종의 반감기에 비하여 분리 소요시간이 장시간 소요되므로 적용 불가능한 것이 많다. 이와 같은 경우에는 분리 속도가 빠르고 또한 분리가 가능한 칼럼(column)으로 비교적 소량의 미분말 이온교환 수지로 만들어 압력을 넣어서 분리를 시행하는 방법이 사용되어진다.

한편 비교적 장수명 핵종에서 생성하는 단수명 핵종을 취급할 때에도 이 방법이 이용되는데 이것은 처음의 친핵종에 교환 수지를 흡착시켜 두고 그 후 적당한 분리제로 낭핵종을 용출시킨다. 그 후 칼럼을 잠시 방치해두면 생성된 낭핵종이 컬럼내에 축적되기 때문에 다시 분리를 실시하면 낭핵종을 얻는 것이 가능하다. 이것은 우유(milk)를 짜는 것과 비슷하여 밀킹(milking)이라고 한다.

두번째 이유는 강한 방사선을 취급하는 경우이다. 수 + G Bq 이상의 방사성물질을 이온교환 칼럼에 첨가할 경우 물 및 분리제 분자가 방사선 분해를 받아 과산화수소, 산소, 수소기체가 발생하고 또 수지의 파괴가 일어난다. 이 영향을 막기 위해서는 무기질 교환체를 사용하고 입자가 가장 큰 수지를 사용하여 유속을 크게 한다. 분리액을 밑에서 위로 향하게 하여 흘리고 압력을 가하여 조작하는 방법이 사용되어진다.

(4) 이온교환 크로마토그래피에 의한 방사성핵종의 분리

방사화학 분야에서 이온교환 분리가 이용되는 것은

① 인공 방사성동위체의 조제 및 정제

② 방사화 분석(activation analysis)의 응용

③ 동위체 교환 반응(isotope exchange reaction)및 방사성원자 화학(hot atom chemisty)

④ 폐기물처리에 관한 것 등이 있다.

현재까지 많은 방법이 알려져 왔지만 여기서는 이온교환 수지를 이용하는 ^{24}Na의 조제, 희토류원소의 분리 및 음이온 교환수지를 이용한 ^{90}Mo에서 낭핵종 ^{90m}Nb의 신속분리법 등을 서술하였다.

① ^{24}Na조제

염화나트륨을 원자로에서 중성자를 조사하면 $^{23}Na(n, \gamma)$ ^{24}Na반응으로 ^{24}Na가 생성하는 것 이외에도 $^{35}Cl(n, p)^{35}S$, $^{37}Cl(n, \gamma)$ ^{38}Cl 반응에 의해서 방사성 유황 및 염소가 생성된다. 그러나 나트륨 이외에는 음이온이기 때문에 시료수용액을 강산성 양이온 교환수지를 칼럼에 통하게 하면 나트륨만이 흡착되어 잔류하는 ^{35}S, ^{38}Cl 등은 용출된다. 따라서 칼럼에 흡착된 ^{24}Na을 0.1~0.5mol 염산으로 분리하면 ^{24}Na가 $K_2CO_3H_2O$(potassium carbonate)를 함유한 상태로 얻어진다.

② 희토류 원소의 분리

중성자를 조사한 희토류원소 산화물의 혼합시료(Gd_2O_3, Dy_2O_3, Eu_2O_3)를 양이온 교환수지 Dowex 50을 사용하여 구연산(citric acid)을 분리용액에서 분리할 수 있다. 그림 2-8에서 보면 좋은 분리결과를 얻고 있다. 희토류 원소의 유기산(organic acid) 착물은 원자번호가 크게 되면 안정하게 된다. 따라서 분리곡선에서 보듯이 원자번화가 큰 원소에서 먼저 용출되어진다.

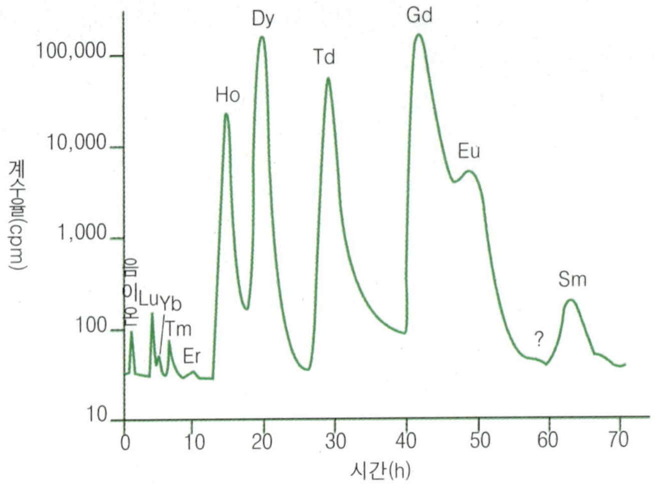

그림 2-8. 희토류원소의 용해 곡선

중성자조사(Cd_2O_3 2mg, Dy_2O_3 0.2mg, Eu_2O_3 1㎍ Dowex 50 270~320 mesh, 0.26cm^2×97cm column, 5% 구연산암모늄, ph 3.28, 100℃, 유속 0.04cm^3/min)

③ ^{90}Mo에서 낭핵종 ^{90m}Nb의 신속분리

신속분리 방법에서는 무담체 ^{90}Mo 6mol를 미리 염산용액 12mol에 넣어 염산용액으로 처리한 다음 음이온 교환수지 Dowex 1칼럼에 통과하게 한다. 칼럼중에 Mo는 5mol 염산으로 수세한다. ^{90m}Nb의 반감기는 24초이기 때문에 1분간 성장기간을 둔 다음 ^{90m}Nb을 5mol 염산으로 신속히 칼럼에서 분리시킨다. 이러한 방법은 밀킹에 의해서도 몇 번씩 ^{90m}Nb이 칼럼에서 추출이 가능하다.

3) 흡착 및 분배 칼럼 크로마토그래피 (adsorption and partition column chromatography)

흡착 및 분배 칼럼 크로마토그래피는 흡착체와 고정상 담체를 칼럼에 채우고 시료용액을 첨가한 후 적당한 분리제를 이용하여 시료 혼합물에서 목적하는 성분을 분석하는 방법이다. 따라서 이 방법은 앞에서 기술한 이온칼럼과 비슷한 방법이지만 분리기구의 차이가 있다. 즉 이러한 방법은 이온교환 칼럼방법이 수지고정상과 이동상과의 이온교환 평형을 이용하고 있는데 반하여 흡착 칼럼법은 양 격자간이나 수소결합형성 등에 기초로 한 흡착표면과 용질과의 흡착평형을 이용하는 것이다.

또한 분배 칼럼법은 종이 크로마토그래피와 같은 원리로 불활성 담체에 보유된 고정상과 유동상간의 분배 평형을 이용하는 것이다. 칼럼에 의한 방사성핵종 분리법으로는 이온교환법이 우수하며 흡착법 및 분배법은 사용이 제한되어있다.

흡착 칼럼 크로마토그래피가 방사성핵종의 분리에 사용된 예는 무담체 ^{35}S 조제법이 있다. NaCl, NH_4Cl 등 염화물을 중성자로 조사하면 $^{35}Cl(n, p)^{35}S$ 반응에 의해 ^{35}S가 생성된다. 이때 부반응으로써 $^{35}Cl(n, \alpha)^{32}P$에 의해 소량(〈1%)의 ^{32}P도 생성된다. 이와같은 방법으로 알루미늄 칼럼을 이용해서 ^{35}S를 타깃물질 및 ^{32}P에서 분리한다. 이들의 실험에서 타깃 염화물을 1~4mol의 농도가 되도록 0.5mol HCl로 용해한다.

이 용액 중에는 10^2~10^3Bq의 ^{35}S가 대부분 $H^{35}SO_4^-$의 형태로 존재한다. 용액 10㎖를 HCl로 활성화한 100~200매시(mash,60개 코가 있는체)의 알루미늄 칼럼(ψ 0.8×12㎝)을 통해 칼럼내의 용액을 다시 500㎖의 물로 씻고, 흡착되지 않는 염화물 이온 및 양이온을 제거한다. 이 조작으로 ^{35}S의 용출은 1mol NH_4OH 10㎖로 행해지며, 최초의 2~3㎖로 ^{35}S는 사실상 용출되어 버린다. 흡착 ^{35}S의 95~98% 용출용액 중에는 ^{35}S 이외에 미량의 NH_4Cl 및 일부의 ^{32}P가 함유되어 있다(^{32}P의 대부분은 알루미늄 칼럼에 흡착되어진다).

다음에 용액을 10㎖에 희석한 후, MgO 250mg에서 이루어지는 가는 칼럼으로 통하게 하면 ^{32}P는 $NH_4Mg^{32}PO_4$의 형태로 칼럼에 포집된다. 칼럼을 10㎖의 물로 씻고 용출액을 모아서 농축하고 다시 용량을 20㎖로, HCl로 pH 약 1 정도의 강산으로 조절한 후 길이 8㎝의 Amberlite IR-120칼럼에 통해서 물로 충분히 씻는다. MgO칼럼의 사용에 의해 ^{32}P의 98%를 칼럼에 고정할 수 있다. 이와같이 최종적으로 얻어진 용액에는 최초의 ^{35}S의 약 95%가 $H^{35}SO_4^-$의 형으로, 또한 ^{32}P의 약 0.1%가 $H_2{}^{32}PO_4$의 형으로 동시에 무담체의 형태로 된다. 한편 이들 방사성핵종이 기벽에 흡착되는 것을 막기위해 0.1mol HCl 용액의 형태로 만든다.

4) 얇은층(薄層) 크로마토그래피

얇은층 크로마토그래피는 보통 유리판위에 고정상을 형성하는 물질(흡착제)의 얇은층을 만들고 종이 크로마토그래피와 비슷한 방법으로 용매를 이용해서 전개 하여 시료 성분을 분리하는 방법이다. 얇은층 크로마토그래피에 사용되는 흡착제로서는 알루미늄이나 분말 셀루로이즈, 이온 교환체가 단독 혹은 혼합물로써 이용된다. 따라서 얇은층 크로마토그래피의 교환체 분리는 본질적으로 흡착제, 분배, 이온교환 등 얇은층상에서 고정상과 이동상간 용질의 분배형태에 기초를 두고 반응이 전개된다. 얇은층 크로마토그래피의 특징으로서는 종이 크로마토그래피와 비교해서 흡착제의 층을 두껍게 하는 것이 가능하기 때문에 다음과 같은 특성이 있다.

(1) 첨가하는 시료의 액량을 많게 하는 것이 가능하다.

(2) 기계적 강도 그리고 약품 내구성이 크다. 따라서 전개용매 및 검출시약으로서 황산(sulfuric acid) 등 강산에도 사용이 가능하다.

(3) 일반적으로 선명한 분리가 얻어진다.

(4) 전개시간이 짧은점 등이 장점이다.

얇은층 크로마토그래피의 방사성핵종 분리에 따른 실예는 ^{95}Zr과 그의 낭핵종 ^{95}Nb의 실리카겔(silikagal : 백색 흡착제)에 의한 분리가 있다. 즉 breccia와 spalletti는 4×12cm의 유리판에 10mg/cm의 실리카겔층을 만들고 45분간 메탄올(methyl alcohol) 100ml와 40% HF 4ml로 이루어진 용매를 이용해서 전개하면 ^{95}Zr과 ^{95}Nb에 대해서 각각 0.03 및 0.50의 R_f치를 얻을 수 있다.

5) 역상 크로마토그래피(reverse-phase chromatography)

앞에서 서술한 크로마토그래피에 있어서는 고정상과 수상(물형태)이였는데 여기서 역상 크로마토그래피는 유기상과 고정상으로 되어 있으며 수상으로 상이 이동된다. 그리고 유기상과 수상간의 분배균등을 이용하여 분리가 실시된다. 무기물 분리에 역상 크로마토그래피가 널리 이용되는 것은 용매추출법 분야에서 새로이 개발된 추출제을 사용한 금속 분리법이 응용되었기 때문이다. 따라서 역상 크로마토그래피를 역상분배 크로마토그래피(reverse-phase-partition chromatography) 또는 역상추출 크로마토그래피(reverse-phase extration chromatography)라고도 한다. 유기상에 함유되는 추출제는 주로 착화제이며, 금속착물를 생성해서 유기상으로 금속을 추출한다.

역상 크로마토그래피가 방사성핵종의 분리에 응용된 예로서 Fidelis와 Siekierski에 의한 중희토류 원소의 분리를 들어보자. 이들은 hyflo supercel(성분 ; 케이소 토 : 흙)를 보존체로서 TBP를 고정상으로 이용하고, ϕ3×110mm의 칼럼을 사용해서 중휘토류 산화물의 중성자 조사 시료를 12.3mol HNO_3로 용해하였다. 그림 2-9에서 알수 있듯이 Sm에서 Lu까지 방사성 희토류원소 9종류가 명확하게 분포되어 있다.

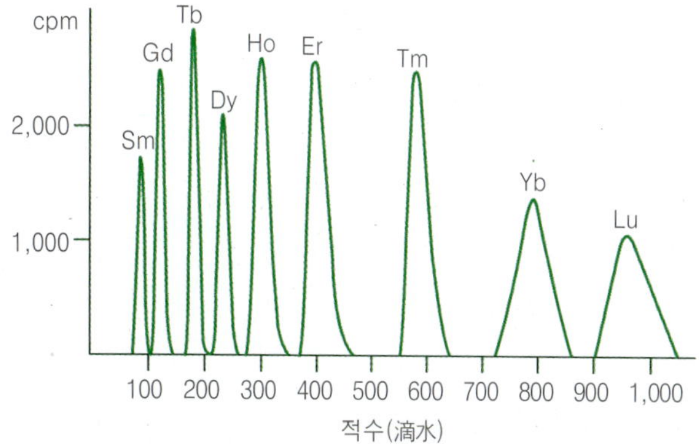

그림 2-9. 역상 크로마토그래피에 의한 방사성 중희토류원소의 분리

6) 방사 가스 크로마토그래피(radio gas chromatography)

방사 가스 크로마토그래피는 기화해서 얻은 무기물, 유기물의 분석법으로서 이공학에서 처음으로 각 분야에 위력을 발휘하고 있지만 방사성물질의 분리 및 정제의 목적에도 널리 사용되고 있다. 이와 같은 분석법을 방사 가스 크로마토그래피라 한다. 방사 가스 크로마토그래피의 분석기구 등에 대해서는 기본적으로 가스 크로마토그래피와 같으며 양자의 주된 차이점은 칼럼에서 추출되어지는 시료성분의 검출법에 있다.

일반적으로 가스 크로마토그래피에서는 열전도 검출기나 수소염 또는 방사선원에 의한 이온 검출기가 이용되고 있으나 이에 비하여 방사 가스 크로마토그래피 에서는 사용되는 시료가 방사성물질이기 때문에 검출기로서는 방사능측정기가 단독 혹은 열전도형 검출기나 이온화 검출기가 병용해서 이용되고 있다. 그림 2-10은 방사 가스 크래마토그래피 장치의 개략도이다. 이 그림에서 볼 수 있듯이 유량조정을 운반체가스(carrier gas)가 가스시료 투입구 또는 액체시료 주입구에서 시스템내로 주입된 시료를 분리하여 컬럼에 보내진다. 운반체 가스의 선택은 분리효율이나 검출기의 검출감도, 안전성, 가격 등을 고려하여 시행하며 수소, 헬륨, 질소, 아르곤, 기타 각종의 기체물질이 이용된다.

가스 크로마토그래피에서는 기체와 액체 시료 이외에 고체 시료도 용액으로 해서 혹은 고체 그대로 액체시료 주입구를 사용해서 시스템내로 주입하게 되어 있다.

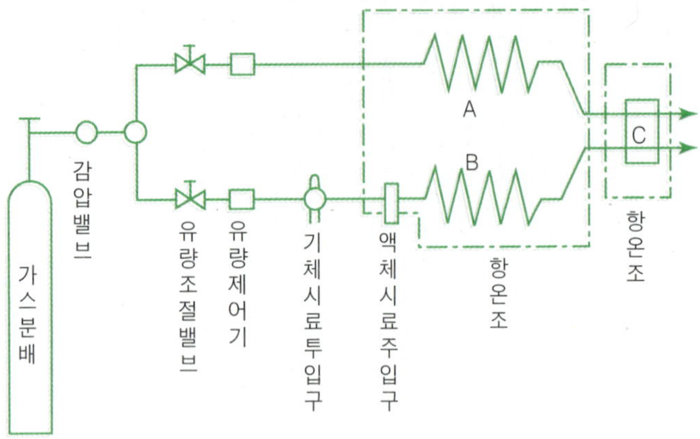

그림 2-10. 가스 크로마토그래피 장치의 구조도

A : 참조(參照)칼럼 B: 분리칼럼 C: 검출기

시료성분의 분리가 행해지는 장소인 칼럼은 정온 또는 소정의 온도변화를 하도록 온도 제어장치가 부착된 항온조에 넣어져 있으며 항온조내의 온도분포가 일정하게 되도록 되어 있다. 온도가 낮은 쪽에서는 액체 질소온도(-196℃)에서 최고 온도 500℃까지의 장치도 있지만 일반적인 사용 온도는 300℃ 부근에서 사용되고 있다.

분리관은 충전식 분리관의 경우 크기가 1~7mm, 길이는 고체 크로마토그래피에서는 10㎝~2m 정도, 액체 크로마토그래피에서는 1~30m 정도로 직선형, V자형, U자형, 나선형의 형상을 가진 금속 또는 유리제 세관이며 고체 크로마토그래피는 흡착제를 액체 크로마토그래피에서는 고정상을 보유시킨 불활성 고체를 채워서 분리칼럼을 만든다. 한편 모관(毛管) 칼럼은 내경 크기가 0.015~1.5mm, 길이 30~100m 이상의 것까지 사용되며 금속 또는 유리제를 사용하며 때로는 플라스틱제도 있으며 관의 내벽에는 얇고 균일한 고정액상을 만들고 분리 칼럼으로 사용한다.

칼럼에 주입된 시료는, 분리 칼럼을 통과하는 사이에 각각의 성분으로 분리되어 헬륨가스와 같이 검출기로 보내어진다.

(1) 방사 가스 크로마토그래피에 사용되는 방사능검출기

분리칼럼에서 분리되어 나온 방사성물질의 검출법으로는 먼저 배치법(batch method)과 연속법(continuous method)으로 구분한다. 배치법은 분취(分取)가스크로마토그래피의 기법을 이용해서 유출가스를 몇개 정도로 분획한 후 각각의 방사능을 측정한다. 방사성물질을 트랩하는 경우 가스를 안트라센(anthracene : 메탄, 파라핀계의 탄화수소명) 결정 신틸레이션 계수기로 방사능측정을 하면서 행하는 방법도 있다.

배치법에 있어서 방사능측정은 보통의 측정장치가 이용가능 하고, 장시간의 계측이 가능한 등의 이점이 있는 반면, 보존용량의 결정 등에는 맞지 않다.

한편 일반 연속법은 가스의 유로(流路)에 방사능검출기를 두고 연속해서 흐르는 가스 속의 방사성물질을 검출하는 방법이다. 이 방법은 계측시간이 가스의 유속에 지배되어 미량방사능의 검출은 곤란하지만 열전도도(熱電導度) 검출기 등과 조합해서 사용 가능하기 때문에 방사성물질의 크로마토그램과 동시에 비방사성물질의 그것을 한장의 챠트에 기록할 수 있다.

방사능 검출기는 측정하는 핵종에 따라서 각종의 장치가 고안되고 있다. 예를 들면 고에너지 β선 및 γ선 방사체의 검출에는 단창형 GM계수관이 사용가능한데 비해서 ^{14}C, ^{131}I 같은 저에너지 β선 및 γ선 방사체의 검출에는 얇은 창 GM계수관이 사용되며, 더욱이 ^{3}H, ^{14}C의 측정에는 유동형 가스전이상자나 안트라센 분말 신틸레이터를 사용한 신틸레이션 계수장치가 사용된다. 다음은 각종 방사능검출기에 관한 간단한 설명이다.

① GM계수관형 방사능 검출기

단창형 GM계수관 2개를 사용한 4π검출기(그림 2-11[A])와 얇은창형 가스유동형 GM계수관을 이용한 4π검출기(그림 2-11[B])가 있다. 앞의 것은 기하학적인 점에서 4π검출기라고 말하지만 계수효율은 그 다지 좋지 않다.

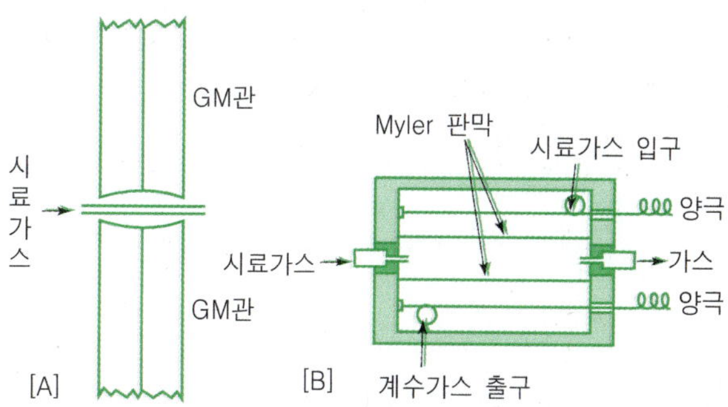

그림 2-11. GM계수관형 방사능 검출기

② 비례계수관형 검출기

유동형 4π비례계수관을 사용한 검출기는 그림 2-12와 같다. He나 N_2 같은 Cl 가스는 계수가스의 역할을 하지 않기 때문에 CH_4 또는 Ar이 가스류에 주입된다. 일반적으로 이용되는 이러한 종류의 검출기 용적은 20~86㎖로 검출효율은 ^{14}C에서는 거의 100%, ^{3}H에서는 60~80%에 달한다. 비례계수관형 검출기를 사용하는 데는 플래트(plate)의 위치가 가스 혼합물의 조성 및 온도에 의존하는 것, 가스의 유속에 의해서 정해지는 검출기의 최적 용적이 있는 것, 즉 검출기내부에 용융점 가스에 변화가 일어나지 않도록 고온에 견디는 것 등을 고려해서 제작, 사용해야 한다.

③ 유동형가스 전리상자 검출기

검출기의 구조는 그림 2-13에 나타내었으며 시료 가스는 N_2나 Ar 등의 희석가스와 같이 검출기내부를 통과한다. 전리박스에는 용적 10~500㎖의 것이 있지만 일반적으로 사용되는 것은 275㎖의 것이다. 이 검출기의 특징은 α선, ^{14}C, ^{3}H 등의 저에너지 β선에 대해서 높은 감도를 가진다. 검출효율은 ^{14}C에서 75%, ^{3}H에서는 20%에 달한다. 또한 분리조립이 비교적 간단하여 오염제거가 쉽다.

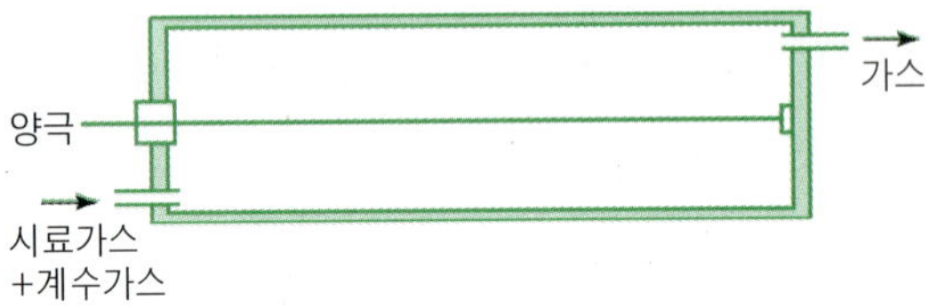

그림 2-12. 비례계수관형 방사능 검출기

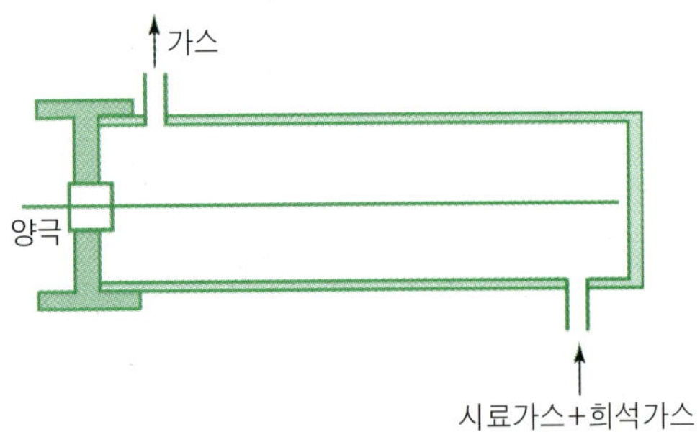

그림 2-13. 유동형 가스 전리상 검출기

④ 신틸레이션형 검출기

이 형의 검출기는 $\beta+\gamma$ 또는 γ선 방사체의 계수에 사용된다. 하나의 방법으로는 실리콘유의 피막을 가진 안트라센결정을 채운 U자형 관에 분리칼럼에서 가스를 통하게 하여 시료가스를 dropping해서, U자관을 끼워넣은 2개의 광전자증배관으로 안트라센결정의 발광을 취하는 방법이다. 시간에 따라 U자 관속에 시료는 축적되나, 시료의 회수가 불가능한 것이 이 방법의 결점이다.

분리칼럼에서 가스 속의 방사능을 연속적으로 측정하는 방법으로써, 예를 들면 γ선을 방사하는 핵종에 대해서는 NaI(Tl) 신틸레이션계수기를 이용, 가스를 신틸레이터 표면에 밀착해둔 유리관에 흐르게 하면서 방사능을 측정한다. 이 방법은 ^{80}Br, ^{82}Br 혹은 ^{131}I로 표지(labelling : 라벨링)한 유기물의 검출 등에 이용이 가능하다. 2개의 신틸레이션계수기를 마주하게 해서 4π형으로 하고 동시계수회로를 붙이면 낮은 백그라운드로 높은 효율이 가능하다. 신틸레이션계수기로는 프라스틱 신틸레이터나 액체신틸레이터를 사용한 것도 있다.

크로마토그래프법에 의한 방사성동위원소 분리법을 설명하면 종이 크로마토그래프를 이용하여 운반체 없는 방사성동위원소의 분리법 또는 분석을 목적으로 하는 분리에 주로 이용하며 그 장점으로는 조작이 간단하고 특별한 기구가 필요하지 않는다. 단점으로는 조작에 시간이 걸리며 분리한 뒤 방사성동위원소를 녹여내지 않으면 안 되는 다소의 불편이 있다.

(2) 방사 가스크로마토그래피에서 방사성핵종의 분리정제 응용

핵분열생성물 중의 희석가스 중 Kr과 Xe의 신속 분리분석에 활성탄을 흡착체로 한 방사가스 크로마토그래피를 이용하고 있다. 이들 실험장치의 모식도는 그림 2-14에 나타내었다. 이들은 예비 실험으로써 ^{85}Kr 및 ^{131}Xe를 추적자로 사용, 활성탄 분리가스를 이용하여 분리를 실험하였다. Xe의 보유시간을 짧게하기 위하여 Kr을 용출한 후, 분리시작 후 23분의 시점에서 칼럼온도를 최초의 24℃에서 204℃로 상승시켜 Xe를 용출시켜 그림 2-15와 같은 분리결과를 얻었다. 이 결과를 근거로 해서 이들은 그림 2-14의 장치를 사용, 헬륨가스에 의해서 옮겨져 오는 핵분열생성물 중의 드문 가스 성분인 방사성 Kr, Xe를 최초로 dropping C로 유도하고, 계속해서 He가스에 의해 분리 컬럼 D로 보내어 Kr성분과 Xe성분으로 분리하고 각 성분을 포집 dropping E로 포집한 후, 방사능분석을 실시한다.

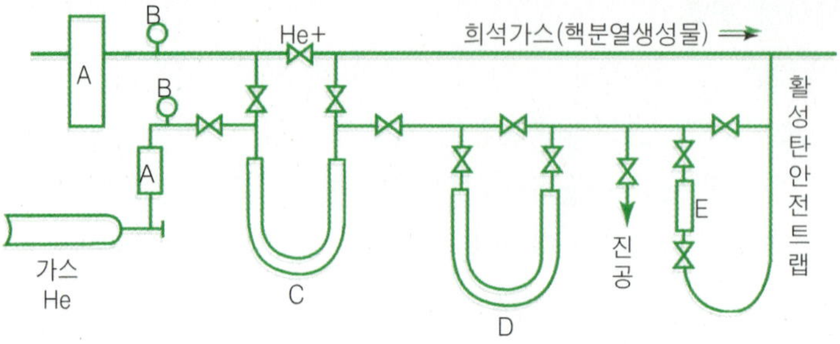

그림 2-14. 방사 가스 크로마토그래피의 실험장치

A : 유량계 B : 압력계
C : 시료채집 트랩(활성탄, φ1.0×40.6cm)
D : 분리컬럼(활성탄, φ1.0×40.6cm)
E : 포집트랩(활성탄, φ1.0×5.1cm)
—⋈— : 트랩(밸브)

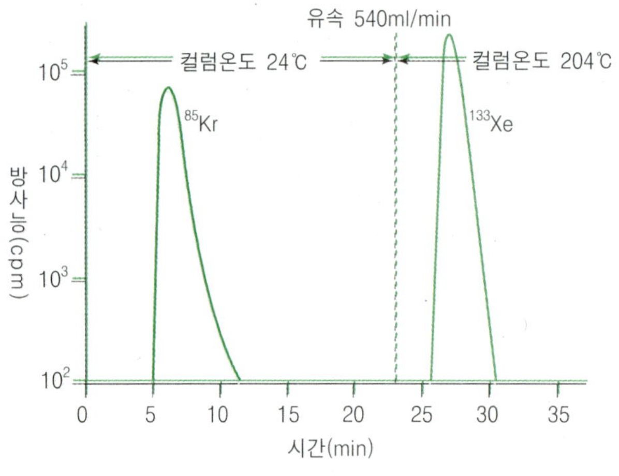

그림 2-15. Kr와 Xe의 분리

예 제 크로마토그래피형 ^{99m}Tc 발생기에서 ^{99m}Tc가 55kBq이 생성되어 있다. 소금물로 용출해 내고 계측효율 80%인 계측기로 계측한 결과 2.4×10^6cpm이었다. 밀킹 수율은 몇 %인가?

80% 계측효율일 때 2.4×10^6cpm 이었으므로 전체 방사능은

$$2.4\times10^6\times\frac{100}{80}=3\times10^6\text{dpm}\times\frac{1\text{min}}{60\text{sec}}=50000\ dps=50000\ Bq=50\ kBq$$

$$\therefore\ \text{밀킹수율}=\frac{50\text{kBq}}{55\text{kBq}}\times100\doteq91\%$$

7) 전기영동법

전해질 용액중의 이온에 전장을 걸면 그 하전의 크기, 입자의 모양, 크기에 따라서 각기 다른 속도를 가지고 하전부호와 반대전극으로 향하여 이동한다. 이 현상을 전기영동이라 하고, 이온에 따라서 영동속도가 다른 것을 이용한 분리 분석법을 전기영동법(電氣永動法)이라고 한다.

전기영동법은 실험법에서 지지체(supporting medium)를 사용하지 않고 U자관상의 셀(cell, 셀 구조) 등에 채운 자유로운 용액내에서 전기영동을 실시하게 하는 다음과 같은 방법이 있다.

① 이동계면법(moving boundary method)

셀루로오스, 실리카겔 등의 다공질 지지체에 유지된 용액중에서 전기영동을 실시하는 방법이다.

② 존 전기영동법(zone electrophoresis)

크로마토그래피와 전기영동법을 병용해서 용매의 흐름의 방향과 전기영동의 방향을 직교시키면서 이차원을 전개하는 방법이다.

③ 전기 크로마토그래피(electro chromatography)

방사성핵종의 분리정제의 목적으로 널리 사용되고 있는 것은 존 전기영동법 중에서도 종이를 지지체로 하는 종이 전기영동법(paper electrophoresis)이 있다. 존 전기영동법에서는 지지체로 종이 이외에도 초산셀루로이스(cellulose acetate) 등의 필름, 전분(starck, 녹말), 셀루로이스 등의 분말, 단단한 겔, 전분겔(starck gel), 폴리아크릴 아미드겔(polyacryl amide gel) 등도 이용되며, 얇은 층이나 사각브럭상 혹은 원통칼럼형으로 사용된다. 또한 보통의 영동법 이외에 착체 생성계에 대해서는 전기영동적 집점화법(electrophoretic focussing technique)이 있다. 이 방법은 영동자(영동 이온종)가 양극 근방에서 양이온으로 존재하고, 음극 근방에서는 음이온으로 존재하도록 배위자(配位子) 또는 pH의 구배가 되어 있는 상태로 영동시킨다. 이때 영동자는 자신의 화학형을 변화하면서 지지체상을 영동해가며, 중성분자를 형성하는 배위자 또는 수소이온 농도의 위치에서 정지한다. 그 위치는 금속이온과 배위자의 조합에 의해서 결정되어 분리법으로 이용할 수 있다.

(1) 종이 전기영동법

전해질용액을 포함하는 길이 S ㎝의 종이 지지체의 양단에 전위 E volt가 부여되고 있을 때 시간 t sec 후에 영동자가 직선거리로 d ㎝만큼 이동한 경우 영동자의 이동도(mobility{u})는 (2.8)로 정의된다.

$$\mu = \frac{d}{t} \Big/ \frac{E}{S} \tag{2.8}$$

그러면 실제로 영동을 행하는 경우 그림 2-16과 같은 종이 전기영동장치를 이용한다. 미리 전해질용액을 포함시킨 종이의 적당한 위치에 시료용액을 첨가한 후, 영동조에 넣어 냉각수 순환용 유리관에서 억제한다. 종이의 양단은 전해질 용액에 담궈 두고 Hg를 통해 고압전류에서 전위가 걸리도록 되어있다. 영동조는 시클로 핵산(cyclo hexane)이나 4염화탄소 등의 냉각매로 채워두고 있으며, 영동중에 발생하는 주울(joule)열은 냉각수를 통해서 시스템(system) 외부로 옮겨 제거하도록 되어 있다. 고압전원은 5~100V / ㎝ 정도의 전위차가 걸리도록 된 직류전원이다.

영동을 끝낸 후 종이의 처리는 종이 크로마토그래피와 같은 방법으로 실시한다.

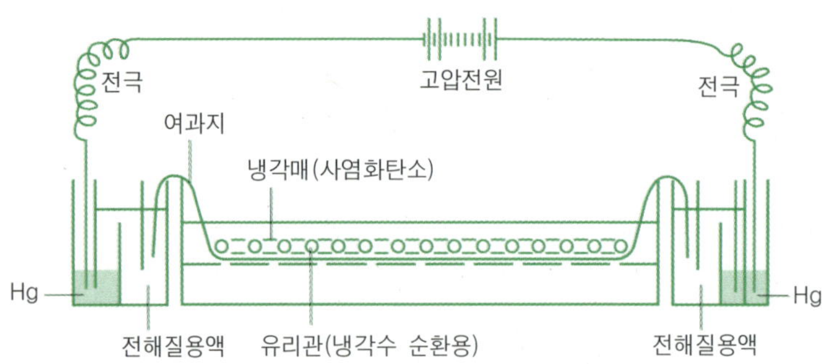

그림 2-16. 종이 전기영동장치

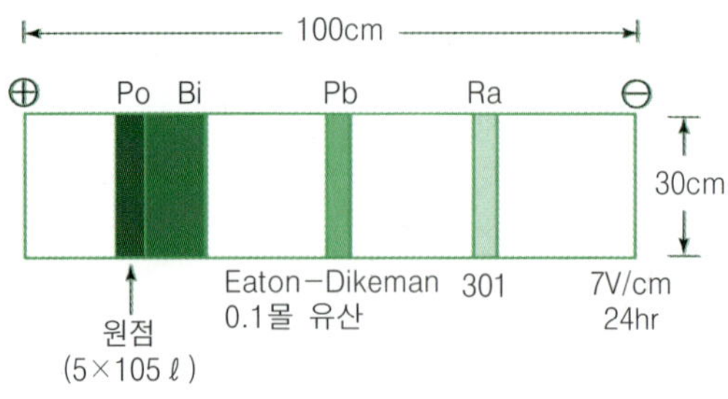

그림 2-17. Po, Bi, Pb, Ra의 상호분리

(2) 방사성핵종의 분리와 응용

① Bi, Pb, Po, Ra의 분리

종이 30×100㎝를 이용해서 이온의 분리를 실시하는 방법은 대규모의 분리로 시료 용액 50㎕를 첨가하고, 7V/㎝ 24시간 영동하고 있다. 전해질은 0.1mol 유산, 방열판으로 냉각하고 분리한 결과는 그림 2-17에 나타내었다.

② 초점법에 의한 ^{90}Sr에서 무담체 ^{90}Y의 분리정제

^{90}Y을 포함하는 ^{90}Sr의 용액을 폭 1~2㎝, 길이 12㎝의 무회(無灰) 종이스트립의 중앙부에 0.8~1.2㎝의 존(zone)으로써 첨가한다. 전해질로는 음극에 0.3mol $(NH_4)_2H_2$ EDTA 40㎖ + 0.3mol CH_3COONa 10㎖, 양극에는 EDTA(ethylene diamine tetraacetic acid)를 포함한 0.1mol HCl를 이용한다.

영동은 60~80V / ㎝, 3~4분으로 완전한 분리를 하고 방사화학적순도 99.99% 이상의 ^{90}Y이 얻어진다. ^{90}Y, ^{90}Sr은 같은 5㎜ 폭의 존(zone)으로 되며 각각 0.1mol HCl, 0.1mol CH_3COOH(acetic acid)로 용출된다. 분리결과를 그림 2-18에 나타내었다.

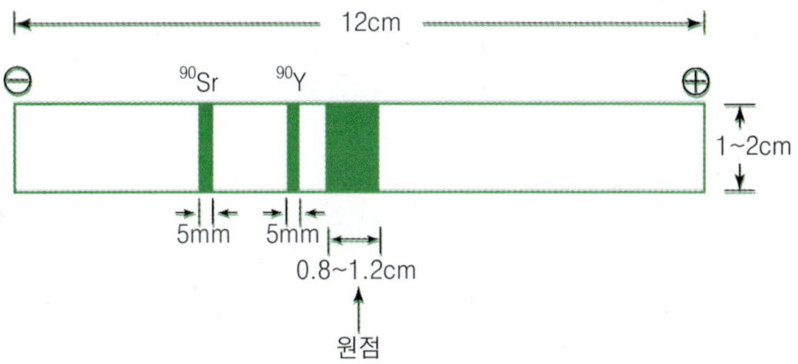

그림 2-18. 초점법에 의한 ^{90}Sr-^{90}Y의 분리

⊖ 0.3몰$(NH_4)_2H_2$EDTA 40ml+0.3몰 CH_3COONa 10ml
⊕ 0.1몰 HCl(EDTA 포함) 60~80V/cm, 3~4min

8. 동위체교환법

이 방법은 방사성핵종과 그 동위원소 담체와의 동위체 교환평형을 이용하여 방사성핵종의 분리정제를 실시하는 것이다. 동위체 교환평형의 달성속도가 큰 시스템(system)에서는 신속한 방사화학 분리법으로써 특히 단수명 핵종의 간단한 분리에 이용되고 있다.

1) 방사성 은(Ag)의 분리

이 방법을 응용하여 좋은 결과를 얻은 하나의 예로서는 염화은 침전-미량 방사성 은 용액의 계(系)가 있다. 이 계에 있어서 은이온의 고체표면 및 용액 중에서의 분포는 (2.9)에 나타내었다.

$$\frac{*Ag_{sulf}}{*Ag_{soln}} = \frac{Ag_{sulf}}{Ag_{soln}} \qquad (2.9)$$

여기서 *Ag, Ag는 방사성 및 비방사성 은이온의 농도를 표시하는 것으로 surf, soln(solution)은 고체표면 및 용액을 의미한다. 염화은과 같은 분리가 어려운 염에서는 용액중의 은이온의 농도가 극히 적기 때문에 (2.9)에서도 알 수 있듯이 방사성 은의 대부분은 고체표면으로 옮겨져 버리는 것이 예측되며 다른 방사성물질이 공존하는 용액에서 방사성 은이 선택적으로 고체표면에 농축되어 얻어진다.

가는 백금망(52메시, 직경 1㎝, 높이 3㎝)의 표면을 염화은으로 싸고, ^{110}Ag가 극히 저 농도로 존재하는 용액 10㎖에 담그고 용액을 마그네틱 교반기로 교반하여 실온에서 15분간, 동위체교환반응을 실시하게 하였다. 종료 후 용액에서 빼낸 백금망을 8mol 초산으로 1분간 씻고, 아세톤으로 문지른 후 방사능을 측정하였다. 10㎎의 은을 염화은으로 이용하여, ^{110}Ag의 99.5%를 고체표면에 회수하고 있다.

이들은 또 이 방법이 전해 전착법이나 염화물 침전법에 비해서 오염률이 적은 방법인 것을 알았다. 이 은이온 염화은의 교환 속도는 온도 의존성이 있으며 그림 2-19와 같이 변하고 온도가 높은 만큼 교환 속도도 크다. 이 그림에서 알 수 있듯이, 예를 들면 96℃에서는 2분 정도에 방사성 은의 95% 이상 분리되며 20초에서도 50% 이상이 분리됨으로 단수명 은 방사성동위체의 분리에 사용 가능한 것을 알 수가 있다.

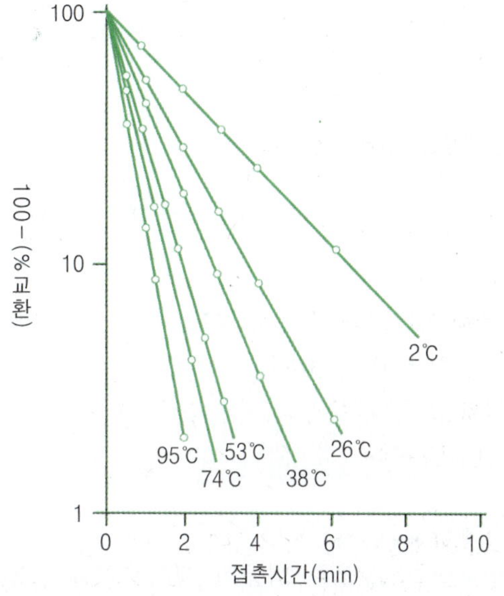

그림 2-19. 은이온-염화은의 교환과 온도 의존성

2) 아말감 교환법(amalgam exchange method)

동위체교환법의 응용 예로써 다른 하나의 흥미있는 방법은 아말감 교환법(amalgam exchange method)이며 아말감의 상태에 있는 원소와 용액 중에 존재하는 그 원소의 이온 사이에서 일어나는 신속 교환반응을 이용하게 한다. 이 방법이 적용된 예로써 원자로 냉각수 중의 ^{65}Zn의 분리, 우수 중의 ^{90}Sr의 분리, $^{235}U(n, f)$에 의해 생성된 $^{*}Cd$의 분리 등이 있다.

이 중에서 ^{65}Zn의 분리법에 대해서 간단하게 과정을 기록해 보면 $^{64}Zn(n, \gamma)^{65}Zn$에 의해 생성하는 ^{65}Zn을 함유하는 원자로 냉각수 시료 100㎖를 0.1mol 주석산 용액으로 하고, 아연아말감(0.2g Zn / mlHg) 6ml와 같이 8분 정도 잘 흔든다. 아말감상은 적당한 용기로 옮긴 후, γ선 스펙트로 메타를 실시한다. 약 10분의 소요시간으로 99%의 추출률이 얻어진다. ^{64}Cu와 ^{56}Mn이외의 오염률은 적다. ^{64}Cu는 Cd아말감(0.2gCd / mlHg)에 의해서 미리 추출 제거되며, ^{56}Mn은 원자로 폐수 모니터링(monitoring)에 있어서는 문제되지 않는다.

9. 반도현상(recoil effect)을 이용하는 방법

핵반응에 의해 생긴 핵종 또는 방사선을 방출하며 만들어진 낭핵종은 핵변환에 따라서 발생한 큰 운동에너지를 가지던가 또는 하전상태로 된다. 이 현상을 반도현상(recoil effed)이라 하고 또 이 같은 현상에 있는 핵종을 핫아톰(hot atom : 뜨거운 원자)이라 부른다.

반도현상을 분리법으로 이용하는 것은 뜨거운 원자의 운동에너지 획득에 의해서, 고체 타깃(target)에서 주위의 기체상으로 옮겨가는 경우와 주위의 물질과의 상호작용의 결과, 핵변환을 일으키기 전과 다른 화학형으로 되어 안정화하는 경우로, 반도생성물은 전자에서는 조사사이에 포집판(catcher foil)상에 모여지며, 후자에서는 화학형의 차이를 이용한 분리법을 기초로 포집하여 간단히 분리된다. 어느 것으로 하여도 이 반도현상을 이용하는 방법은 핵종의 생성과정에서 즉시 일어나는 반도현상에 의해서 분리되기 때문에, 이른바 "제로타임분리"(zero time separation)가 가능한 경우가 많다. 따라서 이 방법은 신속 방사화학분리법으로 중요함과 동시에 비방사능이 높은 방사성동위원소 제조법으로 널리 이용되고 있다. 반도현상을 동반하는 핵 변환의 형식은 주로 다음과 같다.

핫 아톰(Hot atom : 뜨거운 원자)

(n, γ) 반응에서 중성자를 흡수하여 붕괴, 생성핵이 화학결합 에너지보다 높은 운동에너지를 가진 반도원자를 가리키며, 이를 이용하여 질라드-챌머(Szilard-Chalmers)법은 Hot atom 효과를 이용하여 특정 방사성핵종을 농축 제조하는 방법으로 (n, γ) 반응에 의해서도 비 방사능이 높은 RI를 제조 가능한 방법이다. 즉, ^{50}Cr (n, γ) ^{51}Cr의 핵반응에서 표적으로 K_2CrO_4를 사용하면 핵반응결과 생긴 높은 에너지상태의 ^{51}Cr핵이 $Cr(VI)O_4^{-2}$의 ^{51}Cr-O 결합을 끊고 유리된 $^{51}Cr(III)^{+3}$ 이온상태로 되어 표적물질로 부터 화학적분리가 가능하여 비방사능이 높은 ^{51}Cr을 얻을 수 있는 방법이다.

예 제 뜨거운 원자(Hot atom) 화학에 대해서 설명하시오?

X + a → Y + b의 반응에서 Y와 b는 함께 방출되고 운동량이 보존되어야 하므로 생성핵종 Y는 반도된다. (n, γ)반응에서 반도에너지 E'는 다음과 같다.

$$E' = \frac{537E_\gamma^2}{M}(eV)$$

E_γ : MeV단위의 γ선 에너지이며, M : u단위의 표적핵종의 질량이다.

(n, γ)반응으로 캐리어프리인 RI를 만드는데 이용되는 질라드-챌머 반응이 그 좋은 예이다. 요오드화에틸에 열중성자를 조사하면 $^{127}I(n, \gamma)\,^{128}I$ 반응을 일으키는데 이때 생긴 ^{128}I은 반도되어 그 화학결합을 끊고 유리상태로 된다. 이 ^{128}I을 물로 추출하면 carrier free인 ^{128}I을 제조할 수 있다.

예 제 반도 합성법을 설명하고 특징을 나열하시오?

뜨거운 원자반응을 이용하는 방법으로 직접표지법, 방사합성법이라고도 불린다.

핵반응의 생성핵이나 방사성 딸핵종의 반도에너지가 결합에너지보다 크면 뜨거운 원자로 되어 가까운 곳에 있는 화합물과 반응하여 표지화합물을 만든다. 그 특징은 다음과 같다.

- 복잡한 표지화합물생성에 유리하다.
- 비방사능이 높다.
- 방사화학적 수율이 낮다.
- 표지위치가 일정하지 않다.
- 부반응 생성물이 많이 생긴다.

예 제 Szilard-Charmer법 적용을 위한 조건을 설명하시오?

- 핵반응 후 화학결합이 깨져야 한다.
- 재결합이나 교환반응이 없어야 한다.
- 적당한 분리방법이 있어야 한다.

1) 방사성동위원소의 제조에 이용되는 핵반응

(1) 원자로내에서의 중성자 조사 : (n, γ), (n, p), (n, α), (n, f) 등

(2) 가속 하전입자 조사(양자, α입자 등) : (p, xn), (α, xn) 등

(3) γ선 조사 : (γ, n) 등

2) 방사성핵종의 붕괴

α붕괴, β^-, β^+붕괴, 궤도전자포획, 핵이성체전이 등.

이들 중에서 궤도전자포획 및 핵이성체전이의 경우는 핵붕괴에 따른 반도에너지는 적으며, 반도효과는 Auger 효과 과정에 의한 공간 계단조(vacancy cascade)에 의해

가져오게 되는 여러개의 최외각 전자결손의 효과가 주요 원인이다. 여기에 비해 (n, γ) 반응 등 이외의 핵변환에 있어서 반도효과의 주체는 큰 반도에너지에 의해 가져오게 되는 결합절단 및 반도핵의 운동이다. 반도에너지의 크기는 핵변환의 형식 및 이외에 의해 결정되므로 최대 반도에너지의 산출등도 행해지고 있지만, 여기서는 그 안에서 방사성동위원소의 제조에 중요한 (n, γ) 반응에 있어서 생성핵종을 얻는 최대 반도에너지의 산출에 관하여 간단히 서술한다.

반도를 일으키는 γ선의 에너지를 E_γ(MeV)로 하면 그 운동량은 (2.10)으로 표시된다.

$$P_\gamma = E_\gamma / c \qquad (2.10)$$

운동량보존의 법칙에서 반도핵의 운동량 P_R은

$$P_R = P_\gamma = E_\gamma / c \qquad (2.11)$$

으로 된다. 따라서 질량 M(원자질량단위)의 반도핵이 얻는 반도에너지 E_R (MeV)는 (2.12)와 같이 된다.

$$E_R = \frac{P_R^{\ 2}}{2M} = \frac{P_r^{\ 2}}{2M} = \frac{E_r^{\ 2}}{2MC^2} \qquad (2.12)$$

원자질량 한개의 입자 정지에너지는 931MeV이기 때문에 반도핵의 질량수를 A로 하면 (2.12)는 (2.13) 또는 (2.14)로 변화시킬 수 있다.

$$E_R = E_\gamma^{\ 2} / 1862A \qquad (2.13)$$

$$E_{R'} = 537E_\gamma^{\ 2} / A \qquad (2.14)$$

단, E'_R은 eV단위로 나타낸 반도 에너지이다.

위의 내용은 단일한 E_R의 가치를 판정한 것이지만, 보통의 (n, γ)반응에서 γ선의 형태로 방출되는 것과 반도원자가 분자내에 있는 경우 반도에너지의 일부는 분자 내부에너지로 되는 것 등 때문에 반도원자의 결합절단에 유효하게 작용하는 반도에너지는 위의 식에서 산출되는 가치보다 적게된다. 다음에 반도현상을 이용한 방사성핵종의 분리·정제법의 응용 예에 관하여 설명한다.

3) (n, γ)반응을 이용한 방사성동위원소의 제조

(n, γ) 반응에 의해 생성되는 방사성동위원소는 타깃(target)과 동위체이지만 반도효과에 의해 양자의 분리가 가능하게 되며, 무담체 방사성동위원소의 제조도 가능하다. 이 방법의 시초는 Szilard와 Chalmers에 의한 $^{127}I(n, \gamma)^{128}I$ 반응으로 열중성자를 조사한 C_2H_5I에서 생성된 ^{128}I의 수용액에서의 추출분리이다. ^{128}I의 수용액에서의 이동은 반도효과에 의한 $^{*}I-C$ 결합의 절단이 일어난 것을 의미하는 것이며, 이와 같은 핵변환에 따르는 생성핵종의 화학형 변화는 예를들면 $^{55}Mn(n, \gamma)^{56}Mn$ 반응에 있어서 $K^{55}MnO_4 \rightarrow {}^{56}Mn^{2+}$ 또는 $^{56}Mn^{3+}$, $^{59}Co(n, \gamma)^{60}Co$반응에 있어서 $[^{59}Co(NH_3)_6](NO_3)_3 \rightarrow {}^{60}Co^{2+}$가 주성분이라는 것 등의 많은 예가 알려져 있다.

따라서 이와 같은 화학형의 변화를 이용한 생성핵종의 분리법이 고안되고 있다. 예를 들면 $[Co(NH_3)_6]\ (NO_3)_3$ 결정을 중성자로 조사하고 조사시료를 8mol HNO_3과 뚜껑을 부착한 삼각 후라스코속에서 잘 저어서 불용성 조사시료에서 ^{60m}Co(반감기 10.7분)을 조사직 후 축출하고 ^{60}Co(반감기 5.3년)는 조사 후 1일 경과하고 나서 조작하여 추출하고 있다.

4) (n, f)반응에 있어서 핵분열가스의 반도

^{235}U는 (n, f)반응에 의해서 방사성 Kr, Xe가스를 방출한다. 분리장치는 그림 2-20과 같은 장치를 이용하여, 농축 우라늄 필름을 중성자를 조사하여 생성하는 Kr, Xe 가스 중 Al 흡수체에 흡수시킴으로 해서 Kr가스를 분리하였다. 라벳 내에 고인 가스는 이중벽으로 된 주사 바늘을 이용해서 뽑아낸다.

5) α붕괴를 이용한 분리법

α붕괴에 의한 반도효과는, 보통 매우 큰 반도에너지(~100keV)를 낭핵에 부여한다. 따라서 금속판 표면 등으로 α붕괴가 일어나면 반도낭핵의 일부는 모든 결합을 절단하고 공중에 날아가 버린다. 이들 반도 낭핵종은 α방사체에 근접해서 놓여진 포집판에 모이게 되지만 이들은 보통 대전되기 때문에 시료판과 포집판과의 사이에 전장을 걸어서 포집효율을 높게 하고 있다. 또한 공기에 의한 산란효과를 없애기 위하여 진공중에서 포집하면 전장을 걸지 않아도 높은 포집효율이 얻어진다.

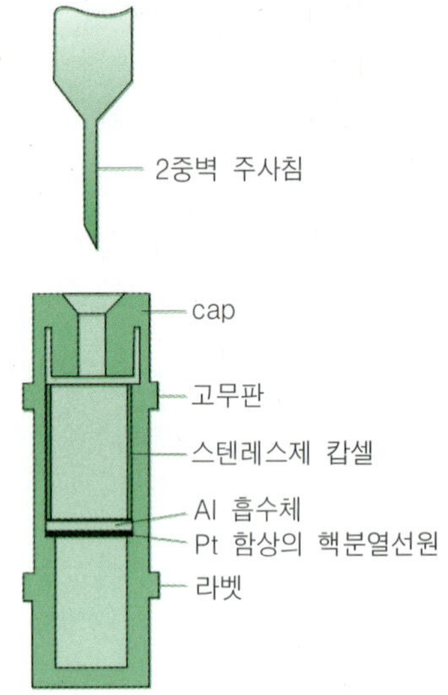

그림 2-20. 기체 핵분열판 분리장치

α붕괴를 이용한 분리법의 한 예로서는 $^{226}Pa \rightarrow {}^{222}Ac$ 붕괴에 의해 ^{222}Ac의 포집이 만들어진다. 실험에는 싸이크로트론으로 중양자를 조사한 $Th(NO_3)_3$에서 TTA용매 추출법에 의해 ^{226}Pa를 신속히 분리하고, Pt판상에서 증발하고 고정하였다. 이 시료 판상에서 일어나는 ^{226}Pa의 α붕괴(반감기 1.8분)에 의해서 생성하는 ^{222}Ac반도핵을 이들은 진공중에서 포집하고 그 붕괴와 에너지 측정을 할 수 있다.

6) 핵이성체 전이를 이용하는 방법

이 핵이성체 붕괴에 따라서 일어나는 반도효과는 위에서 서술하였듯이 가장 최외각전자의 손실과 거기에 따른 결합절단의 모양으로 나타난다. 이 화학형의 변화를 분리에 응용한 예로서 ^{80m}Br을 함유하는 제3급황화 부틸에서의 $^{80}Br^-$이온의 간단한 분리가 있다. 이밖에 ^{110m}Ag를 포함한 은(Ag)테트라페닐포르핀의 에틸용액에 동(銅) 전극을 담그고, 전극간격 3㎜, 전위차 600V로 3분간 전해를 실시하면 ^{110}Ag이 음극측에서 많이 석출된다.

10. 전기 화학적 반응

1) 전기 화학적 방법의 특징

방사성동위원소의 분리 및 정제에 사용되는 전기 화학적 방법이란 목적으로 하는 동위원소 용액에 이온화 현상이 큰 금속을 투입하여 그것보다 이온화 현상이 적은 미량의 방사성동위원소를 금속표면에 석출시켜 분리하는 방법이다. 이 전기화학적 방법의 장점은 원격조작이 용이하다는 것이다. 그러나 석출한 금속은 침전법과 비교하여 오염이 적고 공업적 용도의 강한 방사선을 만들 경우에 자주 이 방법이 사용된다. 따라서 이 방법을 사용할 때 주의할 것은 방사성동위원소가 운반체 없는 상태일 경우 그것이 극미량이므로 석출전압이 그의 농도에 따라 자주 달라질 수 있다. 이것 때문에 전압 조절이 특히 중요하다.

방사성물질의 전기화학은 하나의 용액중 물질의 화학적 상태를 연구하고 원소의 원자가 결정 등의 측면에서 큰 역할을 하고 있지만, 방사성물질의 분리법으로 전기 화학적 방법은 화학적 순도가 매우 높고, 균일하고, 자기흡수가 가능하며 또한 자기 산란이 가능한 적고 약한 시료를 만들 수 있는 것으로 매우 유효한 방법이다.

자발적으로 일어나는 분리법으로 전극반응을 이용하는 전기화학적 치환법(electrochemical replacement method), 내부전해법(internal electrolysis)과 외부전압에 의해서 강제된 전극반응을 이용하는 정전위 전해법(controlled potential electrolysis), 정전류 전해법(controlled current electrolysis) 등이 있다. 하전반도 생성물의 직접포집도 전기 화학적 분리법의 일종이지만 앞에서 이미 언급한 α붕괴에 따른 반도현상을 이용하는 분리법인 ^{222}Ac의 포집과 유사하기 때문에 여기에서는 생략한다.

2) 자발적 전극반응을 응용한 방사성물질의 분리법

이 방법은 특히 외부 전원을 이용해서 전압을 걸지 않아도 자연히 전극반응이 일어나는 목적성분의 전해축출이 일어나는 전지계로 분리를 행하는 것이며, 용액에 담긴 금속 전극에 전착(電着)을 이용하고 전기화학적 치환법과 Daniell 전지형의 전지를 만들고, 백금 등의 음극에 목적 성분을 전착시키는 내부전해법이 방사성물질의 분리법으로 알려져 있다.

(1) 전기 화학적치환법

이 전기 화학적치환법에는 전압의 크기, 착이온 생성의 유무에 따라 문제는 있으나 이온의 농도 및 대응하는 전압의 크기에 의하여 어떤 금속을 모이게 하는냐가 결정된다. 이 방법은 간단한 전지계가 이용된다.

$$M_1(M_2) \mid M_2^{j+}(M_1^{i+})\text{용액} \qquad (2.15)$$

가 이용 된다. 여기서 $M_1(M_2)$ 및 $M_2^{j+}(M_1^{i+})$는 전극반응에 의해 M_2용액에서 M_1전극 표면에의 석출 및 M_1용액에의 용출을 의미한다. 예를들면 Cu^{2+}용액에 Zn봉을 담그면 Cu의 석출이 일어난다. 이 현상을 방사성물질의 분리에 응용한 예로는 ^{64}Cu 반감기 12.8시간의 아연에서의 분리를 들 수 있다. Haissinsky는 중성자조사에 의해, $^{64}Zn(n,p)^{64}Cu$ 반응을 일으킨 아연분말 8~12g을 묽은 염산에 녹이고, 소량(조사시료 3~4%)의 미용해 아연이 남아있는 상태에서 용해를 정지시킨다.

이 조작으로 ^{64}Cu의 전 방사능은 미용해 아연부분에 존재한다. 이때 원심분리를 실시하고, 미용해 물만을 뽑아 6mol 염산 5㎖에 녹이고, 소량의 농유산을 첨가해서 유산백연이 생길 때까지 가열한 후 물 50㎖에 희석하고, 그림 2-21과 같은 장치를 이용해서 연판상에 ^{64}Cu를 축출시키면 30분간 50% 이상의 ^{64}Cu가 석출된다.

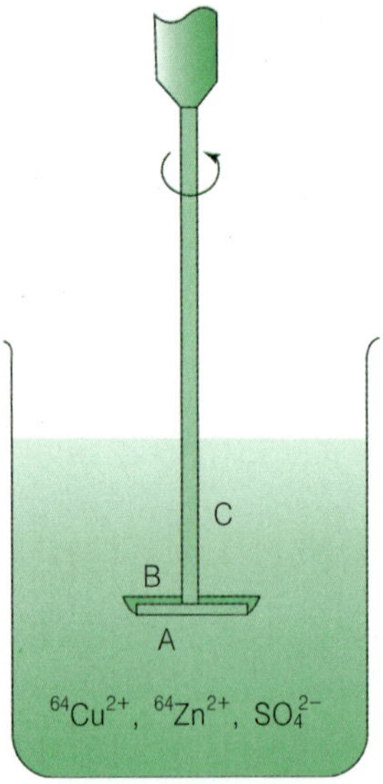

그림 2-21. 전기화학적 치환법에 이용되는 장치

A : 연판 B : 절연체 C : 유리봉

(2) 내부 전해법

음극 전해조와 양극 전해조를 분리하고 그사이를 격막으로 연결하는 것인데, 이 방법에는 다음과 같은 전지계가 이용된다.

$$M_1 \mid M_1^{i+}\text{용액} \parallel M_2^{j+}\text{용액} \mid M_2(Pt) \quad (2.16)$$

목적성분 M_2를 포집하는 전극으로서는 주로 백금판이 이용된다. 또한 M_1은 목적성분이 선택적으로 석출하도록 백금 전극전위를 조절하는 역할을 가지고, M_2^{j+} 용액 중의 공존물질의 종류 및 전해 소요시간의 제약 등을 고려하여 선택한다. (2.16) 전지에 있어서 M_1과 Pt 전극간을 단락하면 전류가 흘러 목적성분이 석출된다. 내부전해법은 전기화학적 치환법과 다르며 2개의 전극간을 단락하면 도선부에 전류계를 접속함으로 전해의 진행 상황을 추적할 수 있다.

내부전해법의 방사성물질의 응용 예로 ^{64}Cu의 아연에서 분리를 들어보자. 위의 서술한 ^{64}Cu를 함유하는 $ZnSO_4$용액에 석출전극으로 이용하는 백금판을 담그고, 다른 쪽의 전극으로 이용하는 Zn/Zn^{2+}용액(비방사성)과 용액간은 염화물 전극 또는 금속 전극간은 도선으로 연결된다. 전해의 진행과 더불어 ^{64}Cu는 백금 판상에 100% 가까이 석출된다.

3) 강제적 전극반응과 방사성물질의 분리, 정제의 응용

목적으로 하는 전극반응이 자발적으로 진행되지 않는 계에 있어서는 외부전압을 걸어서 전극반응의 진행을 강제로 해야 한다. 방사성물질의 분리, 정제법으로 자주 이용되는 정전위전해법과 정전류전해법은 이 형식에 속하는 전기분석법이다.

(1) 정전위 전해법

이 방법의 장점은 전극전위의 제어가 가능하기 때문에 공존 이온이 있는 경우에는 작동 전극전위를 이온의 석출전위보다 낮게 설정하여 불순물의 혼입을 막는 점이다. 그 반면 전해전류, 즉 석출속도는 시간경과와 더불어 감소해간다는 결점도 가지고 있다.

그 예로는 $^{110}Pd(n,\gamma)^{111}Pd \xrightarrow{\beta^-} {}^{111}Ag$ 반응에 의해 생긴 ^{111}Ag를 Pd타깃에서 정전위 전해법으로 분리하고 있다. 이 방법은 먼저 Pd 타깃을 왕수(aqua regia, 진한 염

화수소산과 질산을 적당량을 섞은 용액)에 녹이고, 과잉의 산을 제거한 후, NaOH에서 1mol, NaCN에서 0.1mol의 용액으로 만든다. 이용액에 대해서 백금을 음극으로 하고, 음극전위 −1.46V(vsNHE)로 전해를 행하면 ^{111}Ag를 백금판에서 석출시킨다.

(2) 정전류 전해법

정전위 전해법이 음극전위를 일정하게 하여, 방해이온의 혼입을 억제하면서 목적성분의 전해를 실시하는 방법인데 비하여, 정전류 전해법은 일정의 전류밀도를 유지하면서 전해를 실시하는 방법이며 일반적으로 전해시간은 짧게 끝난다. 반면 이 방법에서는 전해시간의 경과와 더불어 음극전위의 저하가 일어나고, 방해이온의 전해가 동시에 진행된다. 자발적 전극반응을 이용한 분리법에서 나타난 것과 같이 이 점이 정전류 전해법의 결점이다.

이 방법의 응용 예로는 균일한 강한 β선원을 만드는 목적으로 pH 2로 한 과염소산타륨($^{204}TlClO_2$)용액으로 양극에서의 분극을 막기 위해 페놀, 페푸톤을 첨가 5~10mA로 전류를 조절하면서 약 30분간 전해를 실시하고 85%의 회수율로 ^{204}Tl을 구리(Cu)원판에 전착시킨다.

예 제 방사성핵종의 방사화학적 분리법에 관하여 설명하시오?

<1> 침전법

분리할 방사성핵종의 용액에 적당한 담체를 가하여 침전반응을 이용하여 분리하는 방법이다.

<2> 공침법

침전법의 한가지이며 목적하는 방사성핵종을 침전 쪽에 가도록 하는 방법이다.

- 1단계 : 목적 방사성핵종과는 비동위원소담체에 해당하는 "공침제"를 가하여 목적 방사성핵종을 공침시켜 분리한다.
- 2단계 : 담체(공침제)를 목적 핵종에서부터 분리 · 제거한다.

<3> 용액잔류법

침전법과는 반대로 목적하는 방사성핵종을 용액에 남도록 하고 다른 방사성핵종은 침전으로 제거하는 방법이다. 원리적으로는 용출법과 유사하며 경우에 따라 이 방법을 용출법에 포함시키기도 한다. 그러나 조작상 침전법의 특수한 경우이다.

<4> 용출법

어떤 용액 또는 용매에 대하여 표적물질 또는 모체원소의 염류가 불용성이고 목적으로 하는 방사성원소가 가용성일 경우 이 용액 또는 용매에 의하여 목적으로 하는 방사성동위원소만이 씻겨 내리는 방법이다.

- 장점 : 단수명 방사성핵종의 제조에 편리하게 이용된다.
- 단점 : 다른 불순물 핵종도 일부 녹아 들어갈 수 있다.

<5> 용매추출법

각종의 원소가 포함되지 않은 혼합시료에 대해 두 섞이지 않는 분배계수 차이를 이용하여 용매로 추출 · 분리하는 방법이다.

(예) ^{99}Mo에서 ^{99m}Tc을 추출할 때 유기용매로 메틸에틸케톤을 이용한다.

<6> 이온교환수지법

이온교환수지에 의한 원소의 분리 · 농축하는 방법으로 방사성핵종의 다과에 무관하고 무담체 RI는 더욱 예민하게 분리할 수 있어서 가장 자주 이용되는 방법 중의 한가지이다. 이온교환수지에는 양이온 및 음이온 교환수지가 있다.

- 장점 : 조작이 단순하다.
- 단점 : 시간이 걸리며, 방사선이 강할 경우에는 이온교환수지가 분해된다.

예 제 방사성핵종의 전기화학적 분리법에 관하여 설명하시오?

<1> 치환법

목적으로 하는 동위원소를 갖는 용액에 이온화 경향이 큰 금속을 투입하여 그것보다 이온화 경향이 작은 미량의 방사성동위원소를 금속으로 그 표면에 석출시켜 분리하는 방법이다.

<2> 내부 전해법

치환법과 원리는 같으나 전극과 금속을 따로따로 설치하여 행한다.

<3> 외부전원에 의한 전해법

일반의 전기분해법과 마찬가지로 직접 전류를 가하여 전해, 석출하는 방법이다.

◆◇◆◇◆◇◆◇◆◇ 요약 정리 ◇◆◇◆◇◆◇◆◇◆◇

1. 방사화학 분석법의 개요

1) 정의

시료물질(추적자의 양)에 화학처리를 실시하여 방사성핵종의 방사능을 정량하는 방법이다.

2) 필요성

원자로나 가속기에서 생성된 방사성핵종은 불순물이 다수 포함되어 있는데 이것을 분리, 정제하여 불순물을 제거하는데 필요하다.

3) 불순물이 함유되는 이유

① 한 종류의 핵반응만 일어나는 것이 아니고 부반응도 동시에 발생한다.

② 표적 물질의 미량의 불순물이 동시에 핵반응을 일으킨다.

4) 특징

① 생성된 핵종은 극미량이다.

② 반감기가 짧은 핵종으로 시간의 제약을 받는다.

③ 원격조작하여 분석한다.

④ 방사화학적 수율이 높다.

⑤ 정밀한 방사능 검출 수단이 필요하다.

5) 특수성

^{32}P 시료중에 ^{33}P 포함 : 화학적으로 순수하나 방사화학적으로는 불순수하다.

^{32}P 시료중에 비 방사성의 ^{75}As 혼합 : 방사화학적으로 순수(방사화학의 특수성)하다.

2. 분석 방법의 정의

1) 방사분석

방사성동위원소를 이용하는 방사능 측정법으로서 비방사성물질을 분석한다.

2) 방사화학 분석

방사성핵종의 방사능측정 또는 방사선에너지를 분석하여 목적 성분을 정량한다.

3) 방사화분석

비 방사성 시료 중의 어느 원자를 방사화하고 그 방사능 세기를 표준물질의 방사능과 대비하여 정량한다.

4) 동위원소 희석 분석법

혼합물중의 어떤 특정한 성분만을 분리해서 정량하기 어려울 때 사용한다.

5) 방사화학 분리법의 실제적인 방법

① 침전법 ② 공침법 ③ 용매추출법
④ 이온 교환법 ⑤ 증류법 ⑥ 용액잔류법
⑦ 전기·화학적 방법 ⑧ 크로마토그래피 ⑨ 방사 콜로이드법
⑩ Szilard-chalmer법 ⑪ 밀킹법 등

3. 방사화학 분리법의 종류

1) 담체

[사용이유] 추적자양이 나타내는 이상 현상(공침, 흡착, 라디오 콜로이드)을 방지하기 위하여 사용한다.

[정 의] 극히 소량의 물질(추적자의 양)과 결합하여 목적으로 하는 방사성동위원소를 운반하는 역할을 한다.

[분 류]

(1) 동위원소 담체

안정 RI(담체)가 목적하는 방사성핵종의 동위원소 일 때

동위원소 담체 = 추적자의 양(무담체) + 안정 RI(동위원소)

- 특 징

① 사용 후 방사성핵종으로부터 화학 분리가 어렵다

② 비방사능이 낮다

③ 화학 반응이 잘 일어난다.

(2) 비 동위원소 담체

추적자 량의 방사성핵종에 화학적 기능이 유사한 다른 원소를 혼합

비 동위원소 담체 = 추적자의 양 + 화학적 성질이 유사한 다른 원소(비동위원소)

- 특 징

① 사용 후 화학분석에 의해 담체를 분리 할 수 있다.

② 비방사능이 높은 방사성핵종을 얻을 수 있다.

③ 화학적 성질이 비슷하다.

④ 계열이 같다.

⑤ 화학 반응이 잘 일어나지 않는다.

[종　　류]

① 유지(보유)담체(hold back carrier)

분리 목적의 방사성핵종을 침전 시킬 때 다른 방사성핵종이 함께 공침하지 않도록 하기 위하여 용액 속에 가하는 담체이다.

② 스캐벤저(scavenger)

분리목적의 방사성핵종을 용액 중에 남기고 불순물의 방사성핵종을 침전으로써 제거하기 위하여 가하는 담체이며, 이 담체는 불필요한 방사성물질을 제거하기 때문에 청소부(scavenger)라 한다.

③ 포집제(collector)

여러 가지 방사성원소가 혼합되어 있는 용액 또는 화학 분리하여 얻은 단일 용액 중에 첨가하여 목적 원소만 포집 또는 농축할 목적으로 가하는 담체이다.

2) 무담체(carrier free)

[정　　의] 방사성동위원소가 그 안정 동위원소를 포함하고 있지 않는 상태 즉, 방사성핵종이 단독으로 존재하는 것이다.

[특　　징]

① 담체가 포함 되지 않은 방사성동위원소이다.
② 방사성 원자만으로 구성된 방사성동위원소이다.
③ 비 방사능이 최고인 상태이다.
④ 무담체 방사성동위원소의 비방사능은 시간 변화와 무관하게 일정하다.
⑤ 방사 콜로이드 형성 및 흡착이 용이하다.

[생성반응]

(n, p).(p, n).(n, d).(d, d)반응 등

단, (n, r) 반응은 생성핵이 표적핵에 의해서 희석 되므로 무담체 방사성동위원소 생성이 불가능하다.

3) 침전법

[정　　의] 분리할 방사성핵종의 용액에 적당한 운반체을 가하여 침전 반응을 이용하여 분리하는 방법이다.

[주의사항]

① 방사성동위원소담체를 가해서 침전 시킬 때 : 침전하는 화합물의 용해도를 잘 고려해야 한다.
② 비 방사성동위원소담체를 가해서 침전 시킬 때 : 시약 첨가순서나 용액의 액성에 민감한 영향을 받으므로 실험조건에 유의 하여야 한다.
③ 용액속에 다른 방사성핵종이 있을 때 : 반드시 hold back carrier를 가한다.

[특　　징]

① 간단하게 분리조작이 가능하다.

② 많은 양의 시료 용액으로부터 방사성동위원소를 분리 하는데 편리하다.

③ 분리 선택성이 나쁘다.

[방　　법]

① 공침법

② 용액 잔류법

4) 공침법

[정　　의] 추적자양이 극미량이어서 공침제를 가해도 침전이 어려우나 담체를 가하면 함께 침전하는 현상 즉, 추적자양의 방사성핵종을 농축 분리하는데 사용한다.

[방　　법]

제1단계 : 목적하는 방사성핵종과 동위원소가 아닌 적당한 공침제(운반체)를 가하여 목적하는 방사성핵종을 공침 시켜 표적 물질과 분리한다.

제2단계 : 첨가한 공침제를 목적하는 방사성핵종으로부터 분리 제거(용매추출법, 증류법 및 이온교환법 등이 사용됨)한다.

5) 용액 잔류법

목적으로 하는 방사성핵종을 용액속에 남기고 표적 원소를 침전으로 제거하는 방법이다.

6) 방사 콜로이드 방법

[정　　의] 추적자 량(극미량)은 자주 콜로이드적인 성질을 갖고 있는 경우가 많은데 이 성질을 이용하여 분리하는 방법이다.

[방　　법] 여과지나 유리 여과기 등에 흡착

[특　　징]

① 조작이 간단하다.

② 콜로이드 형성은 용액의 PH나 전해질, 용매의 종류에 따라 다르며 이것은 생성하고 나서부터 일정 시간이 경과 후에는 분리에 영향을 준다.

7) 용매추출법

[정　　의] 각종 원소가 혼합되지 않는 2액층(물과 유기 용매층)에 분배계수를 달리하는 것을 이용하여 용매을 추출하는 방법이다.

[기　　전] 2가지 혼합되지 않는 액상에 있는 물질을 일정한 비율로 분배한다.

[방　　법]

① 이온 추출법 : 수용액 중의 방사성핵종을 유기상의 이온 결합물질로 추출하는 방법이다.

② 킬레이트 화합물을 이용하여 추출하는 방법이다.

[특　　징]

① 추적자 량의 물질에 적용 가능하다.

② 분리 선택성이 우수하다.

③ 분리조작이 신속 간편하고 원격 조작이 가능하다.

④ 공침법보다 다른 원소에 의한 오염이 적다.

⑤ 대규모로 할 수 있으므로 공업적으로도 이용 가능하다.

⑥ 핵종의 분리수단으로 현재 많이 사용한다.

[분배계수]

혼합되지 않는 2종류의 용매에 용질을 가하여 분액 깔대기로 흔들어 섞으면 용질은 2용매로 나누어져 이동된다. 이때 용기 용액상과 물 용액상에 용질의 분배비를 말한다.

8) 증류법

[정　　의] 기체가 되기 쉬운 원소나 화합물을 증발시켜 다른 방사성동위원소와 분리하는 방법이다.

[방　　법] 추적자 량을 증발이나 휘발시켜 분리하는 방법이다.

9) 크로마토그래피

[정　　의] 운반체 없는 방사성동위원소의 분리법 또는 분석을 목적으로 하는 분리에 주로 이용한다.

[특　　징]

① 액체 또는 기체 등의 분리에 이용한다.

② 혼합물 중의 각종성분을 분리하는데 이용한다.

③ 화학, 생물학, 의학 등 넓은 분야에 이용한다.

[방　　법]

① 종이 크로마토그래피

② 이온교환 크로마토그래피

③ 흡착, 분배칼럼 크로마토그래피

④ 얇은층 크로마토그래피

⑤ 역상 크로마토그래피

⑥ 방사 가스 크로마토그래피

⑦ 전기 영동법 등

10) 종이 크로마토그래피

[정 의] 여과지를 이용하여 목적으로 하는 시료를 분리하는 방법이다.

[특 징]

① 조작이 간단하고 특별한 기구가 필요 없다.
② 1매의 여과지당 분석 가능한 양의 한계가 있다.
③ 다량의 시료 혹은 과다 희석 용액의 분석에는 적합하지 못한다.
④ 분리한 뒤 방사성핵종을 녹여 내려야 하는 불편이 있다.

[여과지 상 방사성물질 검출방법]

GM계수관을 이용하여 단시간에 측정가능하다.

[크로마토그램용 방사능 자동측정장치]

① GM계수관, gas 계수관, 신틸레이션 계수관을 이용한다.
② 측정결과는 자동적으로 chart에 기록된다.
③ 측정결과 또한 단시간에 얻어진다.

[자동 래디오그래피]

① 사진유제의 감광 작용을 이용한다.
② 표본중 방사성핵종의 존재 위치 및 그 양을 측정한다.
③ 높은 측정정도로 핵종의 분포 상태를 파악 가능하다.
④ 방사능을 장시간에 걸쳐 시간적으로 분석 측정이 가능하다.

11) 이온 교환 크로마토그래피

[정 의] 이온교환 수지에 의한 원소의 분리 및 농축방법이다.

[이온교환 수지] 교환기로 도입한 합성 유기고분자 물질이다.

[원 리]

① 양이온 교환 수지법

$$R - SO_3H^+ + Na^+ \rightleftarrows R - SO_3Na^+ + H^+$$

즉, 수소(H)의 이온자리에 금속(Na) 이온이 자리바꿈한다.

② 음이온 교환 수지법

$$R - N^+(CH_3)_3Cl^- + Br^- \rightleftarrows R - N^+(CH_3)_3Br^- + Cl^-$$

즉, 음이온(Br)이 염소(Cl) 이온과 자리바꿈한다.

[이온 교환 평형]

용액중의 이온이 이온교환수지 중의 이온과 교환을 일으키는 반응에서 평형이 성립한다.

[분포계수]

이온의 용출 위치를 결정하는 중요한 값이다.

[방　　법]

① 단순 분리법 : 분리액의 조성을 시작에서 끝까지 일정하게 유지한다.

② 단계 분리법 : 분리 도중에 단계적으로 분리액의 조성을 변화한다.

③ 확대 분리법 : 분리액의 조성을 연속적으로 변화한다.

[응　　용]

① ^{24}Na제조

② 희토류 원소의 분리

③ ^{90}Mo에서 낭핵종 ^{90m}Nb의 신속한 분리 등

12) 흡착 · 분배칼럼 크로마토그래피

[정　　의] 칼럼에 흡착제와 고정상 담체를 채우고 시료 용액을 첨가한 후 적당한 분리제를 이용하여 시료 혼합물에서 목적하는 성분을 분석하는 방법이다.

[특　　징]

① 이온교환법과 유사하나 분리기구에 차이가 있다.

② 흡착 표면과 용질과의 흡착 평형을 이용한다.
단, 이온교환법 : 이온교환 평형을 이용한다.

③ 분배칼럼법 : 종이 크로마토그래피와 같은 원리(분배평형 이용)이다.

④ 흡착칼럼법 : 무담체 ^{35}S 의 제조에 이용한다.

13) 얇은층 크로마토그래피

[정　　의] 유리판위에 고정상을 형성하고 있는 물질에 흡착제의 얇은 박막층을 만들어 시료 성분을 분리하는 방법이다.

[특　　징]

① 기계적 강도가 크다.

② 약품의 내구성이 크다.

③ 선명한 분리가 얻어진다.

④ 전개 시간이 짧다.

⑤ ^{90}Zr의 낭핵종 ^{95}Nb의 분리에 이용한다.

14) 역상 크로마토그래피

[정　　의] 유기상과 고정상으로 되어 있으며 수상으로 상이 이동되어 유기상과 수상 간의 분배균형을 이용하여 분리를 실시하는 방법이다.

[특 징]

① 용매 추출법의 분야에서 새로 개발된 추출제를 이용한다.

② 추출제는 금속흡착제를 형성해서 유기상으로 금속을 추출한다.

③ 희토류 원소의 분리에 이용한다.

15) 방사 가스 크로마토그래피

[정 의] 기화해서 발생된 방사성물질의 유기물 및 무기물의 분석법(가스속의 방사성물질을 검출)이다.

[방사능 검출기]

① GM 계수관

② 비례계수관

③ 유동형 가스 전리 상자

④ 신틸레이션 검출기

[응 용] 핵분열 생성물중의 희석 가스 중 Kr과 Xe의 신속분리(활성탄을 흡착제로 사용)에 이용된다.

16) 전기 영동법

[정 의] 이온에 따라서 영동속도가 다른 것을 이용한 분리분석법이다.

[방 법]

① 이온 계면법

② 존 전기영동법

③ 종이 전기영동법

④ 전기 크로마토그래피법 등

[응 용]

① Bi, Pb, Po 등의 분리

② ^{90}Sr에서 무담체 ^{90}Y의 분리

17) 동위체 교환법

[정 의] 방사성핵종과 그 동위원소 담체와의 동위체 교환 평형을 이용하여 방사성핵종을 분리 정제하는 방법이다.

[방 법]

① 방사성 은(Ag)의 분리

② 아말감 교환법

[응 용] 단수명 핵종의 간단한 분리법에 이용된다.

18) 반도 현상을 이용하는 방법

[Hot atom]

원자핵 붕괴 또는 핵반응 (n, r)에 의해서 생성된 원자는 반도 에너지가 주어져 높은 운동에너지를 가지며 주위의 정상적인 원자와 분자와는 다른 화학적 거동을 나타내는 원자이다.

[반도효과]

Hot atom이 분자내에서 화학결합을 해리하거나 새로운 화합물을 생성한다.

[Szilard-chalmer법]

원리 : 방사화된 원자가 원래의 분자에서 떨어져 나와 hot atom이 되는데 이것을 반도 효과라 하며 (n, r) 반응에 의해서도 표적분자나 표적 물질로부터 hot atom을 따로 분리할 수 있어서 비방사능이 높은 방사성동위원소의 제조에 이용된다.

적용을 위한 3가지 조건은 다음과 같다.

① 핵반응 후 동위원소의 화학 결합이 분리되어야 한다.

② 재결합이나 교환 반응이 없어야 한다.

③ 적당한 분리 방법이 있어야 한다.

19) 전기화학적 방법

[정 의] 목적으로 하는 동위원소 용액에 이온화 현상이 큰 금속을 용해하며 그것보다 이온화 현상이 적은 미량의 방사성동위원소를 금속 표면에서 석출시켜 분리하는 방법이다.

[방 법]

① 전기 화학적 치환법 : 전지계를 이용한다.

② 내부전해법 : 전극과 금속을 각각 분리 설치하여 실시한다.

③ 외부전원에 의한 전해법 : 일반의 전기분해법과 마찬가지로 직접 전류를 가하여 전해 석출시키는 방법이다.

제3장
방사 화학적 선원 조제법

1. 선원 조제법의 필요성과 다양성

1) 선원 조제의 필요성

방사능 세기는 측정되는 시료의 두께나 표면의 균일성 등에 의해서 좌우되기 때문에 정량적으로 측정하기 위해서는 재현성이 있는 시료 조제법에 따라서 시료를 만드는 것이 중요하다. 각각의 목적에 맞는 여러 가지 시료조제의 방법들이 연구되어 왔다. 시료는 먼저 물리적, 화학적으로 안정됨과 동시에 비교하는 다른 시료와는 물리적, 화학적으로 동일한 것, 즉 시료를 일정의 면적에 균일하게 부착시키는 것이 중요하고 특히 시료를 조제할 때에는 측정하는 방사선의 성질을 잘 고려해서 실시하는 것이 필요하다.

강한 γ선을 내고 그것 때문에 방출되는 γ선을 항상 100% 효율로 측정할 수 있다면 문제는 일어나지 않는다. 그러나 현실적으로는 저 에너지 β선이나 α선을 측정한다거나 혹은 반감기가 짧은 핵종을 취급한다거나 백그라운드와 같은 정도의 약한 방사능을 측정하는 것이 많다. 그래서 가능한 효율성이 양호하고 또는 정량적으로 방사능을 측정하는 것이 필요하다.

2) 선원 조제의 다양성

방사선은 입체적으로 모든 방향으로 나오지만 측정할 때 시료 중에 함유되는 다른 원자에 의한 방사선의 산란이나 흡수를 받기 때문에 측정할 때까지 도달하는 것은 방출되는 방사선의 수십 %에 지나지 않는다. 혹은 방출된 방사선의 일부는 시료함이나 측정장치의 벽 등에 부딪히고 거기에서 산란되어 측정할 때까지 이르는 것도 있을 것이다.

그러나 시료와 측정기 사이의 기하학적 배치나 측정장치의 재질도 생각해야 한다. 더욱이 정확하게 방사능의 세기를 정량하려면 시료 이외의 영향인자는 카운터의 성능, 전기회로의 잡음(노이즈), 전원의 안정성, 백그라운드 등을 고려할 필요가 있다. 여기서는 어떻게 하면 보다 효율성이 좋고, 재현성 있게 측정 가능한 시료를 만들 수 있는가에 관해서 서술한다.

측정하는 수단으로써 시료는 고체, 액체, 기체의 어느 것도 좋지만 시료의 성질이나 거기에서 방출되는 방사선의 성질 및 연구목적 등을 고려해서 결정할 필요가 있다. 고체상태로 측정하는 것이 가장 많으며 액체상태로 측정하는 것은 비교적 적지만, 최근 액체 신틸레이션법이 개발되어 저 에너지 β선의 측정 수단으로 자주 사용되고 있다.

선원의 종류에서 보면 α선을 방출하는 경우 α선의 비정은 짧기 때문에 시료의 두께가 제일 문제가 된다. 거기에서 전착(電着)이나 증착(蒸着)에 의해서 얇게 균일한 시료를 만들고, 시료는 계수관 창에 의한 흡수를 막기 위하여 직접 카운터 내부에 넣어서 측정한다.

저 에너지 β선, X선, 내부전환전자 등도 같이 취급되지만, 시료를 액체로 해서 측정하는 것도 있다. 고에너지 β선으로 되면 측정하기 쉽게 되지만, 시료 그릇에서의 후방산란에 주의할 필요가 있으며 일반적으로 재현성이 있는 시료는 만들기 어렵다. γ선을 방출하는 시료는 가장 측정하기 쉽다. 그러나 실험목적에 따라서는 계수의 통계적 신뢰성도 문제가 되기 때문에 시료를 조제할 때 방사능의 세기를 어느 정도로 하면 좋을까도 생각해 두어야 한다.

예 제 방사성핵종의 제조 방법을 설명하시오?

<1> 목적핵종이 잘 생기는 핵반응 중 불순물생성이 적고 실행가능성이 높은 방법을 선정해야 한다.

<2> 표적핵과 생성핵의 원자번호가 다를 때에는 비방사능이 매우 높은 방사성핵종 (RI)을 얻을 수 있다.

- (n,p), (n,α)반응 이용 : C^{14}, P^{32}, S^{35} 제조
- 열중성자에 의한 (n,γ)반응 이용 : C^{14}, P^{32}, S^{35} 등 원소를 제외한 모든 원소에 대해 적용된다.

<3> 표적물질(target material) : 인공적으로 방사성동위원소를 만들려면 여러 가지 물질에다 하전입자나 중성자 등을 조사해야 한다. 이 때 조사되는 물질의 조건은 다음과 같다.

- 가격이 저렴하고 쉽게 취득할 수 있어야 한다.
- 순수한 물질이어야 한다.
- 취급이 용이하여야 한다.
- 물리적, 화학적변화를 일으키지 않아야 한다.
- 원하는 핵종의 수가 많아야 한다(화합물).

예 제 생산하는 방사성동위원소의 방사능을 크게 하기 위한 조건을 설명하시오?

- 핵반응단면적이 큰 물질을 표적물질로 사용한다.
- 중성자속밀도를 크게 한다.
- 표적원자수를 많게 한다.
- 조사시간을 길게 한다(무한정 길게 할 수 없으므로 일반적으로 생성핵종의 반감기의 5배 정도 조사하면 포화방사능에 도달하게 되므로 적당 시간 조사하여 최대의 방사능을 얻을 수 있도록 한다.) ($\left(\frac{1}{2}\right)^5 z$ = 0.03)

2. 고체 시료조제법

1) 일반적 주의사항

일정 면적에 단시간으로 균일하게 시료가 펴지도록 하는 것이 중요하지만 이 때문에 다음과 같은 것에 주의해야 할 필요가 있다. 시료의 중량분석을 위해서 화학형이 정량적으로 침전을 만드는 것이 필요하다. 그러나 항상 중량분석에 이용되는 화학형이 필요한 것은 아니며 질량이 큰 원자를 시료속에 함유되도록 하는 것은 거기에 의해서 흡수가 되어 방사능이 오히려 약해져 버리기 때문에 좋지 않다. 또한 ^{40}K 등의 천연 방사성동위체를 함유한 침전도 좋지 않다.

시료가 빛이나 열에 약하거나 습기를 흡수하는 성질이 있다면 실험상 취급이 어려울 뿐만 아니라, 재현성도 나쁘게 된다. 시료를 시료접시에 펼때에 클립(clip)이 일어난다거나, 필터(filter)나 유리봉, 시료용기에 방사성물질이 남아있기 때문에 부착을 최소화하도록 할 필요가 있다.

단수명의 방사성동위원소에는 시간적인 제한을 받는 것도 있기 때문에 조작법은 간단한 것이 요구되며 이것은 실험자의 피폭을 최소한으로 한다는 점에서도 중요하다.

시료접시는 스텐레스강, 알미늄, 철, 니켈, 백금, 수지, 운모, 유리, 석영 등 여러가지 재질이 있으며 시료에 흡수되지 않는 것을 고려할 필요가 있다.

또한 ^{32}P같은 고에너지 β선을 측정할 때에는 후방산란의 영향을 일정하게 하기위해 시료 두께를 일정하게 하거나 수지막을 충분히 엷게 해서 이용한다. 시료접시는 접시모양으로 밑이 편평하게 된 것과 밑이 동심원상의 형태로 된 것이 있지만, 후자의 접시는 소량의 액체를 측정하거나 다룰 때에 도움이 된다.

2) 증발법

액체 용액자체를 그대로 측정하면 용액에 의한 자기흡수가 대단히 커서, 저에너지 β선이나 저에너지 γ선 등은 효율성 있게 측정하지 못한다. 따라서 일정량의 시료용액을 시료접시위에서 증발시켜 측정하는 방법을 사용할 수 있다. 이 방법은 가장 간단한 방법이기 때문에 다수의 시료가 있는 경우에 편리하며 일반적으로 자주 사용되고 있다.

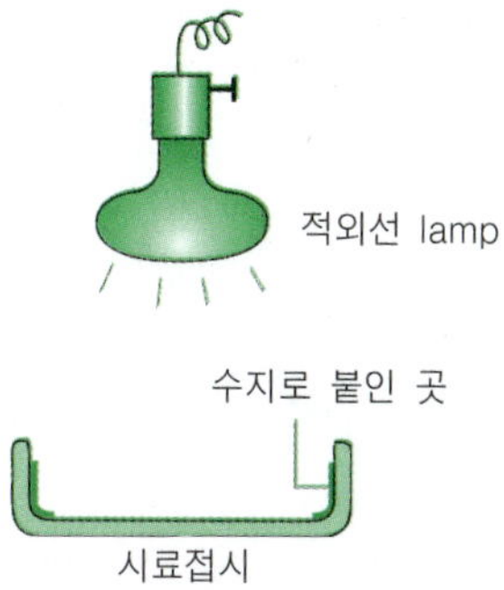

그림 3-1. 시료접시의 건조

그러나 이 방법은 시료가 소량인 경우에도 재현성은 좋지만 고형성분이 많으면 재현성 있는 시료를 만드는 것은 어렵다. 그 원인은 시료접시의 가장자리에 시료가 남아있기 때문에 그로 인해 기하학적으로 일정하지 않고, 피막이 균일하게 되지 않게 한다. 이것 때문에 그림 3-1과 같이 시료접시의 가장자리에 물을 튕겨내도록 K원소 수지를 발라서 기포의 발생을 방지한다. 혹은 균일한 피막을 만들기 위하여 시료접시를 잘 씻어서 유지를 잘 닦아내고, 시료접시에 시료용액을 넣은 후, 건조시키기 전에 계면활성제(고급 알콜 에스텔)를 한방울 첨가해 주어도 좋다.

소량의 액체 방사능을 반 정량적으로 많은 량을 측정할 때에는 종이디스크(paper disc)법이라 불리는 방법이 있다. 이것은 종이에 시료용액을 스며들게 해서 재는 방법이지만, 종이에 의한 자기흡수가 있기 때문에 저 에너지 β선의 측정에는 부적당하다. 건조할 때에 종이가 둥글게 되는 것을 막기 위해 종이 중앙에 미리 5% 당(糖) 용액을 1방울 떨어뜨려 놓으면 좋다.

3) 침전 여과법

생성된 침전물을 종이위에 여과해서 선원으로써 측정한다면 가장 편리하다. 침전량이 적어서 취급에 곤란하다면 일정량의 담체를 넣어서 침전을 만들어도 좋다. 넓은 종이 필터(fitter)를 사용해서 침전을 종이 위에 모아도 좋지만, 일반적으로 그림 3-2에 나타낸 분리형의 필터가 사용되고 있다. 이 유리 필터는 분해 가능하도록 되어 있으며, 상하의 경계에 둥글게 잘린 종이를 끼워 쌓인 침전을 부수는 일 없이 뽑도록 되어 있다. 종이를 끼운 부분은 미끄럽게 되어 있으며, 사용할 때에는 이 부분에 여액이 스며들지 않도록 구리스를 발라둔다.

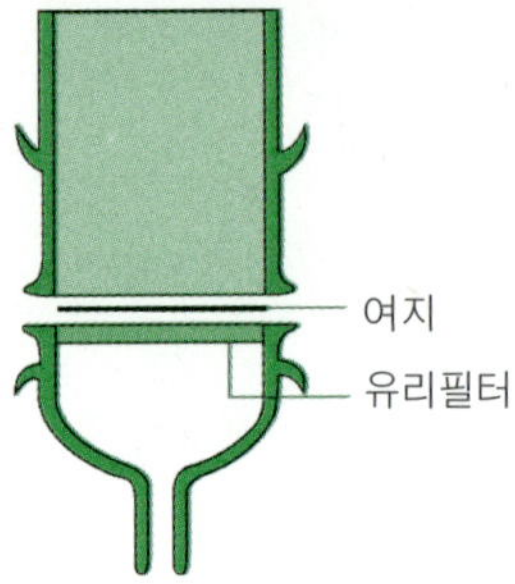

그림 3-2. 분리형 유리 필터

또한 종이의 상부 내측에도 여액이 부착되지 않도록 스립핑(slipping)해 두면 좋다. 천천히 빨아들여 여과하고 나서 종이에 묻은 침전이 부수어지지 않도록 주의하면서 뽑고 그대로 시료접시위에 펴서 건조시킨다. 건조할 때에는 종이가 둥글게 된다거나, 침전이 벗겨진다거나, 금이 가게 되었다면 미리 락카나 세메다인 등의 아세톤 용액을 침전에 떨어뜨려 락카 등으로 종이를 접시에 고정해 두고나서 건조하면 좋다.

이와 같이 해도 균일한 두께의 침전을 만드는 것이 어려운 경우에는 먼저 침전을 원심분리한 후 침전이 용해되지 않는 용매, 예를 들면 물이나 알콜에 현탁 시켜 그것을 시료접시에 흘려 부어 균일하게 침강하도록 가장자리를 가볍게 두드리면서 적외선 램프 아래에서 천천히 건조한다.

4) 전착법(電着法)

전착법은 증발법과 더불어 매우 균일한 시료를 만드는 것이 가능하므로 방사성동위원소의 절대측정을 할 때에 자주 사용된다. 또한 이 방법은 추적자 량에서 수 ㎎/㎠의 범위에 걸쳐 극히 균일한 시료를 만들 수 있으므로 Po, Th, U, Np, Pr 등 α선원의 시료조제법으로 사용되고 있다. 더욱이 Fe, Co, Pm, Pb 등 단체금속의 선원조제법으로서도 이용되고 있다.

그림 3-3에 나타낸 전착장치가 이용되고 있다. 보통 백금을 양극으로 하고, 동판을 음극으로 해서 동판에 전착하는 것이 많다. 방사성동위원소가 원소의 무담체 상태라면 동일 량일 때와 같은 거동을 하는 것은 제한이 없으므로 소량의 담체를 첨가해 전착을 한다.

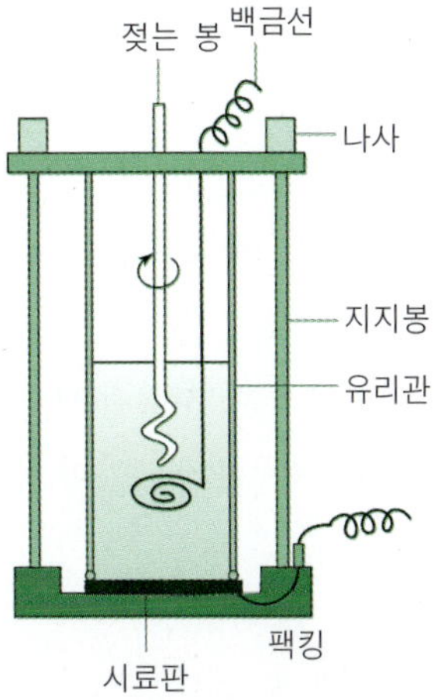

그림 3-3. 전착장치

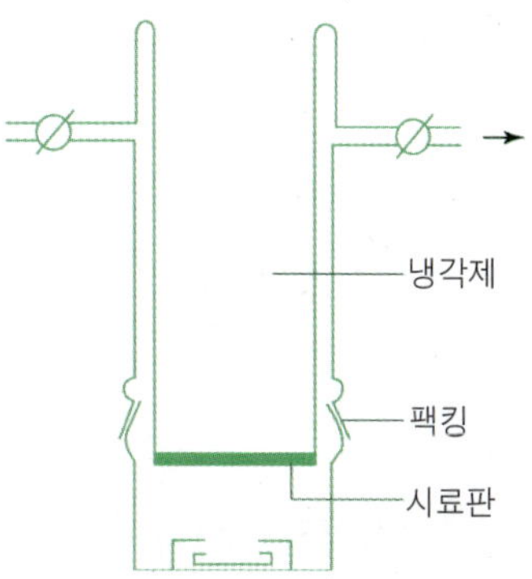

그림 3-4. 증착장치

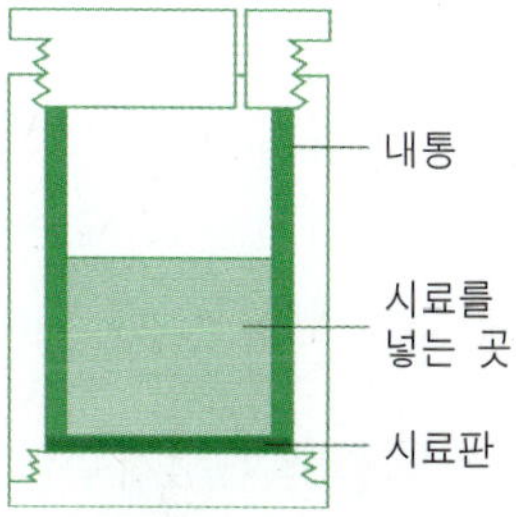

그림 3-5. 원심관

전착이 균일하고 쉽게 되도록 전극은 사용 전에 엷은 산과 유기용매로 잘 씻어서 녹이나 유지를 깨끗하게 닦아 둔다. 전착하는 경우는 예비 실험을 미리 해서 균일하게 전착되는 것을 확인해 두는 것이 필요하다.

5) 증착법(蒸着法)

증발하기 쉬운 원소 예를 들면 Po, At, Fr, As 혹은 증발하기 쉬운 화합물은 이 방법에 의해 균일한 선원을 얻을 수 있다. 그러나 정량적으로 증발시키는 것이 어렵기 때문에 이외에는 그다지 많이 사용되지 않는다. 증착 장치의 한 예를 그림 3-4에 나타내었다.

장치는 증발을 빨리하기 위하여 분리 가능한 진공 박스로 만들어져 있다. 시료를 조제할 때는 그 화합물이 분해하는 온도보다도 낮은 곳에서 한다.

6) 원심분리법

그림 3-5에 나타낸 장치를 이용하여 분리 가능한 원심관을 이용하면 편리하다. 입자가 가는 만큼 균일한 시료가 만들어지고 재현성도 좋다.

3. 액체 시료조제법

화학적인 조작 후에도 시료가 액체로 되어 있는 경우가 많다. 강한 β선이나 γ선 등을 방출하는 물질을 이온교환수지를 이용해서 분리할 경우 등 액침형 GM계수관이나 우물형 신틸레이션카운터(well-type scintillation counter) 등을 이용, 액체 그대로 연속적으로 방사능을 측정할 수 있어 편리하다. 저 에너지 β선은 시료용액 자체에서 자기흡수 때문에 액체의 외측에서는 유효하게 측정하는 것이 불가능하여 액체 신틸레이션법에 의해서 측정된다.

1) 액침형 GM계수관 및 우물형 신틸레이션카운터용 시료조제법

액체라고 해서 따로 특별한 시료조제법이 있는 것은 아니다. 액침형 GM 계수관은 액체 중에 GM관을 넣어 얇은 창을 통해 측정하고, 우물형 신틸레이션카운터는 신틸레이터 내부에 시료를 넣어서 γ선을 측정한다. 그림 3-6에 나타난 것은 이 액침형 GM계수관의 한 예로, b쪽은 계수관 외측에 시료가 통하는 자켓을 붙여 연속측정도 가능하도록 되어 있다.

그림 3-7은 우물형 신틸레이션카운터이다. 한가운데 구멍 뚫린 곳에 시료를 넣어서 측정한다. 측정의 기하학적효율이 크기 때문에 저에너지 γ선을 방출하는 액체시료를 그대로 측정할 수 있어 편리하다. 이 경우 NaI(Tl)를 이용한 γ선 스펙트로메트리에 의한 에너지 해석이 가능하므로 복수 핵종을 포함하고 있어도 파고분석기를 이용하여 특정의 핵종만을 측정할 수 있다.

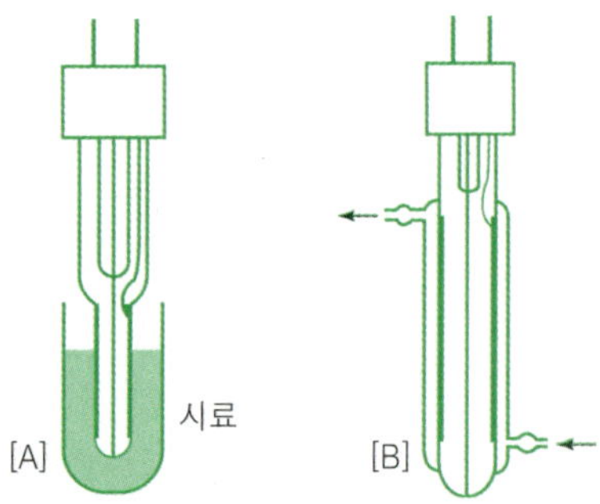

그림 3-6. 액침형 GM 계수관

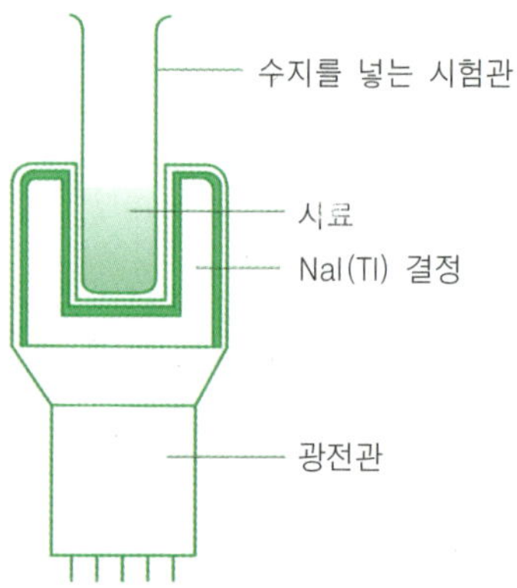

그림 3-7. 우물형 신틸레이션 계수기

2) 액체 신틸레이션법(liquid scintillation method)

^{3}H, ^{14}C, ^{35}S, ^{45}Ca 같은 저 에너지 β선을 측정할 때는 이 방법으로 간단히 효율성 있게 측정할 수 있다.

액체 신틸레이터는 2개의 용질로 되는데 제1용질은 방사선에 조사되면 발광하는 것이며, 제2용질은 제1용질에서 발광된 광을 광전자증배관이 감도 좋게 취할 수 있도록 파장 변환체로 형광파장을 변화시키도록 한 것이다.

제1용질로는 PPO(2,5-diphenyloxazle : 디페닐옥사졸)이나 TP(thymol phthalein : P 타페닐)이 이용되며, 제2용질로서는 POPOP(2,2'-p-페닐렌비스(5-페닐옥사졸)벤젠)이나 DPS(p,p'-디페닐스틸벤), α-NPO(2-α-나푸틸-5-페니옥사졸), α-NOPON(2,2'-p-페닐렌비스-(5-α-나푸틸옥사졸) 등이 있다. 그러나 최근은 광전자증배관의 감도영역이 단파장에도 미치기 때문에 제1용질에도 측정가능 하도록 되어 있다.

시료가 신틸레이터 용액에 녹을 경우에는 그대로 측정이 가능 하지만 시료자체에 의해 혹은 시료속에 함유되어 있는 불순물 등에 의해 발광을 억제하는 소광현상(quenching)이 없는지를 확인 해둘 필요가 있다. 이 때문에 시료에 의해서 소광이 일어나지 않도록 용매를 선택할 필요가 있다. 용매로서는 톨루엔(toluene)이 자주 사용되지만, 물은 톨루엔과 대부분 섞이지 않으므로 시료가 수용액인 경우는 p-디옥산(p-dioxane)을 이용하던가 또는 물을 에타놀(ethyl alcohol)에 섞어 이것을 톨루엔에 첨가하면 효율적으로 시료를 조제할 수 있다. 혹은 톨루엔 디옥산수의 3가지 성분계를 이용하는 것도 있다. 일반적인 수용성 신틸레이터는 유화제를 혼입 시킨 것으로 신티졸EX, 아크아졸Ⅱ 등의 상품명으로 시판되고 있으며 40~60% 함수의 신틸레이터 용액을 만들 수 있다. 시료가 신틸레이터에 녹지 않을 경우는 고체시료를 분말 그대로 신틸레이터에 현탁 시키는 방법도 사용한다.

예 제 액체 신틸레이션 계수기에서 소광현상(Quenching)의 종류에 따른 보정방법을 설명하시오?

<1> 소광현상(Quenching)

액체섬광체내에 시료가 들어 있을 때와 없을 때를 비교하면 섬광 빛이 감소하고, 생성된 펄스들이 저전압 영역에서 관측된다. 따라서 효율이 감소되고 전 스펙트럼이 보다 저전압 쪽으로 이동된다. 이와 같은 방해현상을 소광(Quenching)이라 한다.

- 색소광현상(Colour Quenching) : 시료에 의한 섬광체 용액(Scintillator Solution)의 혼탁함에 의해 섬광체의 발광스펙트럼 일부분을 흡수할 수 있는 물질이 섬광체내에 존재할 경우, 섬광체의 흡수가 생겨 섬광체에서 방출된 광이 광전자증배관에 도달되는 양을 줄이는 소광현상을 말한다.
- 화학소광현상(Chemical Quenching) : 시료와 섬광체 용액간의 화학반응에 의해 발생되는 소광현상으로 이때 β에너지의 상당량을 방해물질이 흡수하여 열로서 방출한다.
- 희석소광(Dilution Quenching) : 시료내의 어떤 물질이 존재함으로써 희석효과에 의하여 β 입자가 방출한 에너지의 상당량이 섬광체 분자에 도달됨을 방해한다. 특히, 섬광체중의 용존산소로 인한 소광을 산소소광(Oxygen Quenching)이라 하며, 대기압하에서는 섬광체 용액중에는 공기중의 산소가 녹아 있어서 조재시료는 보통 산소에 의한 소광을 받게 된다.

- 흡수소광(Absorption Quenching) : 흡수소광은 시료내의 방사성물질이 소광체의 특성을 가지고 있을 때 그 자신에 의한 소광현상을 말한다.

<2> 소광에 의한 보정

소광현상으로 인하여 전체 계수효율이 감소할 수 있기 때문에 이를 보정해주어야 한다. 이를 보정해주는 방법에는 내부표준선원법, 외부표준선원법, 체널비법, 외부표준채널비법이 있다.

- 내부표준선원법 : 원칙적으로 가장 우수한 방법(시료의 계수율을 측정한 후 방사능이 알려진 표준선원을 가하여 계수율을 측정하는 방법)
- 외부표준선원법 : 외부선원으로 Ra-226, Cs-137 등의 선원을 장착하여 자동적인 조작으로 계수효율을 구하는 방법
- 채널비법 : 베타선스펙트럼의 2개의 채널을 설정하고 표준시료에 의하여 계수비에 대한 계수효율의 값으로부터 시료의 계수효율을 구하는 방법
- 외부표준선원채널비법 : 외부표준선원법 + 채널비법

4. 기체 시료조제법

불활성 원소인 아르곤, 크립톤, 크세논, 라돈 등은 화학적으로 안정되어 있으며, 이들을 함유하는 화합물은 고체나 액체로써 조제하기 어렵기 때문에 기체상태 그대로 측정한다. 또한 이들의 핵종은 단수명인 것이 많다. 기체를 활성탄 등에 흡착시켜 측정하며 이 때문에 전용장치가 개발 연구되고 있다.

^{3}H, ^{14}C, ^{35}S 등의 저 에너지 β선을 방출하는 핵종으로 약한 방사능을 가진 시료는 기체시료에 화학형을 바꾸어 직접 계수관의 카운터나 전리관의 내부에 기체 그대로 봉입해서 측정한다. 이렇게 함으로써 시료자체의 자기흡수가 없어지며 또한 측정의 기하학적으로는 4π로 되기 때문에 거의 100%에 가까운 효율로 측정할 수 있다. 그러나 시료 조제에 많은 노력이 드는 것이 결점이다.

1) 기체의 직접 측정

시료를 기체상태로 해서 GM계수관이나 비례계수관에 봉입하여 측정할 때 염소같이 전자(electron) 친화성이 큰 불순물을 함유하는 시료는 플래토우(plateau)가 얻어지지 않으며, 계수가 불안정하게 되기 때문에 측정이 어렵다. 한편, 전리조에 기체를 봉입해서 측정할 경우에는 시료기체 속에 함유되어 있는 불순물에 의해 장해를 받지 않는다. 이 때문에 측정효율은 조금 떨어져도 이 방법도 자주 사용되고 있다. 계수가스로는 수소, 아세틸렌, n-부탄 등이 이용되고 있다.

^{3}H를 함유하는 시료는 물 혹은 유기물인 것이 많다. 유기물은 산화해서 물과 탄산가스로 된다. 얻어진 물은 금속 칼슘과 반응시키던가, 혹은 수소화 리튬 알루미늄의 3-펜타놀 용액과 반응시켜 수소가스를 얻는다. 혹은 물을 탄화칼슘(카바이트)과 반응시켜 아세틸렌을 얻든가, 물을 n-C_4H_9MgBr의 에테르(ethylether) 용액과 반응시켜 n-부탄을 얻어 측정한다.

^{14}C를 함유하는 시료도 유기물인 것이 많다. 이것을 산화해서 탄산바륨 혹은 직접 탄산가스로 바꾼다. 탄산바륨은 황산, 인산, 초산 등에 의해 분해되어 탄산가스로 된다. 탄산가스로 해서 측정하는 경우에는 불순물에 의해 카운터의 특성이 변하기 쉽기 때문에, 액체질소를 이용해서 탄산가스의 승화와 고화를 반복한다거나, 가열해서 구리, 은, 크롬산납, 산화구리에 접촉시켜, 불순물의 산소, 질소를 제거하고 정제한다.

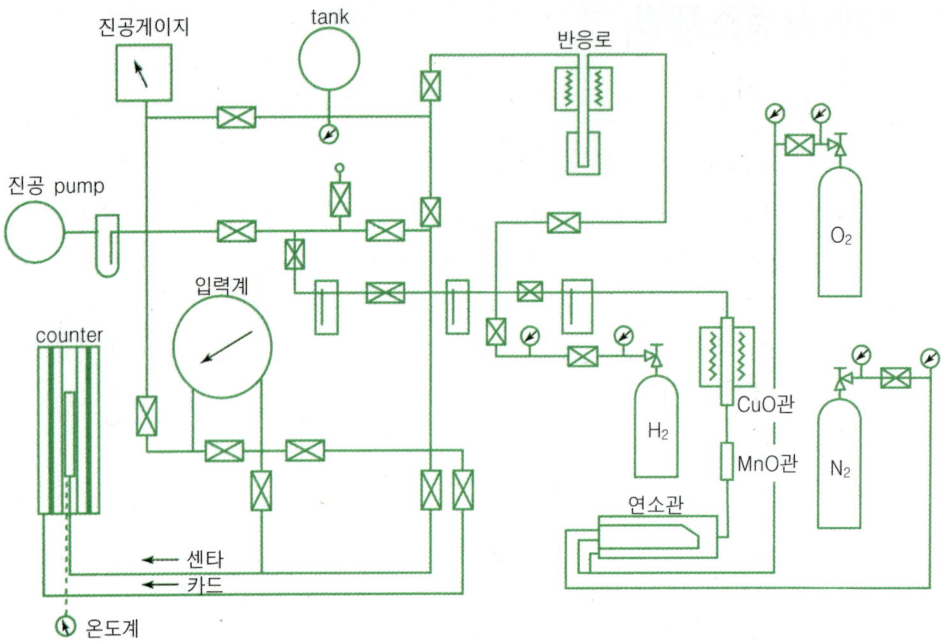

그림 3-8. 기체 시료 조제장치

혹은 탄산가스를 수소가스와 혼합해 루테늄(Ru)을 촉매로서 메탄가스로 바꾸어 측정하는 방법도 쓰고 있다. 메탄가스로 해서 측정하면 불순물의 영향이 적어진다고 되어 있다.

다른 탄산바륨을 금속마그네슘으로 환원하고 탄화물로 해서 이것을 다시 물과 반응시켜 아세틸렌가스로 하는 것도 있다. 시료를 조제할 때, 동위체교환이나 동위체의 농축이 일어날 가능성이 적은 방법을 고르는 것이 중요하다. 그림 3-8은 기체 시료 조제장치의 한 예를 제시한 것이다.

2) 기체를 흡착시켜 고체로 하여 측정

특정의 가스가 특정 화합물에 흡착되는 것을 이용하는 것으로 활성탄은 크세논(xenon : Xe)을 흡착하지만 크립톤을 흡착하지 않기 때문에 핵분열생성가스의 분리를 겸해서 시료조제에 이용되고 있다. 그 이외에 분자 여과기(molecuarsieve) 등은 활성탄 대신에 사용된다. 또 기체를 화합물로서 측정하는 것도 있다.

3) 기체를 용매에 흡착시켜 측정

그림 3-9에 나타낸 것은 대기 중의 기체 분리장치로 질소가스, 산소가스는 활성탄이나 분자여과기에 흡착되지 않고 필터(fitter)를 통과하며 아르곤가스, 크립톤가스, 유기화합물이 drop된다. 목적으로 하는 가스를 모은 후, 콕크 K_1, K_2를 열고, 활성탄 drop의 온도를 높게 해서 가스를 분리칼럼으로 유도하여, 열전도 검출기 등으로 나오는 가스를 검출하고, 목적가스를 미리 신틸레이터에 넣어져 있는 바이알의 유기용매에 흡수시킨다. 그 후 바이알은 액체신틸레이션카운터 등으로 방사능을 측정한다. 이와 같은 기체분리방법을 가스크로마토그래피라 부르고 분리 방법의 예를 그림 3-10에 나타내었다.

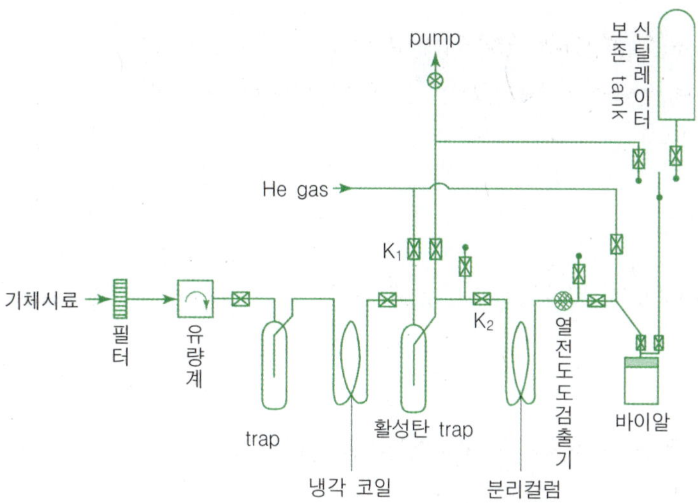

그림 3-9. 대기 중 기체의 분리장치

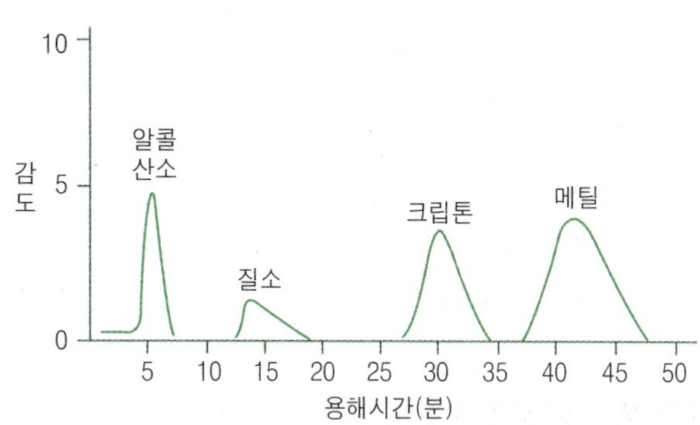

그림 3-10. 대기 중 기체의 분리도

5. 오토라디오그래피용 시료 조제법

방사선 측정법에서 서술한 사진법을 이용하여 방사성동위원소의 분포상태를 조사하는 것을 오토라디오그래피(autoradiography)라 한다. 방사성동위원소의 분포를 흑화도에서 육안으로 관찰하는 방법이 마크로 오토라디오그래피(macroautoradiography)이며, 현미경 등을 사용해서 시료속의 미세한 방사성동위원소의 분포를 정량하는 방법이 마이크로 오토라디오그래피(microautoradiography)이다.

또한 하전입자의 비정을 추적해서 방사성동위원소의 거동이나 위치를 정한다거나 하는 것이 비적 오토라디오그래피(track autoradiography)이다. 마크로 오토라디오그래피는 방사성동위원소의 위치 및 대략의 흑화도를 알면 좋으므로 감도(sensitivity)가 높은 것이 필요하다. 한편 마이크로 오토라디오그래피에서는 예를 들면 세포속의 조직을 연구하는 경우에는 분해능이 좋은 것이 필요하다.

오토라디오그래피의 실험에는 약간의 시간이 필요하므로 반감기가 짧다면 노출하기 전에 대부분의 방사능을 잃어버린다. 또한 반감기가 너무 길면 방사성동위원소의 절대량을 늘리던가 노출에 상당히 긴 시간을 필요로 한다. 따라서 보통 사용되고 있는 핵종은 ^{131}I(반감기 8.05일), ^{32}P(반감기 14.28일), ^{89}Sr(반감기 51일), ^{59}Fe(반감기 45일), ^{35}S(반감기 87.9일) 등이 있다.

1) 해상력의 결정 인자

오토라디오그래피에서 가장 중요한 것은 시료속의 방사성동위원소의 분포가 그대로 흑화도로 사진에 나타나는 것이다. 그래서 해상력을 조금이라도 높이기 위하여 다음과 같은 것이 중요하다.

① 시료와 유제의 거리, 즉 시료와 유제막과의 밀착도가 나쁘면 흑화하는 범위가 넓어져 해상력(resolving power)이 저하한다.

② 시료가 두꺼우면 시료내부에 있는 방사성동위원소는 밀착도가 그것만큼 나쁘기 때문에 가능한한 얇은 표본을 만드는 것이 좋다. 그러나 얇게하면 방사성동위원소의 농도가 적어지면서 긴 노출시간을 필요로 하기 때문에, 시료속의 방사성동위원소의 절대량이 적은 경우에는 해상력이 조금 떨어져도 두꺼운 표본을 만들어야 한다. 단, β선의 비정보다 두꺼운 시료를 만드는 것은 무의미하다.

③ 유제막이 얇은 만큼 해상력이 좋다. 단, 비적 오토 라디오그래피의 경우는 유제막이 유제속의 비정보다도 두껍게 해야 한다.

④ β선의 사진작용은 에너지가 적은 만큼 크기 때문에, 비적의 종점 가까이에서 흑화작용이 크게 된다. 따라서 β선 에너지가 크면 광범위하게 흑화되기 때문에 해상력이 나빠진다.

⑤ 유제의 할로겐 은입자가 미세한 만큼 해상력은 좋게 되지만 β선이 부딪히는 확률이 적어지므로 감도는 떨어진다.

⑥ 노출시간을 길게하면 유제막의 포그(fog)도 늘기 때문에 방사능이 강한 표본에서는 노출시간을 짧게 하는 것이 필요하다.

2) 마크로 오토라디오그래피용 시료 조제

마크로 오토라디오그래프법은 방사성동위원소를 종이 크로마토그램이나 종이전기영동에 이용한 전개지나 식물의 뿌리, 줄기, 동물의 조직의 어느 부분에 방사성동위원소가 축척되어 있는가를 연구하는데 사용하는 것이 많다. 동·식물이 표본으로 되는 경우에는 목적의 조직을 잘라 내거나 목적에 맞는 표본을 만들어야 하지만, 표본을 만드는 방법 등 자세한 것은 여기서 생략한다.

일반적으로 방사성동위원소를 투여한 동·식물의 연조직은 생리작용을 멈춘 후, 10배로 희석한 포르말린으로 충분히 고정한 후 물로 씻고, 계속해서 50%, 70%, 80%, 90%, 95% 알콜, 무수알콜(absolute alcohol)에 넣고 다시 xylene[$C_6H_4(CH_3)_2$]에 넣어 계속해서 파라핀으로 포맷한다. 이외에 세로이진이나 카보왁스(carbowax) 등으로 포맷하는 것도 있다.

뼈 등의 딱딱한 조직은 염화알루미늄, 염산, 포름산(formic acid), 물을 혼합해서 만든 탈회액으로 탈회해서 표본을 만드는 것도 있다. 표본을 만드는 과정에서 방사성동위원소를 분실할 염려도 있기 때문에 주의해야 한다. 이렇게 해서 만든 표본은 두꺼운 만큼 해상력이 떨어지므로 5~30㎛ 정도의 얇은 조각으로 절편해서 시료로 사용한다.

전개한 종이 크로마토그램의 종이는, 전개제를 완전히 증발시켜 건조시킨다. 만든 표본에는 X선 필름을 밀착시키는 쪽이 좋지만, ^{32}P와 같이 고에너지 β선을 내는 것에서는 그사이에 얇은 셀로판지를 끼워서 시료에 함유되는 약품에 의한 화학적인 작용에 의하여 필름이 감광하는 것(화학 포그 ; chemical fog)을 막도록 한다.

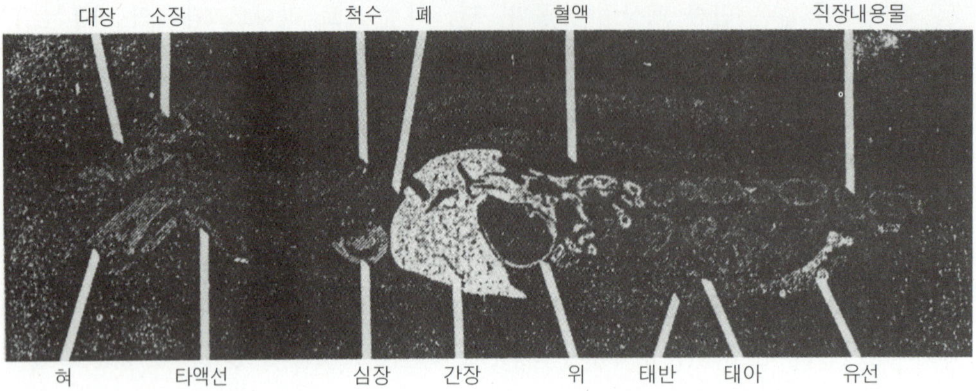

그림 3-11. 영양제 S-185중 비타민 B_6의 분포

임신 13일째 쥐선 ^{14}C … 비타민 … B_6 함유 S-185를 투여
(투여 양은 S-185 10g / 비타민 B_6 0.1mg / kg)후 24시간이
지난 다음의 전신 오토라디오그램

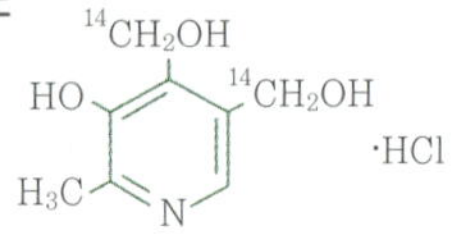

또 전개한 종이는 오토라디오그래피에 사용한 뒤 발색시키는 쪽이 화학 포그를 막는데 좋다. 그림 3-11에 나타낸 사진은 쥐에 비타민 B_6를 투여해서 얻은 오토 라디오그래피의 사진이다.

3) 마이크로 오토라디오그래피용 시료 조제

마이크로 오토라디오그래피는 주로 생물의 조직연구 혹은 미세한 세포내의 방사성 동위원소의 분포상태를 연구하는데 이용된다. 하나하나 은입자의 존재가 측정수단으로 되는 이유로 실험도 복잡하게 된다. 일반적으로 자주 사용되고 있는 3가지 방법에 관해 설명한다.

(1) 콘택트법(contact method)

이 방법은 그림 3-12처럼 시료와 건판 또는 필름의 유제막면과 맞춘 가장 간단한 방법이다. 마크로 오토라디오그래피는 항상 이 방법을 사용한다. 뼈나 그 외의 딱딱한 조직 등의 시료를 5~10㎛의 두께의 절편으로 하고, 슬라이드 유리에 고정해서 염색한 후, 95% 알콜 및 무수알콜로 처리한다. 계속해서 1% 셀로이딘(celloidin)의 에테르, 알콜용액 속에 담그어 화학 포그를 막는데 적당하게 좋은 정도의 셀로이딘 막을 만든다. 건조 후 암실내에서 X선필름 또는 콘택트형(contact type) 오토 라디오그래피용 건판과 밀착시켜 노출한다.

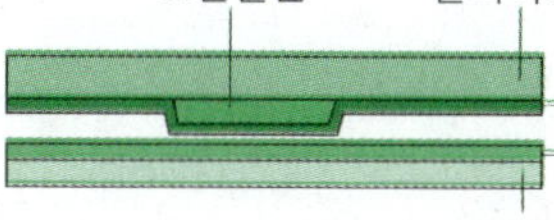

그림 3-12. 콘택트법

(2) 마운드법

혈액, 골수액 등을 직접 건판위에 도포하고 그대로 노출, 현상하는 방법이다. 간단하지만 시료와 유제가 직접 닿기 때문에 화학 포그가 생길 가능성이 크다. 이 때문에 저온에서 노출을 하는 등의 화학 포그를 억제하는 수단에 이용된다.

(3) 스트립법

미크로 오토라디오그램법 중에서 가장 널리 이용되고 있는 방법으로 먼저 조직절편을 슬라이드 유리 위에 펴고, 포이겐(feulgen), 파스(PAS : 파라아미노살리실산), 에오신(eosine : 프레탈린 물감의 일종) 등으로 염색한 후, 1% 셀로이딘, 알콜, 에틸 등 양혼액으로 셀로이딘 처리해서 셀로이딘막을 만든다. 다음에 유제와 슬라이드 유리가 잘 고착되도록 0.5%의 젤라틴용액(0.01% 크롬과 0.01%의 알콜 함유)에 적신 후 잘 건조한다. 하룻밤 방치한 후 암실에서 스트립 건판을 20℃의 1% 그리세린 용액에 담그는 등 유제막을 유리에서 벗겨 유리에 고착해 있던 면을 그대로 슬라이드 유리위에 덮는다. 수중에서 꺼내어 주름을 펴고 남은 방울을 제거한 후 건조시켜 차고 어두운 곳에서 노출한다.

◆◇◆◇◆◇◆◇◆◇ 요약 정리 ◇◆◇◆◇◆◇◆◇◆◇◆◇

1. 선원 조제법의 필요성과 다양성

1) 필요성

측정되는 시료의 두께나 표면의 균일성 등에 의해서 방사능의 세기가 좌우되므로 정량적으로 측정하기 위해서 재현성 있는 선원 조제가 필요하다.

2) 다양성

방사선의 성질 및 연구 목적 등을 고려해서 고체 액체 및 기체 시료 등을 다양하게 조제하여 측정에 있어 보다 효율성과 재현성을 좋게 한다.

2. 고체 시료조제법

1) 주의 사항

① 시료를 일정 면적에 균일하게 도포 시킬 것

② 시료는 빛이나 열에 강하고 습기를 흡수하지 말 것

③ 재현성이 좋은 시료를 조제 할 것

④ 시료 용기 등에 방사성물질이 남아있기 때문에 부착 되는 것을 최소화 할 것

2) 조제법

① 증발법 : 시료 접시위에서 증발시켜 측정

② 침전 여과법 : 분리형 유리필터 이용

③ 전착법 : 전착 장치를 이용

④ 원심분리법 : 분리형 원심관을 이용

3. 액체 시료조제법

방사화학 분석 후 시료가 액체인 경우 액체시료 조제법을 이용한다.

[측정법]

① 액침형 GM 계수관

② Well형 신틸레이션 계수관

③ 액체 신틸레이션법

4. 기체 시료조제법

기체를 활성탄이나 분자 여과기 등에 흡착시켜 측정한다.

[측정법]

① 직접 측정

② 흡착시켜 고체로 하여 측정

③ 용매에 흡착시켜 측정

5. 오토 라디오그래피용 시료조제법

① 오토 라디오그래피 : 사진법을 이용하여 방사성동위원소의 분포 상태를 조사

② 마이크로 오토라디오그래피 : 흑화도를 육안으로 관찰

③ 미크로 오토라디오그래피 : 흑화도를 현미경으로 관찰

제4장 방사성원소의 이용과 추적자(tracer) 화학

1. 추적자법의 특수성

방사성동위체를 추적자로 사용할 경우에는 보통 대량의 안정동위체와 혼합물로서 취급된다. 즉 수 ㎎에서 수 g 정도 대량의 천연 안정동위체 중에 극미량의 방사성동위체가 혼재하고 양자가 화학적으로 같은 거동을 취하는 것을 이용하는 것이다. 방사성동위체를 이용하면 검출감도가 극히 높으며 비교적 쉽게 측정할 수 있기 때문에 물질의 이동이나 화학반응을 간편히 추적할 수 있다.

또한 시판 제품은 각각 물리적, 화학적 성상 등이 다르기 때문에 사용에 있어서는 ① 핵종의 반감기, ② 방사선의 에너지, ③ 비 방사능, ④ 방사화학적 순도 등에 각별히 주의가 요구된다.

1) 핵종의 반감기

추적자로서 이용되는 경우는 크든 적든 일정의 시간을 요하므로 조작을 끝내고 측정하려고 할 때, 방사능이 거의 소멸되었으면 부적당하다. 방사화학을 연구하는 학자들 사이에서는 경험적으로 반감기의 약 4배 기간 정도에서 핵종을 활용하는 것이 적당하다고 한다. 반감기가 긴것은 취급은 편리하지만, 반면에 사용한 기구의 오염이나 폐기물의 방사능이 장기간 소멸하지 않기 때문에 보건 물리적 관점에서는 좋지 않다.

이와 같은 것을 고려하면 수십일 부터 수년정도의 반감기를 가진 핵종을 선택할 수 있다면 적당하다고 생각된다.

2) 방사선의 에너지

방사선의 에너지는 높은 쪽이 좋다. 에너지가 낮은 방사선을 내는 핵종은 측정이 곤란하고 공존물에 의한 흡수도 크기 때문에 이것을 고려해야 한다. 그러나 현재 측정장치의 발전에 따라서 ^{3}H, ^{35}S 등이 저에너지 β방출체로 널리 이용되고 있다.

3) 비방사능

방사성동위원소를 함유한 물질의 단위 질량당 방사능의 세기를 비방사능(Specific activity)이라하며 단위는 Bq/kg로 표시한다.

비방사능은 클수록 좋으며 가능하면 무담체(carrier free)의 방사성동위체가 요구된다. 방사성동위체를 비 방사성동위체로 희석하는 것은 대개의 경우 곤란하지는 않지만 방사성동위체만을 분리하는 것은 매우 어렵다.

보통의 화학분석에서는 불가능한 극미량 영역의 분석화학에 도움이 되는 것은 무담체 혹은 거기에 준하는 비방사능을 가진 것이다. 현재 시판되고 있는 방사성동위체는 (n, γ) 반응으로 만들어진 것이 많으며 보통 타깃(target)과 동일 원소의 방사성동위체가 혼재하고 비방사능이 적은 것이 많다.

•예 제 알루미늄 10g을 속중성자로 조사해서 1μBq의 ^{24}Na의 생성을 얻었다. 이 알루미늄에는 0.1ppm의 나트륨을 포함한다. 이 시료에서 얻어진 ^{24}Na의 비방사능 Bq/g을 계산하시오?

Al 10g중 Na 함량은 10^{-6}g이므로 비방사능은 $1/10^{-6}(\mu Bq/g)=10^{6}(\mu Bq/g)=1(Bq/g)$

4) 방사화학적 순도

특정한 화학종의 방사능이 그 핵종 전체 방사능의 백분율로 나타낸 것을 방사화학적 순도(Radiochemical purity)라 한다. 그리고 방사성핵종 순도(Radionuclidic purity)란 함유하고 있는 방사성핵종이 전 방사능의 몇%인가를 표시하는 것이며 이것을 방사성 순도라고 하기도 한다. 방사화학적 순도는 가능한 높은 것이 좋다. 단, 1종류만의 방사성동위체로 되며 다른 방사성동위체를 포함하지 않는 경우에 이것을 방사화학적 순도가 100%라고 말한다.

이 경우 비방사성의 공존원소로 규정되는 화학적 순도는 따로 생각한다. 만약 타종의 원소에 속하는 방사성동위체가 혼재하고 있는데도 알지 못하고 실험을 하면 방사능 측정으로 얻어지는 결과는 목적의 방사성동위체에 의한 것과 공존 방사성동위체에 의한 결과를 중복시키는 것이 되므로 큰 실수를 범하게 된다. 물론 낭핵종도 방사성인 경우 그것과 공존한 그대로를 실험에 병행하는 것도 있지만 이때는 붕괴법칙을 이용해서 방사평형으로 될 때까지 기다리는 적당한 방법을 취해야 한다. 이 밖에도 동위체 효과나 방사선효과에 대해서도 고려해야 한다.

예 제 방사성 추적자로 갖추어야 할 필수 요건을 설명하시오?

- 반감기와 방사선에너지가 적합하여야 한다.
- 비방사능이 적절히 높아야 한다.
- 이용기간 중 화학적으로 안정하여야 한다.
- 동위원소 교환효과가 없어야 한다.
- 방사선효과가 없어야 한다.
- 방사콜로이드를 형성하지 않아야 한다.

예 제 엑티버블(Actibable) 트레이서를 설명하고 그 요건과 원소를 나열하시오.

- 제품이나 공정, 환경 등의 조사 시 방사성물질로 오염시키지 않기 위해 비방사성물질을 트레이서로 사용해서 실험하고 종료 직후 시료를 방사화하는 방법을 엑티버블 트레이서법이라 하며 이때 사용하는 트레이서를 후방사화 트레이서라고도 한다.
- 요건은 열중성자의 방사화단면적이 크고 반감기는 짧은 감마선 방출 핵종이어야 하고, 경제적이며 독성이 없고 자연에 존재하지 않아야한다. 그리고 실험 중 외부로부터 오염되지 않아야 한다.
- 방사화 단면적이 큰 희토류 원소를 사용한다 : Sm, Eu, Gd, Dy 등

예 제 방사성핵종 순도(RNP)와 방사화학적 순도(RCP)에 관한 설명 중 옳는 것은?
단, ( )는 방사능의 %임

<1> $^{131}IO_3$(50%) + $^{131}I^-$(50%) 일 때 ^{131}I의 RNP는 100% 임
<2> $^{131}IO_3$(50%) + $^{131}I^-$(50%) 일 때 $^{131}IO_3$의 RCP는 100% 임
<3> $^{131}IO_3^-$(50%) + $^{99m}TcO_4^-$(50%) 일 때 $^{131}IO_3^-$의 RNP는 100% 임
<4> $^{131}IO_3^-$(100%) + $^{127}IO_3^-$(0%) 일 때 $^{131}IO_3^-$의 RNP는 50% 임
답 : <1>

$$\text{방사성핵종 순도}\,(RNP) = \frac{\text{특정 방사성핵종 방사능}}{\text{전체 방사성핵종 방사능}} \times 100\,\%$$

$$\text{방사 화학적 순도}\,(RCP) = \frac{\text{특정 방사성화합물 방사능}}{\text{전체 방사성화합물 방사능}} \times 100\,\%$$

위 보기의 경우, 방사성핵종은 화학형태에 관계없이 I^{131}임
따라서, 방사성핵종(^{131}I)의 방사성핵종순도 = 100 %
또한 <2> 항의 RCP는 50%, <3> 항의 RNP는 50%, <4> 항의 RNP는 100%

2. 분석화학의 응용

방사성동위체를 분석화학에 응용하는 방식을 분류하면 다음과 같이 된다.

① 원소의 분석 화학적 행동의 추적
② 방사화학 분석(radiochemical analysis)
③ 방사분석(radiometric analysis)
④ 동위체 희석 분석(isotope dilution analysis)
⑤ 방사화 분석(radioactivation analysis)

이 중에서 방사화학 분석은 그 자체가 방사성인 핵종을 그 방사능의 측정에 기초해서 검출 혹은 정량하는 분석법이다. 원소의 분석 화학적 행동의 추적과 방사화 분석의 방법은 원리적으로 방사성핵종을 추적자로서 원소의 분리나 정량을 행하는 것이다. 동위체 희석 분석법은 비방사능의 변화를 보아 정량분석을 행하는 방법이다. 방사화 분석은 시료에 중성자 등으로 조사하고 시료에 함유되어 있는 핵종에 핵반응을 일으켜 그 결과 생기는 특정 핵종의 방사능을 측정해서 시료속의 핵종을 검출 또는 정량하는 방법이다.

이상의 여러 가지 방식 중 ①과 ②에 관해서는 이미 제2장에서 서술하였으므로 여기서는 ③, ④, ⑤의 방식에 관해서만 서술하기로 한다.

1) 방사 분석(radiometric analysis)

어떤 원소나 화합물을 정량하는 경우에는 분석 대상물에 방사성추적자를 가하여 그 방사능 측정에 의해 정량을 행하는 방법을 말하는데 방사분석이라는 용어는 사람마다 약간의 차이는 있지만 좁은 뜻으로는 방사성 지시약을 이용해서 비방사성인 원소의 정량분석을 실시하는 방법이다. 그 원리는 오래전 1936년 R. Ehrenberg에 의해 시작된 것이지만, 당시에 비하면 여러 종류의 방사성동위체의 입수가 쉬운 지금에는 이용범위도 넓으며 또한 조작이 극히 간단화 되도록 되었다.

A+B→AB라는 침전반응으로 B에 일정량의 방사성 지시약을 첨가한 후 A에 대해서 과잉의 B를 첨가하면, 침전AB를 달리한 여액에 잔류하는 방사능을 측정함으로써 반응에 관여한 B의 양을 알 수 있다(혹은 침전 AB의 방사능을 직접 측정해서 반응한 B의 양을 알 수도 있다). 따라서 B와 당량 A의 양을 간접적으로 정량할 수 있는

것이 방사분석의 원리이다. 이 경우 방사성동위체는 다르고 추적자도 아닌 그 방사능 강도의 측정이 질량의 측정을 의미하고 있으며 사용되는 카운터는 말하자면 중량분석에 있어서 화학천평의 역할을 다하고 있다. 예를 들면 칼륨의 분석법에는 다음과 같은 방법이 있다.

(1) 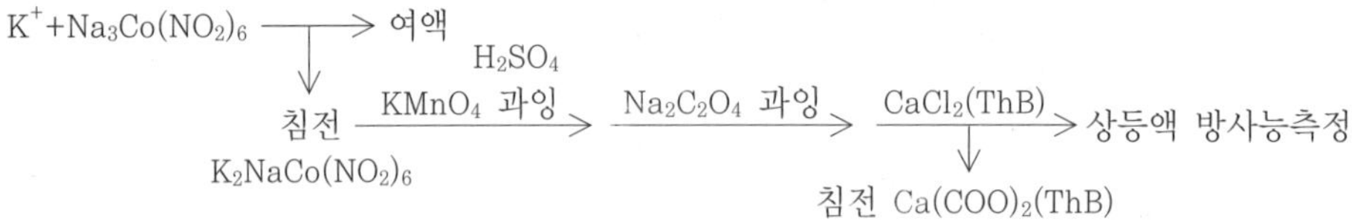

(2) 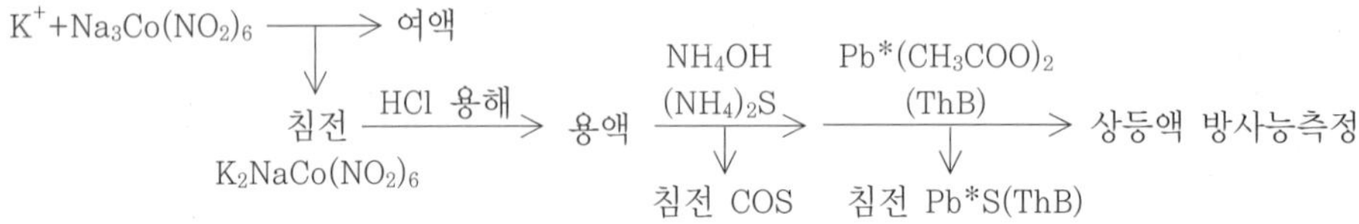

위의 두 가지 방법은 모두 당시 입수하기 쉬운 납의 방사성동위체와 관련 있는 반응을 이용하였으며, 요즘 인공 방사성동위체인 ^{60}Co의 입수가 쉬워져서 칼륨의 방사분석을 다음과 같이 간략화 하였다.

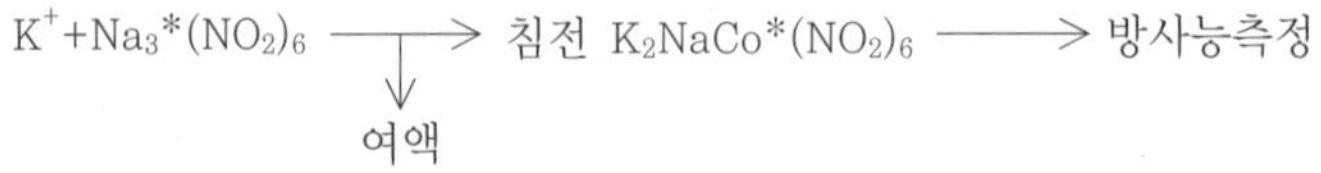

방사성 침전제는 처음에 ^{60}Co의 염화물을 적당량의 비방사성 초산코발트로 혼합한 후 보통의 방법으로 $Na_3Co^*(NO_2)_6$를 조제하면 좋고 정량하려고 하는 칼륨의 양에 따라서 침전제의 비방사능을 바꾸면 수㎎에서 수㎍까지의 칼륨의 정량이 가능하다. 염화칼륨의 표준액에서 여러 가지 양을 취해 방사성 침전제로 침전을 만들어 방사능을 측정하고 그 방사능 강도와 칼륨 양과의 사이에 관계의 비례성을 알면 이것에 의해 미지양의 칼륨을 정량한다.

이때 방사능은 일정의 ^{60}Co를 포함하는 표준시료의 방사능에 대한 비로 나타내면 측정기의 감도는 매일 변화하나 ^{60}Co의 붕괴 등에 의한 오차에서 영향을 받지 않아 유리하다.

칼륨 이외에 다음과 같은 반응도 방사분석에 이용되고 있다.

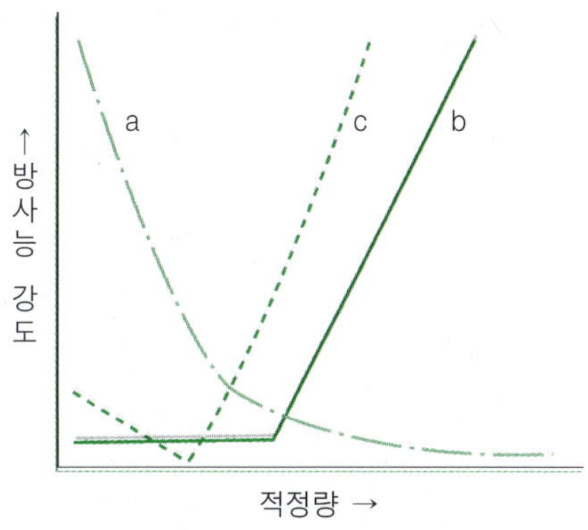

그림 4-1. 방사적정 곡선

$$Tl^{3+} + [Co^*(NH_3)_6]Cl_3 \rightarrow [Co^*(NH_3)_6]TlCl_6$$

$$Sb^{4+} + [Co^*(en)_2Cl_2]Cl \rightarrow [Co^*(en)_2Cl_2]SbCl_6$$

방사분석의 영역에 포함되는 것에 방사적정법(radiometric titration method)이 있다. 이것은 침전적정을 실시하는 사이에 용액의 방사능이 변화하는 모양을 첨가하여 적정의 종점을 결정하는 방법이다.

난용성 침전을 생기게 한 경우 방사적정곡선에는 그림 4-1에 나타낸 것과 같이 3 종류가 있다.

즉 그림 4-1에서 a는 피적정액에 방사성 라벨이 붙어지며 적정시약은 비방사성인 경우, b는 반대로 적정시약에 라벨되어 있는 경우, c는 적정시약과 피적정액 모두 라벨되어 있는 경우의 적정곡선으로 어느 경우도 꺾여지는 점을 구해서 당량점(當量点)으로 결정된다.

2) 동위체 희석분석

동위체 희석법은 방사성 시약으로써 정량화 하려고 하는 비방사성동위원소의 방사성동위체 또는 정량화하려고 하는 비 방사 화합물의 표지화합물에 일정 이미 알고있는 양을 분리 조작하기 전에 첨가하여 목적성분의 일부분을 분리하고 난 후, 방사성동위원소의 희석 정도를 조사함으로써 목적하는 비방사성물질의 전량을 알아내는 방법이다.

이때 정량화하려고 하는 물질이 방사성인 경우에는 그 물질의 비방사성 담체를 첨가하여 위의 방법과 같이 해서 방사성물질의 전량을 측정할 수가 있다. 이 방법은 방사성동위체 표지화합물을 같은 종의 비방사성 화합물과 혼합하면 분리 후의 비방사능이 변화한다고 하는 원리를 이용한다. 방법에 따라서 (a) 직접희석법(direct dilution method), (b) 역희석법(reverse dilution method), (c) 이중희석법(double dilution method) (d) 유도체법(isotope) (e) substochiomtry등으로 크게 구별된다.

여기서는 직접희석법의 원리와 유기 및 무기화합물의 분석에 대해서 각각 하나씩의 예를 들어 서술한다. 어느 표지화합물 (*C)의 방사능을 A_0, 중량을 W_0로 하면 그 화합물의 비방사능(S_0)은 다음과 같이 된다.

$$S_0 = A_0 / W_0 \tag{4.1}$$

같은 종의 비방사성 화합물(C)의 중량을 W_u로 하고, *C와 C를 혼합하면 방사능의 세기는 전과 다르지 않음으로써 A_0로, 중량만이 W_0+W_u로 변화하기 때문에 혼합물의 비방사능(S_1)은 다음 식으로 주어진다.

$$S_1 = \frac{A_0}{W_0 + W_u} \tag{4.2}$$

따라서 목적물질의 중량 W_u는 다음과 같이 된다.

$$W_u = W_0\left(\frac{S_0}{S_1} - 1\right) \tag{4.3}$$

이 방법의 장점은 W_0+W_u 전체를 분리할 필요가 없으며 일부분만을 순수하게 빼내 그 비방사능을 알면 좋다는 것이다.

(1) 유기화합물의 적용 예

목 적 : 10g의 알콜 중의 나프탈린(naphthalene, $C_{10}H_8$)의 양을 정량한다.

조 작 : ① 이미 알고있는 중량 나프탈린 표지화합물을 취한다(중량 W_0=10㎎, 방사능 A_0= 100,000cpm로 한다).

② 이 표지화합물을 콜타르(coaltar)에 첨가한다.

③ 혼합물에서 나프탈린의 일부를 순수하게 분리한다(이 분리된 나프탈린의 중량 W_1=120㎎으로 한다).

④ 분리된 나프탈린의 방사능을 측정한다(A_1=24,000cpm으로 한다).

⑤ 이상의 결과에서 S_0와 S_1이 각각 10,000cpm/㎎, 200cpm/㎎으로 산출된다. 따라서 콜타르 중에 함유되는 나프탈린의 중량 W_u는

$$W_u = 10(\frac{10,000}{200} - 1) = 490\text{mg} \ (=4.9\%)$$로 된다.

(2) 무기화합물의 적용 예

목 적 : 1×10^{-6}g 양의 염화물 이온을 함유하는 빗물속의 염화물 이온의 정량.

조 작 : ① 100㎖ 정도의 빗물을 받고 거기에 ^{36}Cl로 표식된 이미 알고 있는 양 W_0㎍의 염화물을 첨가한다.

② 잘 혼합한 후 염화물의 W_0㎍과 당량에 미달하는 정도의 이미 알고 있는 양의 은이온을 첨가한다. 이때 염화물 이온은 일부 침전한다.

③ 염화은 침전의 방사능을 측정한다(이것을 Xcpm으로 한다).

④ 염화물 이온을 전혀 포함하지 않는다고 생각되는 용액에 관해서 (1)~(3)의 조작을 한다. 그때 얻어지는 침전의 방사능을 Ycpm으로 한다. 이 2종류의 조작으로 얻어지는 염화은 침전의 중량은 전부 동일하므로 $S_0/S_1=Y/X$ 로 된다.

따라서 최초의 빗물속에 함유되어 있는 염화물 이온의 양은 다음 식으로 나타낸다.

$$W_u = W_0(Y/X - 1)$$

3) 방사화 분석

시료 중의 원소가 방사능을 가지고 있는 경우 그 방사능을 측정하여 원소를 정량하는 방법인데 그 낭핵종이 친 핵종과 방사평형 상태에 있는 경우에는 자 핵종을 화학적으로 축출하여 방사능을 측정하는 방법이 사용된다. 이것을 방사분석 또는 방사화 분석에 포함하기도 한다.

따라서 방사화 분석은 첫째, 화학 조작을 하지 않고 시료에 방사선을 조사하여 시료속의 특정원소를 정량 분석하는 방법이고 둘째, 시료에 중성자 혹은 하전입자를 조사하여 핵반응을 일으켜 생성한 방사성동위원소의 특성(방사선의 종류, 에너지, 반감기 등)을 조사하여 핵종 및 강도를 분석하여 핵종의 량을 구함에 의해서 시료 중의 목적원소를 정량하는 방법이다.

표 4-1. 방사화분석의 선원과 핵반응 형태

선 원	핵반응 종류
열중성자(0.025eV)	(n, γ)
고속중성자(0.5MeV~100MeV)	(n,2n), (n, γ), (n,p), (n, α)
하전입자(α,p,d,t)	(p,n), (p,d), (p, γ), (d,n), (d,p)
전자파(γ,X)	(γ,n), (γ,p), (γ,d)

비방사성의 시료를 중성자, 양자, 중양자, α입자 등의 고에너지 입자나 γ선 같은 전자파로 충격해서 핵반응을 일으켜 생성하는 방사성핵종의 특성을 조사하거나 또는 그 방사능 강도를 측정하는 분석법이다. 이것은 원자로를 이용하면 강력한 중성자원이 얻어지기 때문에 이것을 이용하는 중성자 방사화 분석이 일반적으로 널리 사용되고 있다. 표 4-1은 방사화 분석에 이용되는 선원과 핵반응의 형태를 나타낸 것이다.

분석시료를 중성자로 조사하면 시료 중에 함유되어 있는 각 핵종은 각각의 핵 특성에 따라서 핵반응을 일으킬 가능성이 있다. 목적 원소에 속하는 하나의 핵종에 주목하면 조사 직후의 방사능은 다음과 같이 된다.

$$A = N f \sigma_{act} S \qquad (4.4)$$

여기서 $S = 1-e^{-\lambda t} = 1-e^{-\frac{0.693t}{T_{\frac{1}{2}}}}$ (4.5)

A : 조사 직후의 방사능(dps)　　N : 표적핵종의 원자 수

f : 중성자 선속(n / cm^2 · sec)

σ_{act} : 특정의 방사성핵종을 생성하는 핵반응의 동위체 방사화 단면적(㎠)

S : 포화계수　　t : 조사시간

λ : 생성핵종의 붕괴정수　　$T_{1/2}$: 생성핵종의 반감기

여기서 포화계수(saturation factor) S는 조사시간 t=0일 때 0, t=∞일 때에는 포화계수의 값이 1로 되기 때문에 이 호칭이 이용된다. 그림 4-2에서 보듯이 반감기와 같은 시간을 조사하면 정확히 포화량의 1/2만큼 생성하고 반감기 6배의 조사로 포화량의 63/64만큼 생성한다. 따라서 너무 장시간의 조사는 경제적 측면에서 볼 때 효율성이 적다.

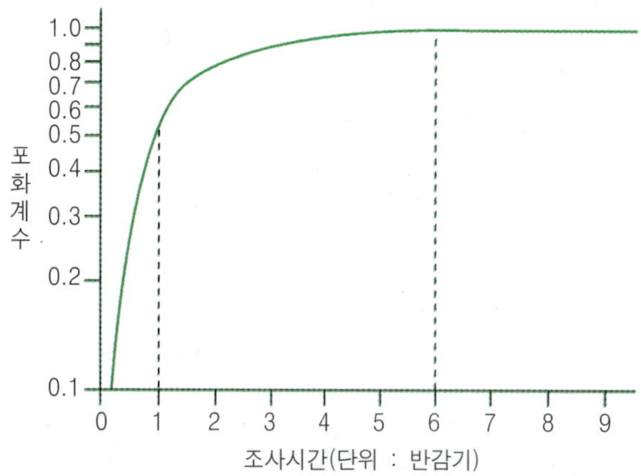

그림 4-2. 중성자 조사에 의한 방사화의 시간 변화

표적 원소의 중량을 Wg, 표적 핵종의 존재도를 K, 표적 원자의 원자량을 M으로 하면 조사직 후의 방사능은 다음과 같이 바꾸어 쓸 수 있다.

$$A = Nf\sigma_{act}S = \frac{WK}{M}(6.02\times10^{23})f\sigma_{act}(1-e^{-\frac{0.693t}{T_{\frac{1}{2}}}}) \quad (4.6)$$

한편 조사 종료 후 d시간 경과한 후에 있어서 방사능은 생성핵의 붕괴를 고려해서 다음 식으로 나타낸다.

$$A_d = \frac{WK}{M}(6.02\times10^{23})f\sigma_{act}(1-e^{-\frac{0.693t}{T_{\frac{1}{2}}}})(e^{-\frac{0.693t}{T_{\frac{1}{2}}}}) \quad (4.7)$$

따라서 목적원소의 중량 (g단위)은 다음 식으로 나타낸다.

$$W = \frac{A_d M}{K(6.02\times10^{23})f\sigma_{act}(1-e^{-\frac{0.693t}{T_{\frac{1}{2}}}})(e^{-\frac{0.693d}{T_{\frac{1}{2}}}})} \quad (4.8)$$

방사화 분석의 실제 표준적 조작은 다음과 같다.

(1) 시료 및 표준시료를 일정량으로 만들고 정량을 목적으로 한 원소에 적정의 방사능을 주기 위하여 충분한 시간동안 중성자를 조사한다.

(2) 조사 후 시료 및 표준시료를 용해하고 정량하려고 하는 원소에 적당량의 담체를 첨가한다. 담체는 시료와 같은 화학형을 가지고 있어야 한다.

(3) 목적원소를 함유하는 화합물을 모두 다른 방사성핵종에서 분리하기 위해 화학 처리를 한다. 그리고 방사화학적으로 순수하게 한다.

(4) 일반적인 방법에서 화학적 수율을 구한다. 그래서 (3)의 조작은 정량적으로 전부를 분리할 필요는 없다. 왜냐하면 화학적 수율의 값을 이용해서, 최후에 측정된 방사능의 값은 보정할 수 있기 때문이다.

(5) 시료와 표준의 방사능을 동일 계수 조건으로 비교한다. 필요하면 자기흡수, 불감시간 및 붕괴 등에 관해서 보정을 한다.

(6) 다음과 같은 방법으로 분리된 방사성 화합물의 방사화학적 순도를 파악한다.

(a) 붕괴율의 변화에서 반감기를 측정한다.

(b) 다른 두께의 흡수판을 통해서 방사능을 측정하고, 그 에너지를 본다.

(c) 신틸레이션 스펙트로메타를 이용해서 γ선 스펙트럼을 측정하고, γ선 에너지를 결정한다.

어떤 좋은 조건하에서는 (2), (3)의 조작은 생략되는 것도 있지만 그 경우는 비파괴 분석으로 된다. 이렇게 하여 정량되는 성분X의 양은 다음 식으로 얻어진다.

$$\frac{\text{미지 }X\text{의 양}}{\text{표준 }X\text{의 양}} = \frac{\text{미지 }X\text{원소의 전방사능}}{\text{표준 }X\text{원소의 전방사능}} \tag{4.9}$$

예 제 방사분석, 방사화 분석 및 방사화학 분석의 차이점을 설명하시오?

<1> **방사분석**(radio analysis)

비상사성 시료에 방사성 시약을 가해 침전된 물질의 방사능을 분석하여 비방사성 시료의 양을 알아내는 방법이다.

A + B* → AB*(침전)

A : 비방사성 재료, B* : 방사성 침전 시약

<2> **방사화 분석**(activation analysis)

대상 시료에 방사선을 조사함으로서 시료와 핵반응을 일으켜 생산된 방사선의 특성을 분석하여 정량을 행하는 방법이다.

<3> **방사화학 분석**(radio chemistry analysis)

방사성핵종의 방사능 또는 그 딸핵종의 방사능에 따라서 방사성핵종의 존재량을 알기 위한 화학 분석법이다. ^{40}K방사능 측정에 의한 K의 정량, 역희석법 등 시료 중에 포함되어 있는 방사성물질의 정량 등을 행한다.

4) 중성자 방사화 분석의 특징

(1) 분석 감도가 높은 것

원자로와 같은 선량이 큰 선원을 이용하면 많은 원소에 대하여 극히 감도가 높은 분석이 가능하다. 종래 행해지고 있는 중량법, 비색법 등과 비교한 경우, 중성자 방사화 분석법이 가장 고감도라는 것이 그림 4-3에서 알 수 있다.

따라서 초미량 방사화 분석법으로써 반도체 재료, 지구화학적 시료, 생물학적 시료중 미량성분의 정량에 널리 이용되고 있다. 현재는 ppm 혹은 ppb 이하의 불순물에 관해서 30종의 원소 이상 정량법이 연구되고 있다.

(2) 반응의 특수성이 현저한 것

보통의 화학분석과 다르게, 목적원소의 핵적성질에 기초한 분석법이기 때문에 공존원소가 화학적으로 비슷한 성질을 가지고 있어도 이 분석법의 장해 원인은 안된다. 따라서 종래 분리하기 어려운 희토류원소, 지르코늄(Zr) 및 하프늄(Hf) 등이 상호 공존시 분석에 유효하다.

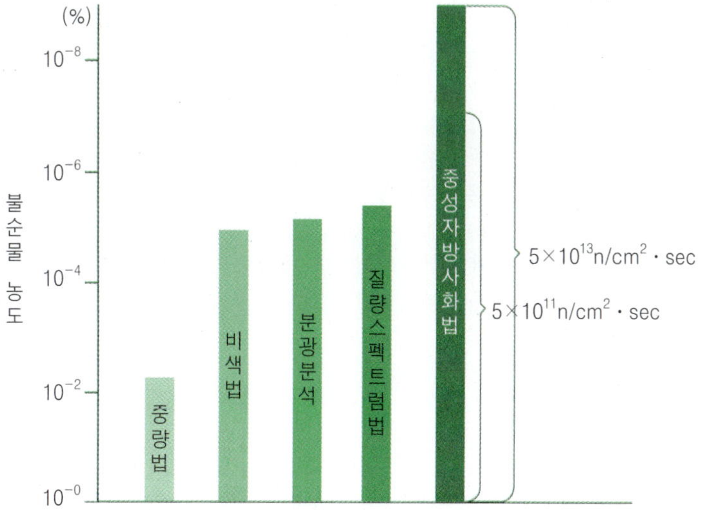

그림 4-3. 분석법에 의한 감도 비교

(3) 시약 등에 의한 오염위험이 적은 것

시료 조사 전까지의 오염만 주의하면 조사 후에는 목적성분이 방사성으로 되어 있기 때문에 비방사성의 목적성분이 소량 혼입되어 있어도 지장은 없다. 이것은 미량원소의 분석에는 극히 유리한 점이다.

예 제 중성자 방사화 분석의 장단점을 열거하시오?

<1> 장 점

- 검출감도가 높다.
- 시약에 의한 오염은 무시된다.
- 핵반응에 의한 것이므로 화학반응에 의한 것과는 다른 선택성을 갖는다.
- 여러 종류의 원소를 동시에 분석할 수 있다.
- 시료를 비파괴 분석할 수 있다.

<2> 단 점

- 정밀도가 비교적 낮다.
- 부반응에 의한 방해가 있다.
- 중성자가 시료 안에서 감쇠하는 자기차폐 효과는 오차의 원인이 되므로 두께, 양, 모양 등은 최대한 시료와 비슷하게 생긴 표준시료를 써야 한다.
- 원자로 등 중성자 발생원이 필요하다.

예 제 방사화 분석의 원리를 설명하시오?

시료에 방사선(중성자, 양자, 알파선, 고에너지 광자)을 조사하여, 원자핵 반응에 의하여 생성된 방사성핵종의 방사능을 분해능이 높은 반도체검출기와 파고분석기로 측정하여 원소의 정량을 측정하는 방법으로 검출감도가 좋아 10^{-10}g 이하까지 측정가능하고 소량의 시료로도 많은 원소를 동시에 분석 가능하며, 시료를 분해하지 않고 측정할 수도 있어, 측정이 끝난 시료를 다른 목적에 사용가능하다. 그리고 조사한 뒤에 화학조작을 하여도 목적 원소에 시약의 혼입은 없으며 화학적으로 유사한 원소가 공존하더라도 방해가 되지 않는다.

3. 유기화학 및 생화학의 응용

방사성동위체는 검출감도가 극히 높기 때문에 유기화학이나 생화학 연구의 추적자로 널리 이용되고 있다. 예를 들면 최근에는 방사성 철 ^{59}Fe을 동물에게 먹인 후 일정시간 후에 해부하여 여러 가지 장기에 흡수된 철을 방사능으로 측정하면 극미량의 철의 흡수율을 알 수 있지만 이것은 종래의 방법에서는 불가능한 것이었다. 주로 탄소 화합물을 취급하는 유기화학이나 생화학에 의해서 편리한 것은 탄소에 방사성탄소(^{14}C, $T_{1/2}$=5730년, β^-)가 있으며 쉽게 입수해서 합성 가능한 유기화합물로 표식하는 것이 가능한 것이다.

유기화합물에 의해서 제2의 중요 원소인 수소에도 방사성원소, 트리튬(tritium: ^{3}H,$T_{1/2}$=16.262년, β^-)이 있으며 이것도 자주 이용된다. 산소나 질소에는 추적자로써 적당한 방사성동위체가 존재하지 않지만 특수한 경우에는 인(^{32}P, $T_{1/2}$=14.28일, β^-), 요오드(^{131}I, $T_{1/2}$=8.05일, β^-, γ), 유황(^{35}S, $T_{1/2}$=87.9일, β^-), 철(^{59}Fe, $T_{1/2}$=45.1일, β^-, γ) 등의 동위체도 추적자로 이용된다. 산소나 질소의 경우처럼 적당한 방사성동위체가 없는 경우에도 질량 분석기를 이용하면 그것들의 안정동위체를 추적자로 이용할 수가 있다.

유기화학이나 생화학으로 방사성동위체가 추적자로 이용되는 것은 다음과 같은 많은 문제들의 연구 때문이다.

(1) 일반적인 물질의 이동이나 분포상태를 아는 것

(2) 유기반응 기구의 설명

(3) 대사경로의 추적

다음은 유기화학 및 생화학에서 응용되는 몇 가지 예를 설명한다.

1) 물질 이동과 분포상태의 연구

동물이나 식물의 섭취에 의해 체내로 들어가게 된 여러 가지 물질이 체내에서 어떻게 이동하며 분포하고 있는가를 아는 것은 영양공급 면에서나 또한 독극물이나 약제처럼 이물질의 체내에 있어서의 활동이나 분포상태를 아는데도 중요하다. 식물에 인이나 칼륨 등의 비료성분이 흡수되는 과정을 보는 연구는 방사성동위체를 이용해서 오래전부터 행해지고 있으며 종래의 학설을 뒤집는 결과가 얻어지고 있다.

예를 들면 인산비료를 토양에 섞으면 최초의 1년간은 식물에 의해서 흡수되며 나머지는 일부 토양 속에 남고 일부는 씻겨 흐르게 된다고 생각되어 진다. 그런데 ^{32}P를 이용한 실험에 50~70%의 인이 2~3주간 식물로 흡수되는 것을 알았다. 또 흡수된 인은 식물체내에서 고정되어 있는 것이 아니라 끊임없이 상하로 이동하고 있는 것을 알았다. 따라서 비료를 줄 경우엔 식물의 잎에 직접 뿌려도 좋다. 그렇게 하면 토양에 주는 경우보다도 흡수율이 높게 되므로 비료를 절약할 수 있다.

동물체에 추적자의 한 예로서는 쥐에 ^{32}P로 표식한 인산나트륨을 섭취시켜서 인의 거동을 조사한 것이 있다. 여기에 의하면 ^{32}P는 뼈에 가장 많으며 계속해서 췌장, 신장, 뇌 등에 많이 포함되어 있는 것이 나타나게 되었다. 한편 사육 기간 중의 배설물의 ^{32}P를 측정하여 인의 동물체내에서 생물학적 반감기가 추정되었다.

2) 유기(有機)반응 기구의 설명

유기반응 기구의 설명을 위한 동위체 이용에는 다음 2가지가 고려된다. 하나는 화합물 분자내의 특정위치에 표식된 방사성 원자를 추적하고 이것이 반응생성물의 어느 위치에 어느만큼 함유되어 있는가를 조사하고 원래 분자의 어느 위치에서 분열이 일어나며 어떻게 해서 생성물을 만들었는가를 규명하는 것이다.

이것은 종래의 방법에서는 거의 불가능한 전위반응의 경로나 교환반응의 연구에 매우 유용하다. 또한 다른 하나는 동위체 효과를 이용하는 것으로 무거운 동위체를 함유하는 것이 가벼운 동위체를 함유하는 것보다 반응속도가 느린 것을 이용하고 동위체를 함유하는 결합절단의 율속(律速)단계(속도결정단계)를 정하고 반응 기구를 아는 단서로 하는 것이다. 이 같은 경우는 질량의 차이가 큰 ^{2}H나 ^{3}H 등이 가장 효과적으로 이용된다.

[예 1] 지방산의 산화반응

지방산을 용액 중에서 산화하면 일반적으로 탄소원자가 적은 산과 이산화탄소를 생성한다. 예를 들면 프로피온산(propionic acid)을 알카리 용액 중 $KMnO_4$으로 산화하면 다음 식에 나타나듯이 수산기(hydroxyl)가 만들어진다.

$$CH_2 \cdot CH_2COO^- + 4MnO_4^- \rightarrow (COO)_2^{2-} + CO_3^{2-} + OH^- + 2H_2O + 4MnO_2$$

이때 CO_3^{2-}가 원래의 프로피온 산소분자의 카르복실기(carboxyl radical, 탄산기에서 오는 것인가 또는 골격의 탄소 원자의 산화에 의해서 생긴 것인가 확실하지 않았다. 그래서 카르복실 원료를 ^{14}C로 표식해서 실험한 결과 ^{14}C의 30%는 CO_3^{2-}에 나머지 70%는 $(COO)_2^{2-}$로 가는 것을 알았다. 이것은 다음 식에 나타낸 CH_2-COO 해리와, CH_3-CH_2의 해리가 3:7 비율로 일어나는 것을 의미한다.

$$\begin{array}{c} CH_3 \\ | \\ CH_2 \\ | \\ {}^{14}COO^- \end{array} \rightarrow \begin{array}{c} COOH \\ | \\ COOH \\ \\ {}^{14}CO_2 \end{array} \qquad \begin{array}{c} CH_3 \\ | \\ CH_2 \\ | \\ {}^{14}COO^- \end{array} \rightarrow \begin{array}{c} CO_2 \\ \\ COOH \\ | \\ {}^{14}COOH \end{array}$$

이 해리의 비율은 알카리의 농도에 의해 약간 변화한다. 더욱이 황산(sulfuric acid)이나 β^- 하이도로시 프로피온산(hydroxy propionic acid)의 산화반응에도 같은 현상이 나타난다.

[예 2] 분자내 혹은 분자간의 전위반응

페놀의 수소원료를 중수소로 표식하고, 210℃로 가열하여 2일 후 조사한 결과 중수소는 다음과 같은 4종의 가능한 위치에 같은 양씩 분포하고 있다는 것을 알았다.

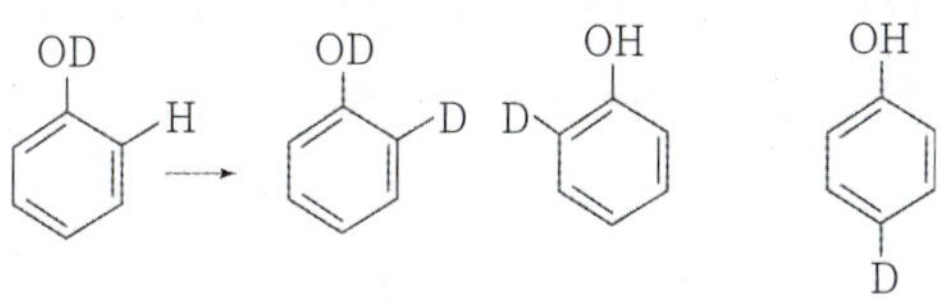

만약 이때 아니솔(anisole, $C_6H_5OCH_3$)이 공존하면 중수소는 다음과 같이 분자간에도 전위반응을 할 수가 있다.

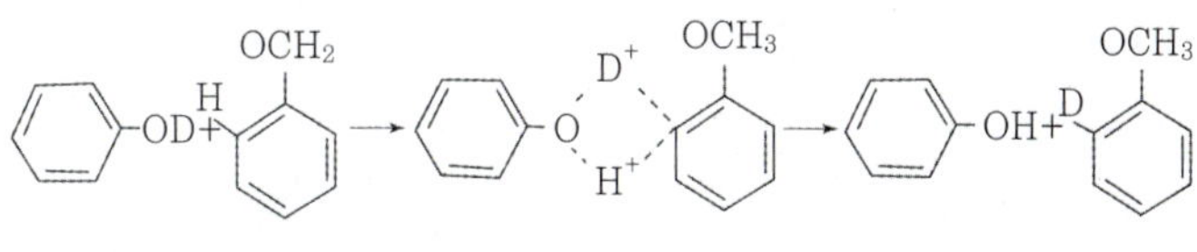

[예 3] 동위체 효과를 이용한 말론산(malonicc acid)의 탈카르복실(decarboxyl)반응

말론산의 탈카르복실 반응 같은 경우에는 2종의 속도론적 효과가 고려된다. 하나는 다음에 가리키는 2개 다른 분자의 반응속도정수를 비교하는 경우로 이것을 분자간 효과라 부른다.

$$H_2C \left\langle \begin{array}{l} {}^{12}COOH \\ {}^{12}COOH \end{array} \right. \longrightarrow k_1 \quad CH_{3.}{}^{12}COOH + {}^{12}CO_2$$

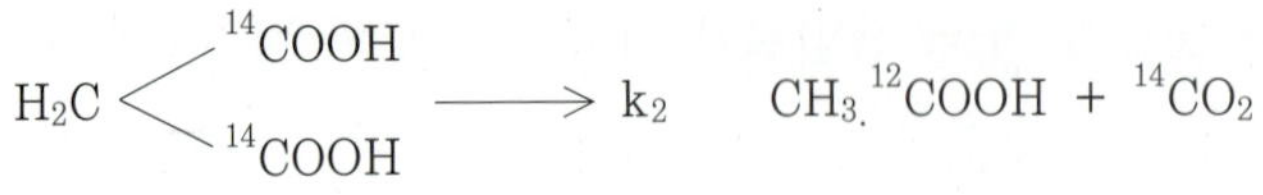

다른 하나는 분자 내 효과라 불리는 것으로 같은 분자에 대해 측정할 때 다른 속도정수가 얻어지는 경우이다.

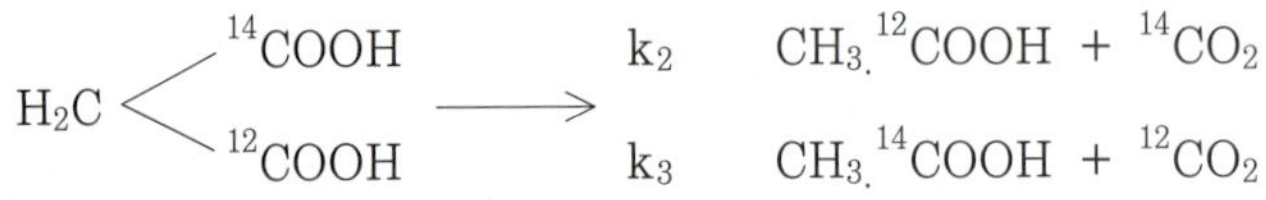

분자 내 효과는 항상 분자간 효과와 겹쳐서 나타난다. 상기 반응에 의해서 얻어진 결과는 $k_1/k_2=1.065$, $k_3/k_2=1.06$, $k_1/k_3=1.005$로 이것을 ^{14}C가 직접 만드는 결합의 절단반응에서는 동위체 효과가 두드러지며, ^{14}C가 직접 관여하지 않는 결합의 절단반응에는 동위체 효과가 나타나지 않는 것을 의미한다.

3) 대사 경로의 추적

생물체에 부여된 물질이 도중에 어떠한 경로를 거쳐, 또 어떠한 화학변화를 받아서 최종 생성물까지 도달하는가를 아는 것은 생화학에서는 매우 중요한 문제이다. 방사성동위체가 이 문제의 추적에 이용 가능하도록 되어 물질이나 대사중간 생성물 등의 연구가 쉽게 되었기 때문에 종래의 생각이 잘못 표현되어 개선된 예가 적지 않다.

[예 1] 대사과정의 크기 결정

대사과정(flow)의 개념은 방사성동위체가 생화학 연구에 이용하면서 생긴 것으로 정의에 의하면 식물 또는 조직의 분해에서 유래하는 화합물로 그 생물이 조직 구성분의 합성에 이용하도록 된 것을 말한다.

동위체 희석법을 이용하면 대사 과정의 크기를 결정할 수가 있다. 즉 어느 특정원소의 핵종 또는 화합물을 생체 내에 넣으면 이것들은 생체 내에 처음부터 존재하고 있던 같은 종의 원소 또는 화합물과 균일하게 혼합하여 버린다.

그 위에 완전히 혼합된 물질을 도출하고 그 비방사능을 측정하면 생체에 처음부터 존재하고 있던 물질의 양, 즉 대사 과정의 크기를 알 수 있다.

예로 ^{24}Na를 함유하는 소량의 식염수를 동물에 주입하면 세포외액 중에 함유되어 있는 Na^+이온에 의해 얇게 된다. 완전히 혼합될 시간 동안 경과 뒤에 혈장을 빼고 그 중의 ^{24}Na의 비방사능을 측정하면 Na에 관한 대사 과정의 크기를 알 수 있다.

[예 2] 광합성 기구의 생성과정

광합성 기구의 연구는 방사성동위체의 생화학의 응용에서 가장 중추적인 역할 중의 하나이다. 식물에 의한 탄소 동화작용으로 탄화수소를 생성하고 산소를 방출하지만 이것은 효소의 촉매작용으로 복잡한 화학변화를 거쳐 온 결과이다.

Calvin은 크로레라를 CO_2가 존재하지 않는 상태에서 빛에 쬐이고 그 후 방사성 $^{14}CO_2$를 도입해서 광합성을 행하게 하는 연구를 하였다. 이 경우 빛에 쬐인 시간을 수초부터 수분까지 변화시켜 반응시간을 바꾸었다. 반응 종료 후 빨리 비등 알콜로 처리하고 효소반응을 정지시켜 그 후 80%와 20%의 알콜 용액으로 추출해서 다음과 같은 반응경로 속의 생성물을 조사하였다.

$$CO_2 + (RH_2) \rightarrow A + B + \cdots \rightarrow A' + B' + \cdots \rightarrow (CH_2O)_n + H_2O$$

생성물의 비방사능을 비교하면 그것이 높은 것만큼 CO_2에 가까운 것, 즉 반응계열의 상위에 위치하는 것으로 생각된다. 중간 생성물을 조사하기 위해서는 ^{14}C 이외에 ^{32}P나 ^{3}H도 이용되었다.

이 실험에서 얻어진 최초의 결론은 빛에 쬐인 시간이 5~10초 정도 짧은 시간의 경우에는 방사성 탄소의 대부분이 린글리세린산에 들어간다는 것이다. 다시 린글리세린산을 분리하고 감성(減成 ; degradation)을 행해서 조사한 결과 방사성 탄소는 거의 카르복실원소에 들어있는 것을 알았으며 $^{14}CO_2$의 최초의 고정반응으로써 다음과 같은 결과를 얻었다.

$$^{14}CO_2 + \underset{(\text{수용체})}{C_2\text{화합물}} \rightarrow \begin{array}{c} CH_2OPO_3H_2 \\ | \\ CHOH \\ | \\ ^{14}COOH \end{array}$$

비루빈산(pyruvic acid ; 집성포도산이라고 함)도 광합성의 초기생성물 속에 나타나지만 이것은 린글리세린산의 선구체에서는 없으며 오히려 린글리세린산에서 생긴 것이다. 또 글루코스(glucose), 펜토스(pantose), 헵토오스(heptose) 등의 인산염도 비교적 초기에 나타난다.

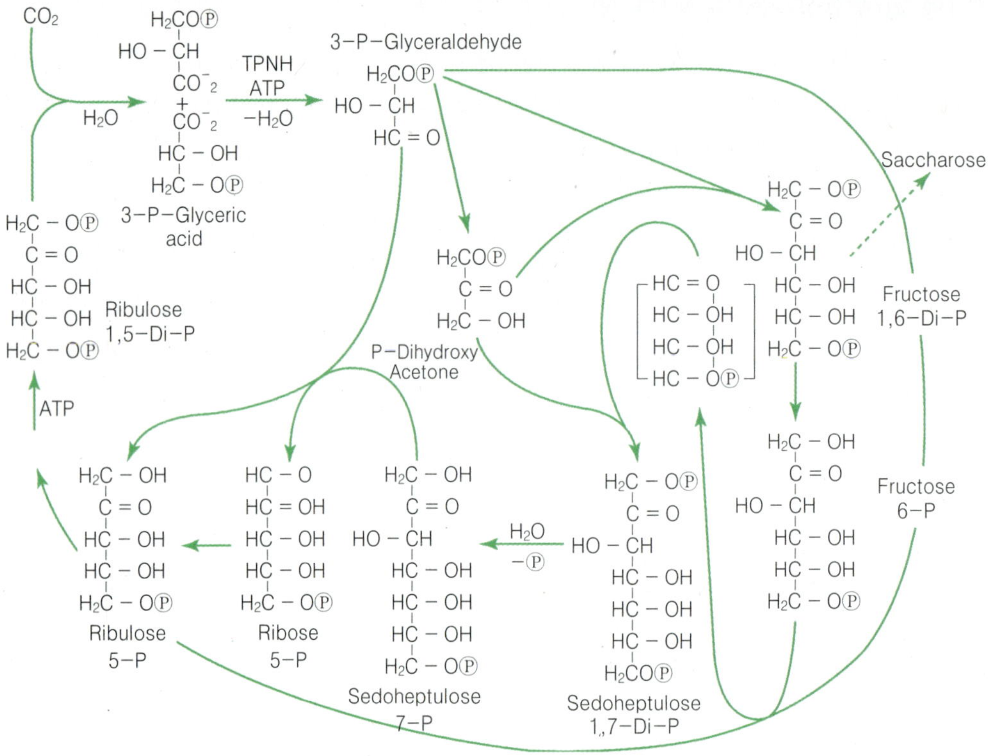

그림 4-4. 광합성에 의한 탄소의 생성과정

글루코스의 감성으로 방사성 탄소의 50%는 3C와 4C의 위치에 있으며 나머지는 다른 4개의 탄소에 균일하게 분포하는 것을 알았다. 이 분포는 글루코스가 2개의 린 글리세리산 분자의 축합에서 이루어진다고 생각하면 이해된다. 그림 4-4에는 광합성에 있어서 탄소의 생성과정을 나타낸다.

4. 표지화합물 조제

표지화합물(labelled compound)은 유기화학이나 생화학에서 널리 이용되고 있으며 시판되는 종류도 다양하다. 그러나 연구자의 실험목적에 적당한 표지화합물을 조제할 필요가 있는 경우도 많이있다. 표지화합물의 합성법은 일반 유기화학반응과 본질적으로는 다른 것은 아니지만 실제적으로는 반응비율을 향상시키기 위해서 또 반응의 규모축소 때문에 여러 가지 조작상의 문제점이 있다.

표지화합물의 제조는 이른바 수공업이고 1회의 취급량이 많아져도 증대하는 것은 비방사능이며 또한 합성의 스케일은 매우 적다. 보통의 합성과 달리 방사성물질을 취급하기 때문에 가능한 방사성물질과 접하는 시간을 단축하고 인체의 안전을 도모할 필요가 있다. 이 때문에 합성법은 간단하고 고수율의 방법을 선택하며 방사성핵종의 도입은 합성의 최종단계에서 행하는 것이 요구된다.

예 제 방사성표지화합물이란 무엇인가?

어느 화합물중의 특정원자나 원자단을 방사성 원자로 바꾸어 넣은 화합물을 말한다.
예) $CH_3COOH \rightarrow {}^{14}CH_3COOH$ or $CH_3{}^{14}COOH$

예 제 방사성표지화합물의 필요 요건을 설명하시오?

- 표지 후에도 원래의 화학적 성질이 보존되어야 한다.
- 표지위치를 알 수 있어야 하며 추적자로 이용하는 동안 안정되어야 한다.
- 도입한 RI의 반감기와 에너지가 적당하여야 한다.
- 불완전 표지화합물을 생체에 사용하는 경우 독성을 나타내거나 전혀 다른 생물학적 거동을 해서는 안 된다.

예 제 표지화합물을 보관할 때의 주의사항을 설명하시오?

- 방사능 농도를 낮춰야 한다(묽은 용액으로 하거나 불활성 물질 표면에 분산시킬 것).
- 방사선에 의한 상호영향을 피하기 위해 조금씩 분취해서 보관하여야 한다.
- 고 에너지 β^-방출제나 γ방출제 가까이 놓아두지 말아야 한다.
- 방사선 분해가 잘 일어나지 않는 용매를 써서 희석하여야 한다.
- 라디칼 스캐벤져(예 : 벤젠, 에탄올, 벤질 알콜 등)를 첨가하거나 라디칼 스캐벤져에 용해시켜야 한다.

- 산소와 접속을 피해야 한다.
- 저온으로 보관하여야 한다.

조제된 표지화합물은 보관에 세심한 주의를 요한다. 표지화합물은 보통 화학적, 생물적 요인에 의한 분해 이외에 방사선에 의한 분해도 고려해야 한다. 화학적, 생물학적 분해를 막기 위해서는 저온에서 보관하든지, 직사광선이나 고온 다습을 피하든가, 불활성가스 분위기하에 두든가 하면 좋다. 여기서는 방사선분해의 문제를 생각해 보자. 표지화합물의 방사성원자에서 나오는 방사선에너지는 화합물 자체에 많이 흡수되며 흡수가 일어나면 여기된 분자가 또 분해를 일으킬 가능성이 있다. 이들의 분해에 대한 방사선 효과는 다음과 같이 분류된다.

(1) 1차효과(내부적) : 방사성핵종의 붕괴에 의해 분해되고 반도세편(反跳細片)으로 된다.
(2) 1차효과(외부적) : 방사성핵종에서 방출되는 방사선과 표지화합물 분자와의 상호작용에 의한 직접 분해된다.
(3) 2차효과 : 방사성핵종에서 방출되는 방사선에 의해 생긴 여기분자와 주위의 표지화합물 분자와의 상호작용에 의한 분해된다.

내부적 1차효과는 보통 무시할 정도로 적다. 외부적 1차효과는 표지화합물의 비방사능이 높을 때에는 큰 영향을 준다. 2차효과가 보통 가장 파괴적이다. 표지화합물을 모형적으로 그리면 그림 4-5처럼 된다. 그림 4-5에서 희석분자로 그려진 것은 꼭 들어가지 않지만, 방사선효과를 감소시키는 역할을 하고 있다.

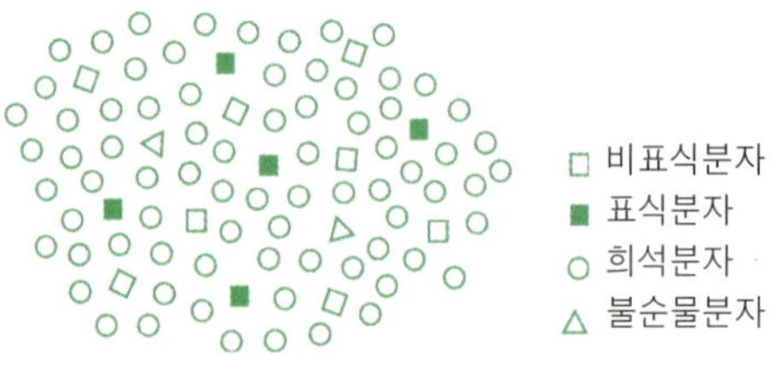

그림 4-5. 표지화합물의 모형

예 제 표지화합물 불안정 요인의 원인과 방지방법을 설명하시오?

	원 인	방지 방법
1차효과(내부적)	방사성물질의 자연붕괴	방사능 농도를 맞춤(비방사능이 정해지면 방법 없음)
1차효과(외부적)	방사성표지 화합물 분자와 방사선의 직접작용	방사성표지 화합물 분산 보관
2차효과	방사성표지 화합물과 1차효과로 생긴 원자, 라디칼과의 작용	방사성표지 화합물 분산 냉각[라디칼은 온도영향을 받음] 자유라디칼 포획제 첨가
화학적 효과	화합물의 열역학적 불안정성 및 부적합한 환경	냉각 유해 약품의 제거

1) ^{14}C 표지화합물

현재 사용되고 있는 방사성 탄소는 보통 $Ba^{14}CO_3$의 화학형을 가지고 농도는 8㎎/mCi 전후이다. 그래서 여기에 필요에 따라 적당량의 비방사성 $BaCO_3$를 담체로 하여 첨가하고 표지화합물 합성의 출발점 물질로 한다. ^{14}C를 유기화합물에 도입하여 가장 자주 사용되고 있는 것은 유기금속 화합물과 $^{14}CO_2$의 반응으로 탄산(carbonic acid)을 만드는 방법이다.

$$RM + {}^{14}CO_2 \xrightarrow{H_2O} R\ COOH$$

그림 4-6과 같은 장치를 이용해서 $Ba^{14}CO_3$에서 $^{14}CO_2$를 만드는 것이 행해진다.

최초로 전계(全系)를 진공으로 해서 $Ba^{14}CO_3$로 과염소산 또는 유산을 떨어뜨려 $^{14}CO_2$를 발생시킨다. 이때 전계내가 미리 진공으로 되어있기 때문에 $Ba^{14}CO_3$의 분말이 흩어지지 않도록 소량의 물을 첨가하여 외측에서 드라이아이스 알콜 용액으로 동결해 둔다.

산을 떨어뜨릴 때는 드라이아이스 용액을 제거하고, CO_2가 너무 심하게 발생할 때는 다시 드라이아이스 용액에 담근다. 다음의 드라이아이스 알콜용액은 수분을 포집하기 위한 것이며, 그 다음의 액체 질소용액의 저유조통에 CO_2가 포집된다.

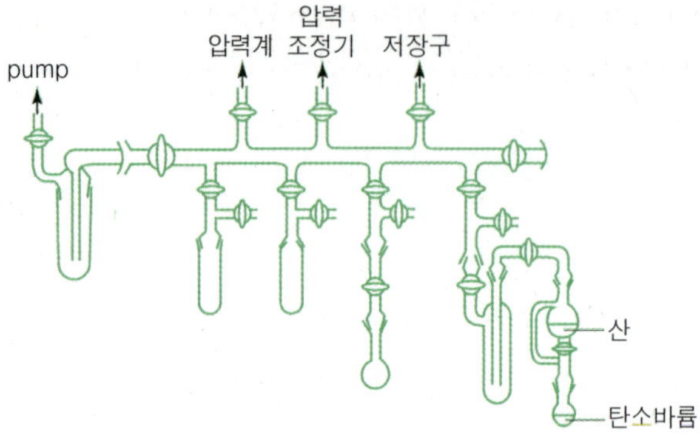

그림 4-6. $^{14}CO_2$의 발생 및 포집장치

이와 같이 해서 얻어진 $^{14}CO_2$는 충분히 건조해 두고, 그대로 Grignard 반응이나 $LiAlH_4$와의 반응에 사용할 수 있다. 다음은 몇 개의 합성에 관한 예를 들었다.

[예 1] 초산나트륨

$$CH_3MgI \xrightarrow{^{14}CO_2} CH_3\ {}_{14}COOMgI \xrightarrow{NaOH} CH_3\ {}_{14}COONa$$

$$_{14}CO_2 \xrightarrow{LiAIH} {}_{14}CH_3OH \xrightarrow{HI} 14CH3I \xrightarrow{KCN}$$

$$_{14}CH_3CN \xrightarrow{NaOH} {}_{14}CH_3\ DOONa$$

[예 2] DL-로이신

$$(CH_3)_2CHCH_2CH_2MgBr \xrightarrow{^{14}CO_2} (CH_3)_2CHCH_2CH_2{}^{14}COOMgBr$$

$$\rightarrow (CH_3)_2CHCH_2CH_2{}^{14}COOH \rightarrow (CH_3)_2CHCH_2\underset{\displaystyle Br}{\underset{|}{C}}H-{}^{14}COOH$$

$$\rightarrow (CH_3)_2CHCH_2\underset{\displaystyle NH_2}{\underset{|}{C}}H-{}^{14}COOH$$

[예 3] 에탄올

$$^{14}CH_3COONa \rightarrow CH_3COOC_2H_2 \xrightarrow{LiAlH_4} {}^{14}CH_3CH_2OH$$

2) ^3H 표지화합물

트리튬은 보통 물(^3H_2O)의 화학형으로 시판되고 있기 때문에 이것은 물 또는 수소 가스의 형으로 화학반응을 일으키거나 또는 동위체 교환반응을 행해서 표지화합물을 만든다.

[예 1] 알킬수소

$$RMgBr \xrightarrow{^3H_2O} R^3H$$

[예 2] 스테아린산

$$CH_3(CH_2)_7CH{=}CH(CH_2)_7COOH \xrightarrow[Ni\ 촉매]{^3H_2} CH_3(CH_2)_7CH^3H{-}CH^3H(CH_2)_7COOH$$

[예 3] 초산

$$CH_2(COOH)_2 \xrightarrow{^3H_2O} C^3H_2(COO^3H)_2 \rightarrow C^3H_3COO^3H$$

삼중수소 취급 시 주의사항은 삼중수소는 기체나 수증기 상태로 존재하며 호흡, 섭취 및 피부나 상처를 통해 체내에 침투하므로 적절한 호흡기와 방호복을 착용하고 취급해야 하며, 기체 상태로 존재할 때는 순수 β방출체로 18keV의 아주 낮은 에너지이므로 비정이 짧아 통상의 검출기로 검출하기 어렵고, 피부를 투과하지 못하므로 방호복만으로 차폐가 가능하다. 체내피폭은 H^2 기체 상태에서는 활성이 없어 방어의 필요성이 없으며, 수증기 상태에서는 체내흡수가 용이하므로 통상 검출에는 삼중수소 수증기의 평가를 생각하여 삼중수소 수증기를 포집하는 Bubbler로 삼중수소 공기시료를 채취하여 액체 섬광계수기로 측정한다.

3) 이중 표지화합물

하나의 분자에 같은 종류의 원자가 2개 이상 함유될 경우 그 중의 1개만을 표식한 것에서는 그 분자가 감성을 일으키면 이미 생성물의 거동을 추적할 수 없게 된다. 이런 경우에는 2개나 3개의 원자로 표식할 필요가 있다. 표식은 같은 종류의 방사성동위체도 좋지만 에너지가 다른 종류의 방사성동위체나 또는 방사성이 아닌 다른 안정동위체로 표식하는 것도 가능하다. ^{14}C만으로 이중 표식된 화합물은 다음과 같은 반응으로 조제된다.

[예 1]

$$Ba^{14}CO_3 \xrightarrow{Mg+H_2} Ba^{14}C_2 \xrightarrow{H_2O} {}^{14}C_2H_2 \xrightarrow{KOH} {}^{14}CH_3{}^{14}COOH$$

[예 2]

$${}^{14}CH_3{}^{14}COOH \xrightarrow{C_6H_5COCl} {}^{14}CH_3{}^{14}COCl \xrightarrow{LiAlH_4} {}^{14}CH_3{}^{14}CH_2OH$$

$$\xrightarrow{HI} {}^{14}CH_3{}^{14}CH_2I \xrightarrow{(CH_3)_2N} (CH_3)_2{}^{14}CH_3{}^{14}CH_2NI$$

$$\xrightarrow[NaOH]{AgNO_2} (CH_3)_3{}^{14}CH_3{}^{14}CH_2NOH$$

$$\xrightarrow{\text{가열}} {}^{14}CH_2 = {}^{14}CH_2 + (CH_3)_3N + H_2O$$

4) 그 외 표지화합물 조제법

표지화합물을 조제하는 방법으로서 지금까지 서술한 화학적 합성법 이외에 ① 동위체 교환반응을 이용하는 방법, ② 생합성에 의한 방법, ③ 핵반응에 의해 생긴 반도효과를 이용하는 방법 등이 있다. 동위체 교환반응을 이용하는 예로서는 방향족 할로겐 화합물을 표식할 경우 방사성의 $AlCl_3$나 $AlBr_3$와 접촉시켜 행하는 것이다.

생합성에 의한 표식법은 현재 알려져 있는 합성법으로 만드는 것이 불가능한 물질, 예를 들면 단백질, 핵산, 어떤 종류의 비타민 등의 표식에 유용하다. 이 표식법의 특징은 ① 복잡한 화합물을 한 번에 합성 가능한 것 ② 목적원소의 모든 원소가 균일하게 표식되는 것 ③ 방사 화학적 수율이 낮으며 비방사능도 낮아지는 것 등이다.

반도효과를 이용하는 방법은 예를 들면 $^{14}N(n, p)^{14}C$나 $^{6}Li(n, \alpha)^{3}H$ 등의 핵반응으로 생성한 ^{14}C나 ^{3}H가 핵반응 직후 높은 반도에너지를 가지고 거동하는 것을 이용하는 것이다. 이와 같은 높은 에너지를 가진 원자를 뜨거운 원자(Hot atom)라 하지만, ^{14}C나 ^{3}H의 뜨거운 원자는 주위에 존재하는 유기화합물의 원자와 충돌을 반복하고, 차츰 에너지를 잃는다. 마침내 화학 결합에너지까지 떨어지고 어떠한 화합물을 만든다. 그래서 목적의 표지화합물은 적당한 방법으로 분리, 정제해야 한다. 보통 생성하는 물질의 종류는 매우 많으며 전부를 완전 분리하는 것은 곤란하다. 이와 같은 경우 목적의 화합물을 도출하는데 담체를 첨가해서 분리, 정제하는 것이 자주 이용된다. 한 예로써 니코틴산(nicotinic acid)의 $^{14}N(n, p)^{14}C$ 반도생성물을 들 수 있다.

처음 그대로 ^{14}C가 도입된 것

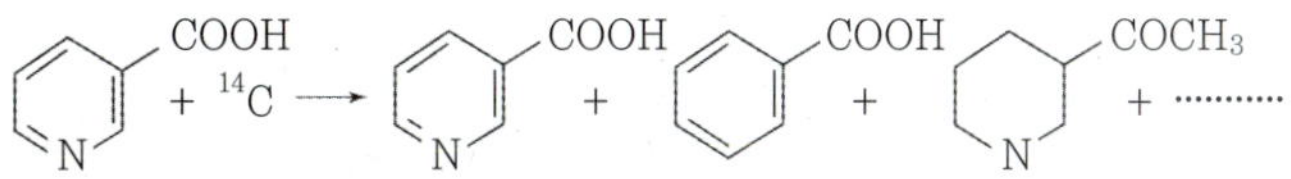

처음 화합물에서 유도된 것

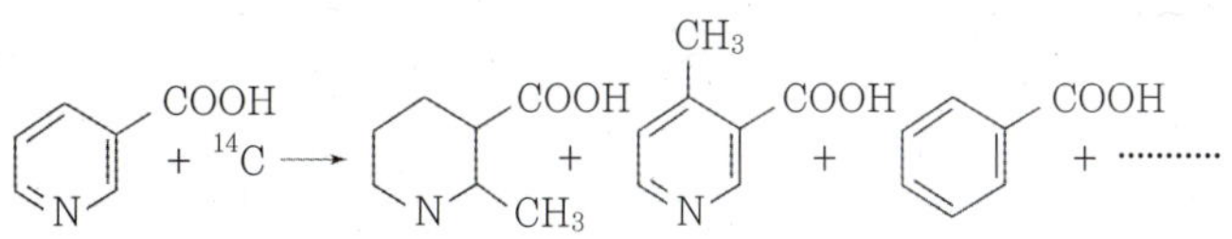

처음 화합물의 분해에 의해 생긴 것

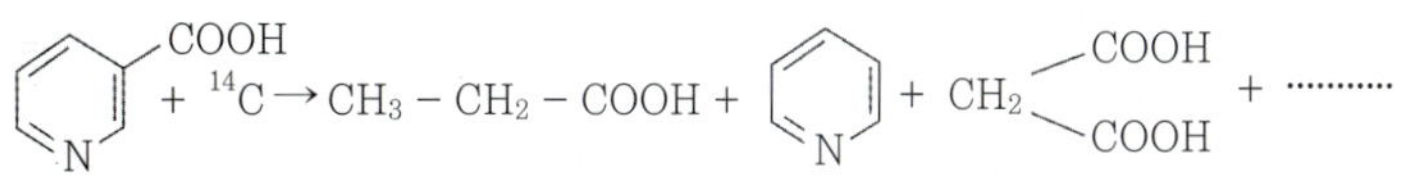

예 제 표지화합물의 조제법 4가지를 설명하고 각각의 장 · 단점을 논하시오?

<1> 화학적 합성법

여러 단계의 화학반응 조작단계를 거치는 방법이다.

- 장점 : 표지위치를 확실히 알 수 있다.
- 단점 : 여러 단계의 화학반응 조작을 하므로 번잡하다.

<2> 생 합성법

화학적 합성법이 여의치 않은 화합물이 생체에서 합성될 경우에 그 생체를 이용하는 방법이다.

- 장점 : 생체를 이용하여 직접 합성하므로 편리하다.
- 단점 : 부반응이 많아 비방사능이 높은 화합물을 얻기 어렵다.

<3> 반도 표지법

방사성동위원소 표적물질과 표지하려는 물질을 잘 혼합하여 원자로에서 중성자를 조사함으로써 핵반응을 일으켜 생성되는 RI원자의 반도에너지에 의해 표지하는 방법이다.

- 장점 : 원자로를 이용하여 직접 목적하는 표지화합물을 얻을 수 있다.
- 단점 : 중성자조사로 인한 피표지화합물의 분해나 부반응 등으로 인해 낮은 비방사능의 표지화합물을 얻게 된다.

<4> 동위원소 교환법

표지하려는 유기물 중 특정원소의 안정동위원소 원자로 교환시켜 표지하는 방법이다.

- 장점 : 부반응이 없고 반응물질과 생성물질이 같으므로 분리정제가 용이하고 고비방사능의 생성물을 얻을 수 있다.
- 단점 : 모든 화합물에 대해 적용할 수 없다.

5. 연대 측정법

고고학이나 지질 광물학에 있어서는 때때로 시료의 생성연대를 알 필요가 있다. 따라서 연대측정을 위해서는 방사성원소의 붕괴현상을 이용하는 것이 가장 효과적이다. 일반적으로 반감기 $T_{1/2}$의 방사성핵종이 처음 농도 C_0로 함유되어 있으며, t시간 경과후의 농도가 C_t로 된다고 하면 방사붕괴의 법칙에서 다음의 관계가 성립하고 경과 연대 t가 구해진다.

$$\frac{C_t}{C_0} = \exp(-0.693 \times \frac{t}{T_{1/2}}) \tag{4.10}$$

$$t = \frac{T_{1/2}}{0.693} \ln \frac{C_0}{C_t} \tag{4.11}$$

여기서 측정상 문제가 되는 것은 과거의 어떤 시점에 있어서 방사성핵종의 농도이지만, 여기에는 시료가 만들어지는 조건에서 직접 추정하는 방법(^{14}C 연대측정법 등)과 붕괴로 현재까지 감소한 양을 축적되어 있는 붕괴생성물의 양으로부터 구하는 방법이 있다.

연대측정법으로 현재 자주 이용되고 있는 것에는 ① 방사성 탄소법, ② 칼륨 아르곤법, ③ 루비듐(rubidium), 스트론튬(strontium)법, ④ 우라늄 아연법 등이 있다.

방사성 탄소법은 5만년 정도까지의 비교적 이른 연대의 측정에 기타의 방법은 10^9년 정도까지의 오랜 연대의 측정에 이용된다. 다음은 이들의 측정방법의 개요를 설명한다.

1) 방사성 탄소법(탄소 연대 측정법)

방사성 탄소 연대측정법이란 모든 생물의 조직 속 특정 탄소성분이 일정비율로 유지되고 있다는데 착안한 연대측정법이다. 생물의 조직을 이루는 원소 중에 탄소(^{14}C)가 있는데 이것의 비율은 식물이건 동물이건 살아있는 생물체라면 모두 일정하게 유지된다. 원래 탄소는 매우 불안정한 원소여서 쉽게 붕괴하는 성질을 가지고 있지만 광합성과 호흡 등을 통하여 대기 중으로부터 끊임 없이 새로 보급받기 때문이다. 그러나 생물이 일단 죽고 나면 공기로부터 탄소의 보급이 끊기면서 ^{14}C의 비율이 감소하게 된다.

^{14}C는 방사성동위원소로서 반감기가 약 5,730년이므로 이에 따라 유기물의 탄소 성분 중 ^{14}C의 비율을 알게 되면 해당 생물체가 언제 생존해 있었는지 추정이 가능하다. 그러나 ^{14}C의 연대측정법을 사용하기 위해서는 생물체가 분해되지 않는 상태에서 유지돼야 한다. 따라서 얼음덩어리 속에 포함된 나무 조각이나 동물의 유해, 습지에서 나온 토탄표본 또는 수 천년 전 유적 속에 포함된 타다 남은 벼나 숯 등이 ^{14}C 연대측정법의 대상이 된다.

방사성 탄소는 2차 우주선의 중성자가 대기 중의 질소원자와 상호작용을 하고 $^{14}N(n,\ p)^{14}C$에 의해서 생성하기 때문에 우주선의 강도가 과거나 지금이나 변하지 않는다고 생각하면 대기 중에 함유하는 방사성 탄소의 농도는 일정하다. 식물은 광합성에 의해 공기 중의 CO_2를 섭취하지만, 식물이 생육하고 있는 한은 예나 지금이나 식물중의 ^{14}C농도는 변하지 않을 것이다. 동물도 식물을 먹이로써 섭취하기 때문에 식물과 같은 ^{14}C의 함유량을 가진다. 그러나 동·식물이 함유하는 ^{14}C의 양은 ^{14}C의 반감기(5,730±30년)에 따라서 감소해 간다. 그래서 동·식물의 사후 작은 조각(나무 조각, 조개껍질, 뼈 등) 속의 ^{14}C의 함유량을 측정하면, (4.11)식에 의해서 그들의 연대를 측정할 수 있다.

예 제 화석의 연대측정에서 탄소의 무게는 0.25g이었고 탄소의 방사능은 0.93pCi로 측정되었을 때의 화석의 경과시간을 계산하시오?(단 살아있는 생명체의 유기물질에는 탄소 1g당 7.5pCi이다.)

$A=\frac{0.93Ci}{0.25g}=3.72pCi/gZ \qquad A_0=7.5pCi/g \qquad A=A_0(\frac{1}{2})^{\frac{t}{5730}}$

^{14}C의 반감기는 5,730년을 대입하면

$$3.72[pCi/g]=7.5[pCi/g]\times(\frac{1}{2})^{\frac{t}{5730}} \qquad (\frac{1}{2})^{\frac{t}{5730}}=\frac{3.72}{7.5},\ \frac{t}{5720}=\frac{\ln(\frac{3.72}{7.5})}{\ln(\frac{1}{2})} \qquad t=5730\times\frac{\ln(\frac{3.72}{7.5})}{\ln 2}=5796$$

$\therefore t=5,796$ 년

2) 칼륨 아르곤법

이 방법은 어느 시료가 생성될 때 만약 강한 가열 변성작용을 받았으면 그 시료속에 아르곤이 없는 상태가 가능하므로 그 이후 시료속의 ^{40}K이 방사성붕괴에 의해서 시료 속에 축적된 ^{40}Ar의 양을 측정해서 연대를 정하는 방법이다. 보통 암석이나 광물 시료속의 칼륨함량을 염광분석으로 정량하고 ^{40}Ar의 축적량을 동위체 희석분석으로 정량해서 연대가 결정된다.

^{40}Ar의 축적량을 구할 경우에는 다음의 것을 고려해야 한다. 즉 천연의 칼륨은 ^{39}K, ^{40}K, ^{41}K의 동위체로 되며, ^{40}K는 0.0119%만 함유하고 있다. 또 다음과 같이 일부는 β붕괴에 의해 ^{40}Ar로 되며 일부는 전자포획에 의해 ^{40}Ar로 된다.

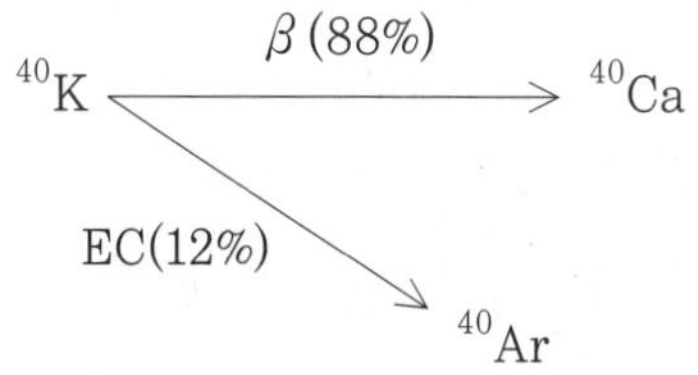

지금 시료속에 현재 함유되어 있는 칼륨의 양을 a g/100g으로 하면 t년전 그 시료가 생성한 때 함유되어 있던 ^{40}K의 양 b는 다음과 같이 된다.

$$b = ae^{\lambda t}\frac{0.0119}{100}\,g/100g \cdot 시료 \tag{4.12}$$

여기서 λ는 ^{40}K의 전 붕괴정수이다.

그래서 t연대에서 부터 현재까지 붕괴한 ^{40}K의 양은

$$a(e^{\lambda t}-1)\frac{0.0119}{100}\,g/100g \cdot 시료 \tag{4.13}$$

이기 때문에 붕괴생성물의 ^{40}Ar이 시료속에 축적되어 있는 양 c는 다음과 같이 된다.

$$C=\frac{\lambda_{EC}}{\lambda} \cdot a(e^{\lambda t}-1) \times 1.19 \times 10^{-4} g/100g \cdot 시료 \tag{4.14}$$

여기서 λ_{EC}는 ^{40}K의 전자포획에 의한 부분붕괴상수이다. 칼륨 아르곤법은 아르곤이 흩어져 없어지기 쉬운 시료에는 적용되지 않는다.

6. Mössbauer 효과

Mössbauer 효과는 1958년 독일의 R. L. Mössbauer에 의해서 발견된 현상으로 원자핵에 의한 γ선의 공명흡수이다. 공명흡수(resonance absorption)라는 것은 보통 빛의 흡수 스펙트럼에서 나타나는 현상으로 일반적으로 A, B라 하는 2개의 원자(또는 전자)가 동일 에너지준위를 가지고 한쪽(A)가 여기상태, 다른 쪽(B)가 기저상태에 있을 때 일어난다. 즉 그림 4-12에서 알 수 있듯이 A에서 방사되는 빛을 B에 부딪히면 B는 그 빛의 에너지를 흡수하여 스스로 여기상태로 되며 어느 일정시간 후에 같은 파장의 빛을 방사한다.

Mössbauer 효과는 γ선이 원자핵에 의한 공명흡수현상이다. γ선의 경우 보통의 빛과 달라서 반도현상(recoil phenomenon)이 수반되며 공명흡수현상을 일으키기가 어렵다. 반도라는 용어는 일반적으로 반동이라는 것과 가까운 의미를 가지고 있다. 예를들면 대포에서 탄환을 발사하면 발사의 순간반동으로 대포는 후퇴한다. 이것과 같은 원리로 원자핵에서 γ선이 방사되면 핵 자체는 γ선과 역방향으로 운동을 일으키고 이 때문에 γ선의 에너지는 본래의 것보다 약해진 상태로 된다. 이 반도현상은 γ선이 다른 원자핵과 충돌할 때에도 일어난다. 반도의 크기(반도 에너지)는 γ선의 에너지가 큰 만큼 또는 핵의 질량이 적은 만큼 크게 된다.

그림 4-7에서 알 수 있듯이 공명흡수는 방사되는 γ선의 에너지와 흡수되는 핵의 천이에너지 등이 같지 않으면 일어나지 않는다. 여기서 주의해야 할 것은 불확정성 원리에 의해서 수명을 가진 준위는 에너지가 $\hbar/\tau$($\hbar=h/2\pi$, h는 Planck의 정수) 정도의 확산을 가진다고 볼 수 있다. 따라서 스펙트럼선에도 자연히 생기는 폭(자연폭 Γ)이 있으며, 2개의 핵에 의한 γ선의 방사와 흡수의 모양을 제시하면 그림 4-8과 같다.

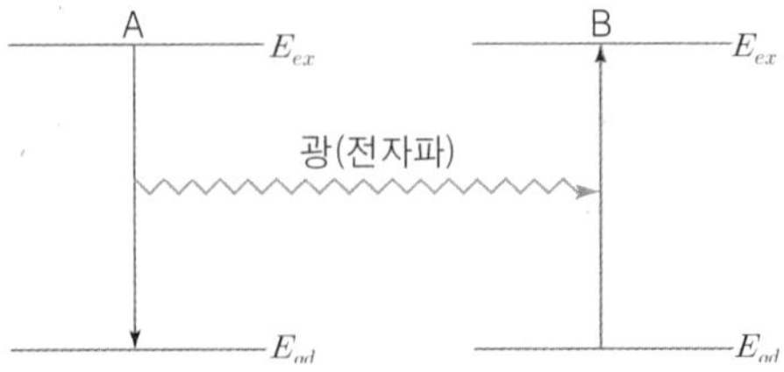

그림 4-7. 공명흡수의 원리

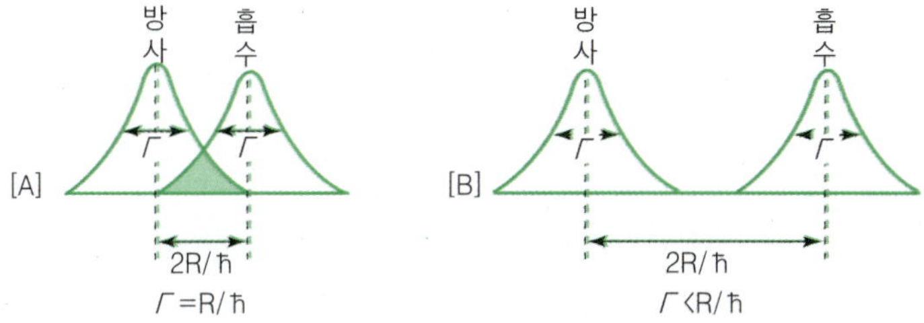

그림 4-8. Mössbauer 흡수 조건

[A] 흡수, 여기가 있는 것　　[B] 흡수와 여기가 없는 것

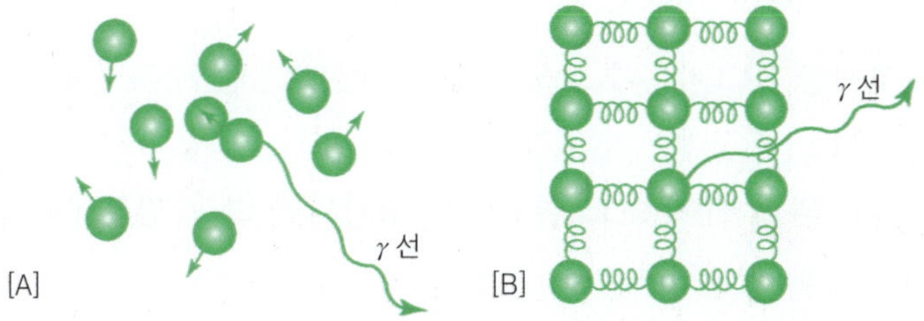

그림 4-9. Mössbauer 효과에 따른 분자 상태와 영향

[A] 기체, 액체 분자 또는 이온의 운동　　[B] 고체 격자 진동

그림 4-8처럼 반도에너지 R이 적으며 방사와 흡수의 스펙트럼에 무거운 부분이 있으면 공명흡수를 일으키고, 떨어져버리면 흡수를 일으키지 않는다. 공명흡수를 일으키기 위해서는 반도 에너지 R이 다음 조건을 만족해야 한다.

$$R \leqq \hbar\Gamma \tag{4.15}$$

여기서 반도에너지를 가능한 적게해서 Mössbauer 흡수를 일으키기 쉽게 하기 위해서는 어떤 시료를 고르면 좋을까? 여기에는 그림 4-9에서 알 수 있듯이 γ선을 방사, 흡수하는 핵을 고체 중에 고정하면 좋다. 이렇게 하면 γ선의 방사, 흡수에 따라서 생기는 반도를 고체 전체에서 막아주기 때문에, 반도에너지는 무시할 만큼 적게 된다. 여기에 비해 핵이 기체나 액체 중에 있으면, γ선의 방사흡수에 의해서 핵은 튀어나가게 되고, 큰 반도에너지를 잃어버려 γ선의 에너지가 빗나가기 때문에 흡수를 일으키지 못하게 된다.

결론적으로 Mössbauer 효과를 일으키기 위해서는 저 에너지의 γ선(~150eV)을 고체 시료에 적용하면 좋다. 단, 액체나 고체 시료의 경우에도 냉각해서 고형화하면 측정이 가능해진다.

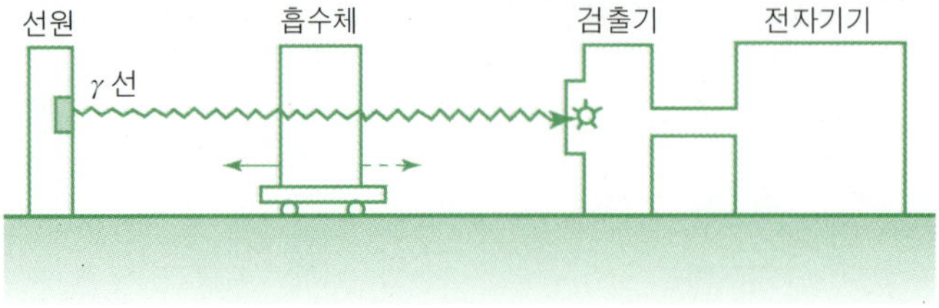

그림 4-10. 스펙트로 메타의 원리도

1) Mössbauer 분광학

Mössbauer 효과를 일으키는데 반도에너지가 큰 영향을 주지만 Mössbauer 분광학에서는 반도에너지를 조절하는 연구가 실시되고 있다. 그림 4-10은 이 원리를 나타내었지만 에너지 E의 γ선이 어느 물질에서 방사되면 보통 반도에너지 R을 잃게 되어 (E-R)의 에너지로 떨어진다.

그래서 선원이 흡수체의 어느 한쪽을 γ선의 방향으로 운동시키면 Doppler 효과에 의해서 γ선의 에너지는 ΔE만큼 어긋나게 된다. 그 크기는 선원 흡수체의 상대속도를 v, 광속을 c라 하면 다음과 같다.

$$\Delta E = E \cdot \frac{v}{c} \tag{4.16}$$

그러므로 반도에너지가 크게 되면 이것을 Döppler 효과로 조절하고 R~ΔE하면 Mössbauer 흡수를 일으키게 할 수 있다.

Mössbauer 스펙트로 메타에서는 선원과 검출기도 매우 중요하고 이것들이 나쁘면 흡수는 약해지거나 또는 관측되지 않게 된다. 선원으로 철의 경우에는 ^{57}Co를 엷은(~0.05mm)동이나 팔라듐(Pd) 막에 전착 또는 확산된 것을 이용하고 주석의 경우에는 ^{119}Sn을 함유하는 주석의 금속박이나 SnO_2, $SnMg_2$, $BaSnO_3$ 등의 화합물을 이용한다.

검출기로는 약한 γ선을 효율 좋게 검출할 목적으로 엷은(0.5~1.0mm) NaI(Tl) 결정 또는 크세논(xenon)이나 크세논메탄 혼합가스 등을 봉입한 비례계수관을 이용한다.

2) 철의 Mössbauer 스펙트럼과 Mössbauer 파라메타

철 화합물의 Mössbauer 스펙트럼 측정에는 ^{57}Co선원을 이용하지만 이것은 그림 4-11에서 보면 ^{57}Co이 전자포획으로 붕괴하고, ^{57}Fe의 여기상태로 되며 이것이 기저상태로 떨어질 때 방사하는 14.4keV의 γ선을 이용하는 것이다.

Mössbauer 스펙트럼의 전형적 형태에는 그림 4-12, 13, 14에 나타낸 3종류가 있다. 그림의 횡축은 선원과 흡수체의 상대속도, 종축은 흡수율 또는 직접 γ선의 계수관으로 표시한다. 스펙트럼과 같이 선원이나 흡수체의 에너지 상태의 변화를 부가하여 적었다.

그림 4-12에 나타낸 스펙트럼은 이온성 3가 철의 경우처럼 철핵의 주위 전자배치가 원형형태의 대칭적으로 넓어지고 전장구배가 없을 때에 관찰된다. 흡수의 중심과 속도 0의 위치의 거리를 핵이성체전이라 하며 δ선으로 부른다.

그림 4-13이 가리키는 스펙트럼은 이온성 2가 철의 경우처럼 철핵의 주위에 전장구배가 있으며, 이것이 핵의 사극자 운동과 상호작용을 할 때 여기상태의 에너지가 분열하고 2종류의 천이가 일어나기 때문에 관찰된다. 2개의 흡수장치 사이의 거리는 사극자 분열(quardrupole splitting), ΔE_Q라 부른다.

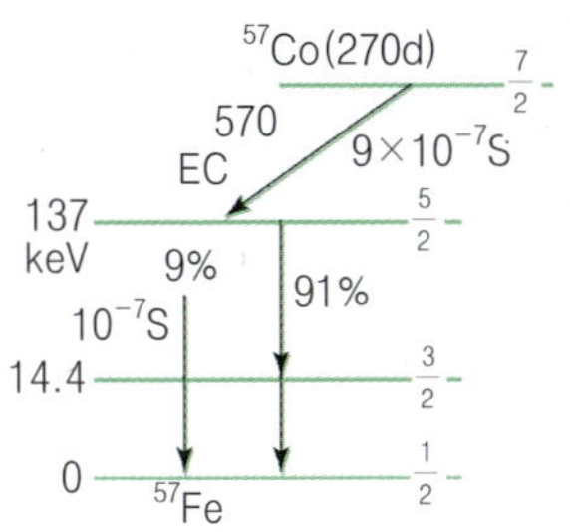

그림 4-11. ^{57}Co의 붕괴도식

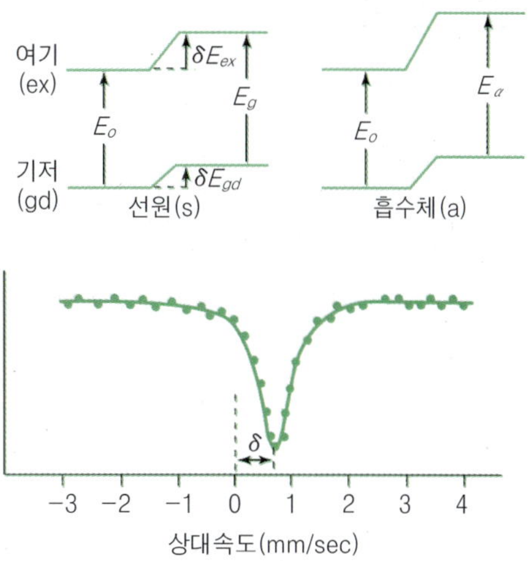

그림 4-12. 전형적 Mössbauer 패턴(Ⅰ)

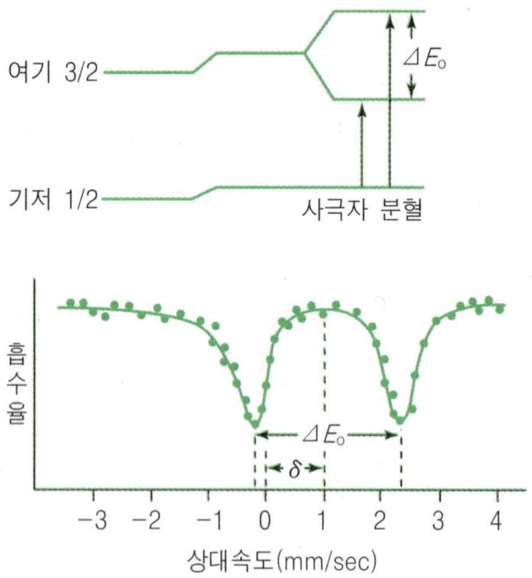

그림 4-13. 전형적 Mössbauer 패턴(Ⅱ)

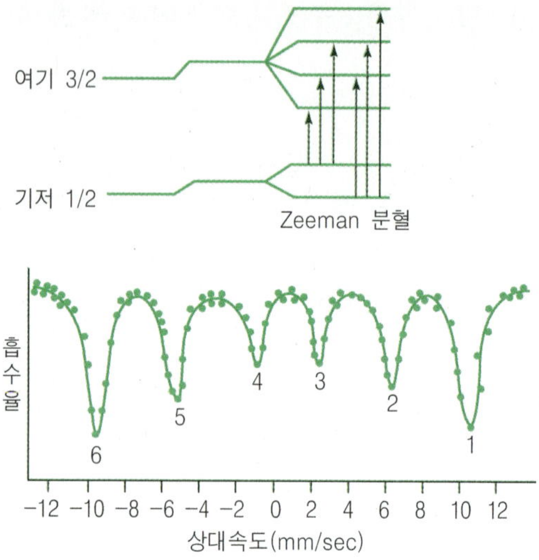

그림 4-14. 전형적 Mössbauer 패턴(Ⅲ)

그림 4-14에서 알 수 있는 스펙트럼은 물질이 강자성일 때 내부자장 때문에 기저상태, 여기상태 모두 분열하고 6개의 천이가 일어나기 때문에 관찰되며 이들의 흡수강도 비는 3 : 2 : 1 : 1 : 2 : 3으로 되어 있다. 가장 강한 2개의 흡수장치 사이의 거리는 물질의 내부자장 크기에 대응하고 있다.

실제 시료에서는 같은 철(Fe)원자에서도 결정 구조상의 위치가 다른 것이 2종, 3종 함유된 것이 있으며 이들은 다른 위치에 흡수를 가리키는 것이기 때문에 스펙트럼이 복잡하게 된다.

핵이성체 전이는 흡수체와 선원의 핵 주위의 전 전자밀도 차이에 의하며 정해지는 것이며, 사극자 분열은 핵주위의 전장구배에 의하여 정해지는 것이기 때문에 Mössbauer 스펙트럼에서 이들의 파라메타를 구하면 화학결합이나 결정격자의 성질에 관한 지식이 얻어진다.

◆◇◆◇◆◇◆◇◆◇ 요약 정리 ◇◆◇◆◇◆◇◆◇◆◇

1. 추적자법의 특수성

1) 사용 목적

① 그대로 탐지 불가능한 원소

② 물질의 이동이나 변화 과정을 추적하기 위하여 사용
이때 사용하는 방사성동위원소 물질을 추적자라 한다.

2) 추적자의 양

① 10~10mol 이하

② 수 mCi의 무담체 동위원소의 양

3) 조 건

비 표지물질과 표지물질(방사성물질)과의 사이에 화학적, 생물학적 또는 물리적 작용에 차이가 없을 것

4) 추적자 양이 나타내는 특이 현상

① 공침

② 흡착

③ 방사콜로이드 등

5) 응 용

① 방사화학적 이용

② 생화학 연구

③ 유전자 공학 연구

④ 의학 연구

⑤ 체내 진단

⑥ 신약 개발

6) 사용시 고려 사항

① 방사선의 종류 및 에너지

② 반감기

③ 추적자의 농도

④ 비 방사능

⑤ 화학형

⑥ 방사 화학적 순도

⑦ 방사 콜로이드 생성방지

⑧ 방사능오염 등

7) 비방사능

[정　의] 방사성물질의 단위 질량당 방사능의 세기

[단　위] Bq/g, Bq/m mol

[특　징]

① 무담체 : 비 방사능이 클수록 좋다

② (n, r)반응 : 비 방사능이 적다(방사성동위체가 혼재)

8) 방사화학적 순도

[정　의] 목적으로 하는 방사성 화합물과 시료 전체의 방사능에 대한 비율

[수　식] $\frac{\text{목적하는 화합물의 방사능}}{\text{전체 방사능}} \times 100(\%)$

9) 방사능 순도, 방사성핵종의 순도

[정　의] 목적으로 하는 방사성핵종의 방사능과 그 시료 전체 방사능에 대한 비율

[수　식] $\frac{\text{해당 핵종 방사능}}{\text{전체(총) 방사능}} \times 100(\%)$

10) 화학적 순도

[정　의] 목적으로 하는 비 방사성원소의 화학적 양과 그 시료 전체량에 대한 비율

[수　식] $\frac{\text{목적 화합물의 화학적량}}{\text{전체량}} \times 100(\%)$

11) 방사화학적 순도

[정　의] 화학 분리하여 얻어진 RI의 방사능과 분리전 시료 전체의 방사능에 대한 비율

[수　식] $\frac{\text{화학분리하여 얻어진 } RI\text{의 방사능}}{\text{분리전 시료 전체의 방사능}} \times 100(\%)$

12) 화학적 수율

[정　의] 분리하여 얻어진 비방사성물질의 성분량과 분리전 시료 전체의 성분량에 대한 비율

[수　식] $\frac{\text{분리된 어느 성분의 량}}{\text{시료 중의 성분 총량}} \times 100(\%)$

13) 제염계수(DF)

[정 의] 조작을 하기 전 원소의 방사능과 조작한 후 원소의 방사능에 대한 비

[수 식] $DF = \frac{\text{조작전 원소의 방사능}}{\text{조작후 원소의 방사능}}$

14) Hot atom 법에서의 농축계수

[정 의] 분리된 시료에서 어느 화학종의 비방사능과 분리된 표적에서 그 화학종의 비방사능에 대한 비

[수 식] $\frac{\text{분리된 시료에서 어느 화학종의 비방사능}}{\text{분리전 표적에서 그 화학종의 비방사능}}$

2. 분석화학의 응용

1) 방사화학 분석

[정 의] 방사성핵종의 비방사능 또는 그 낭핵종의 방사능에 의해 방사성핵종의 존재량을 알기위한 화학적 분석법

[특 징]

① 분석 정도가 비교적 낮음
② 자기차폐에 의한 오차발생
③ 다른 핵종으로부터 동일한 낭핵종이 생기는 등 부반응에 의한 방해가 생김
④ 가속기나 원자로 등 대형 장치가 필요
⑤ 분리 소요시간이 짧을 것
⑥ 민감한 방사능 검출 및 높은 회수율이 필요

2) 방사분석

[정 의] 비 방사성원소를 분석하고자 하는 경우에는 RI를 추적자로 사용(첨가)하여 목적 원소를 분석하는 방법

[특 징]

① 미량의 성분을 신속히 분리 가능
② 간단한 분리 조작이 가능
③ 다른 성분이 침전과 공침하고 있어도 조작이 용이함

[원 리] 침전반응을 이용

[반 응 식] $A + B^{*}(\text{과량}) \longrightarrow AB^{*} \downarrow + B^{*}$

3) 동위체 희석분석

[정 의] 동위원소는 화학적으로 분리가 어려우며 같은 거동을 하므로 다른 화합물과의 분리 조작 중에도 동위원소의 존재비가 변화되지 않는 기전을 이용

[응 용] 혼합물 중 어떤 특정한 성분만을 분리해서 정량하기 어려울때 이 방법을 사용

[방 법]

(1) 직접 희석법

[정 의] 정량하고자 하는 화합물과 동일한 화학형의 표지화합물을 가해서 정량하는 방법

[수 식]

$$Wu = Wo\left(\frac{S_0}{S_1}-1\right)$$

- W_u = 시료 중 구하는 화합물의 양
- W_o = 첨가한 표지화합물의 양
- S_1 = 첨가한 표지화합물의 비방사능
- S_0 = 혼합 분리한 화합물의 비 방사능

(2) 역 희석법

[정 의] 직접 희석법과 반대로 시료중의 표지화합물을 정량할 때 이용된다.

[수 식]

$$Wu^* = W_1\left(\frac{S_1}{S_0}-S_1\right)$$

- Wu^* = 시료 중 구하는 방사성화합물의 양
- W_1 = 첨가한 비 방사성화합물의 양
- S_1 = 시료 중 구하는 방사성화합물의 비방사능
- S_0 = 혼합 후 분리한 화합물의 비방사능

(3) 이중희석법

[정 의] 역 희석법의 다른 방법이며 역 희석법에서는 정량 하고자하는 방사성 표지물질의 비방사능을 알아야 한다. 본 방법에서는 몰라도 시료 중의 방사성 표지물질을 정량화 할 수 있다.

[수 식]

$$Wu^* = \frac{S_{1b}W_{1b} - S_{1a}W_{1a}}{S_{1a} - S_{1b}}$$

- Wu^* = 시료(a 또는 b) 중 구하는 방사성화합물의 양
- W_{1a} = a 부분에 첨가한 비 방사성화합물의 양
- W_{1b} = b 부분에 첨가한 비 방사성화합물의 양
- S_{1a} = a 부분에서 혼합 후 분리한 화합물의 비방사능
- S_{1b} = b 부분에서 혼합 후 분리한 화합물의 비방사능

4) 방사화 분석

[정 의] 화학 조작을 하지 않고 분석 시료를 방사선으로 조사 또는 충격을 가해서 핵반응 결과로 생긴 인공 방사성핵종을 검출하기 위하여 정성·정량 분석하는 것.

[장 점]

① 검출감도가 높아 미량 분석도 가능
② 많은 원소를 동시에 분석이 가능
③ 비 파괴법으로 분석이 가능
④ 신속한 분석이 가능
⑤ 조사한 뒤 화학 조작 하여도 시약이 목적원소에 혼입이 없음
⑥ 시료의 모양이나 화학적 형태와 거의 무관

[단 점]

① 정밀도가 비교적 낮음
② 원자로 등 특수 설비가 필요함
③ 부반응에 의한 방해가 있음
④ 시간적인 제약을 받음
⑤ 시료와 같은 모양 두께 및 양 등의 표준시료가 필요

[응 용] 핵 반응을 이용한 것으로 화학적 성질이 유사해 화학분석으로 정량하기 어려운 경우에 이용

① 알카리 금속 원소
② 할로겐 원소
③ 희토류 원소 등

[t시간 중성자 조사 후 생성 방사능]

$$A=\lambda N=N_0 I\sigma\,(1-e^{-\lambda t})=N_0 I\sigma\,(1-(\frac{1}{2})^{\frac{t}{T}})$$

① t = T 일 때

포화계수= $\frac{1}{2}$ (방사성핵종의 생성량 50%)

② t = 2T 일 때

포화계수= $\frac{3}{4}$ (방사성핵종의 생성량 75%)

③ t = 3T 일 때

포화계수= $\frac{7}{8}$ (방사성핵종의 생성량 88%)

④ t = ∞ 일 때

포화계수= 1 (방사성핵종의 생성량 100%)

3. 표지화합물의 제조

1) 정 의

어느 화합물 중의 특정원자를 방사성 원자로 변화시키는 화합물

2) 표지화합물의 제조법

① 화학적 합성법
② 생합성에 의한 방법
③ 동위체 교환 반응법
④ 반도 효과 이용법
⑤ 빌즈바하법 등

3) 표지화합물의 보존법

① 방사성 분자수를 분산 시킬 것
② 방사선 분해가 잘 되지 않는 용매를 써서 희석할 것
③ 활성종의 안정제를 가할 것
④ 산소를 가급적 피할 것
⑤ 어두운 장소에서 보관하고 차게 할 것.
⑥ 고에너지 β^- 방출체나 γ 방출체 가까이에 두지 말 것

4) 표지화합물이 불안정한 이유

① 1차효과(내부적)
방사성핵종의 붕괴에 의해 화학 결합이 달라져 분해되고 반도 세편으로 되는 것

② 1차효과(외부적)
방사성핵종에서 방출되는 표지화합물 분자와의 상호작용에 의한 직접분해

③ 2차효과
1차(내부적, 외부적)효과로 생긴 활성종이 2차적으로 다른 표지화합물 분자를 공격하여 분해시키는 효과

④ 화학적 분해
표지화합물 자신이 포함하고 있는 화학적 불순물에 의해 분해하는 효과

5) 분 류

[방사성 존재에 따른 분류]

① 안정동위원소 표지화합물
② 방사성 표지화합물

[화합물 구조의 변화에 따른 분류]

① 완전 표지화합물 : 어느 화합물중의 원자를 방사성 원자로 바꾸어 넣은 것

② 불완전 표지화합물 : 어느 화합물중의 원자를 방사성동위원소가 아닌 제3의 방사성 원소로 바꾸던가 다른 방사성원자를 이용하여 원래의 화합물과 화학적으로 같지 않은 표지화합물

6) 표지화합물의 필요조건(유기화합물)

① 표지 후에도 원래의 화학적 성질이 보존 될 것

② 표지위치의 파악이 가능할 것

③ 추적자로 이용시 안정성이 있을 것

④ 표지에 이용된 RI의 반감기 및 에너지가 적당할 것

⑤ 불완전 표지화합물을 생체에 이용시 전혀 다른 생물학적 거동을 나타내지 말 것 등

4. 연대 측정법

① 방사성 탄소 측정법

② 칼슘 아르곤법

5. Mossbauer효과

원자핵으로 부터 반동에 따르지 않고 γ선이 방출되어 같은 종류의 원자핵으로 공명흡수되는 현상이다.

보통은 방사체나 흡수체의 한쪽을 기계적으로 움직여 Dopplen 효과를 위해 공명흡수가 감소하는 양을 측정하는 원리로 원자핵의 연구물성의 물리적 연구에 응용되고 있다.

제5장 방사선화학

1. 방사선화학의 기초

1) 방사선과 화학작용

방사선과 물질과의 상호작용으로 인해 여기 및 전리가 일어난다. 원자나 분자는 이 작용에 의하여 에너지를 받는 물리적 과정(1차적 과정)과 여기에 수반되는 물리, 화학적 과정(2차적 과정)이 일어난다. 이 결과 처음의 화학종의 상태와 다른 화학적 작용이 일어나며 유리기, 이온, 여기분자의 생성, 확산, 분자의 해리 등과 같은 복잡한 상태로 된다.

이것을 시간적으로 보면 1차과정은 10^{-18}~10^{-12}초 이내이고 그 이후에는 10^{-8}~10^{-2}초에 일어나는 느린 반응이다. 이것은 방사선 손상, 방사선의 생물학적 효과등과 관계가 깊고 다른 한편으로는 방사선 중합, 방사선 살균 등과 관계가 있다. 또한 방사선 분해, 화학적 선량 측정, 라디오그래피 등은 이 화학 작용에서 기인한 것이다. 방사선화학반응에서는 궤도전자의 변화가 주체이고 원자핵의 변화는 잘 일어나지 않는다.

2) 방사화학과 방사선화학

학문이 발전하면 각 분야의 경계를 명확히 구분하기 어렵게 된다. 방사화학(radiochemistry)과 방사선화학(radiation chemistry)도 경계를 엄밀히 구분하는 것은 더욱더 어렵지만 상당한 차이점을 가지고 있다. 일반적으로 말하자면 방사화학은 방사능 특성을 이용하여 방사성 원소를 연구하는 학문의 총칭으로 하고 방사선화학은 방사선을 물질에 조사하여 그 화학작용을 연구하는 학문이다.

화학작용에는 ① 기체의 전리 ② 고체의 방사선 분해 ③ 용액의 화학변화 ④ 고분자 물질의 합성 해리 ⑤ 생체에 대한 작용 ⑥ 뜨거운 원자(hot atom)화학 등이 포함된다. 이 중 고분자 물질의 합성, 해리 등을 취급하는 분야는 공업상 매우 중요하며 이것을 응용 방사선화학(applied radiation chemistry)이라고 부른다. 또한 생체에 대한 작용은 방사선생물학(radiation biology)이라 부르며 구별하기도 한다.

방사선화학과 매우 비슷한 학문의 분야에 광화학(photochemistry)이 있지만 광화학에서는 전자파로서 에너지가 적고 전리를 일으키지 않는 가시광선이나 자외선을 이용하는데 비하여 방사선화학에서는 에너지가 큰 α, β, γ선, 전자선, X선 및 이외의 입자선을 이용한다는 면에서 큰 차이점을 가지고 있다.

3) 방사선화학의 내용

전리방사선이 어떤 물질에 작용할 때 일반적으로 일어나는 초기 과정은 물질과 방사선의 상호 작용으로 물리적 반응이 일어나고 이어 방사선화학적 작용이 일어나 유리기를 발생시키는 과정을 거치게 된다는 것은 주지의 사실이다.이때 방사선이 물질에 조사되면 궤도전자와 주로 상호 작용하여 전자의 운동에너지를 변화 시키는데 그 전자는 원래의 궤도전자로부터 더 높은 에너지 궤도로 여기 되거나 또는 원자로부터 떨어져 나간다. 이 결과 여러 종류의 여기 입자나 이온 그리고 자유전자들이 생성된다.

이렇게 생성된 여기 전자들은 다른 물질과도 상호 작용을 하기도 하고 자신들끼리도 서로 반응하기도 한다. 전자와 같이 생성된 화학 핵종들은 종류가 매우 다양할 뿐만 아니라 그 반응 형식도 다양하기 때문에 열 반응이나 광 반응과 같이 선택적으로 목적하는 반응만을 일으키지 않는다. 따라서 목적하는 생성화합물을 얻기 위하여 여러 가지 부가적인 반응에 의해서 2차적인 생성물질이 만들어 지기도 한다.

그러나 방사선화학반응에 의해 이용되는 것은 다른 방법으로 생성하기 어려운 물질도 화학 반응도가 높은 방사선 에너지를 이용하여 화학 반응이 가능하고 촉매를 사용하지 않아도 방사선 종류와 에너지에 따라 반응영역을 조정 할 수 있는 장점이 있기 때문에 방사선화학적 방법을 많이 사용하고 있다. 이러한 방사 화학적인 방법으로 방사 화학물을 생성할 때에는 조사 시 온도, 기압 등 특정한 반응을 억제 또는 반응을 촉진시키는 첨가제를 사용함으로써 목적하는 생성물의 방사 화학적 순도나 효율성을 높일 수 있다.

4) 방사선화학의 역사

방사선화학의 최초 역사는 1895년 W. C. Rentgen이 X선을 발견하면서 시작 되었으며 방사선에 의한 화학반응은 X선의 발견에 의하여 최초로 이루어 졌다고 할 수 있다. 다음은 1896년 Becquerel이 천연 방사성물질에 의한 방사선에 의하여 사진건판에 나타난 흑화현상의 관찰이었다. 그 후 1898년 Curie부처에 의해 라듐이 발견되고 분리법도 개발되어짐에 따라 19세기 초, 중엽에서는 천연 방사성동위원소를 이용하여 인공 방사성핵종을 제조하였다. 그 후 1936년 경에는 싸이클로트론에 의한 입자 가속장치가 사용되고 1946년경에는 원자로에서 얻은 방사성동위원소가 많이 이용되고 있었다.

이것은 제2차 세계대전 중 맨하탄 계획(Manhattan project)에 의하여 인류 최초로 원자로가 개발됨에 따라 방사선화학의 연구가 보다 활성화되고 발전하는 계기가 되었다. 원자로는 여러 가지 방사성동위원소를 생산할 수 있었을 뿐만 아니라 원자로나 가속물질 등에 의한 방사선화학적 연구를 할 필요성이 있었기 때문에 방사선화학 분야는 더욱 더 발전할 수 있었다. 1950년 초기에는 방사성핵종의 의학적 이용에 빠른 성장을 가져 왔으며 그 빠른 성장의 주요인은 미국 원자력위원회의 적극적인 지원책이었다. 특히 의학적 가치가 있는 방사선화학적 성질을 가진 새로운 방사성핵종의 개발이 이 같은 발전에 주축이 되었고 이것들은 대부분 간단한 화학형으로 사용되었다.

또한 방사성 화합물의 성능과 기능이 중요시되는 방사성핵종들은 그 안정형을 이미 알려진 분자들에 대하여 표지하는 것이 대부분이었다. 또한 진단이나 치료적 목적을 위한 새로운 표지화합물의 제조는 이 분야에 종사하는 연구진들의 방사 화학적 합성에 보다 많은 기대를 걸고 연구를 진행하였다. 그 후 전자스핀 공명 장치나 펄스 방사선분해법(pulse radiolysis) 등이 개발되어 방사선화학반응에서 방사선화학은 더욱 더 발전하게 되었다. 이러한 발전에 의해 방사선화학은 의학, 농학 등 여러 과학 분야에 크게 공헌하고 있으며 방사선화학을 이용한 여러 가지 산업적 공정이 확보되어 보다 더 많이 이용될 전망이다.

2. X선, γ 선과 물질과 상호작용

방사선 입자들은 진행하는 과정에서 여러번의 원자와 충돌하면서 그 에너지를 조금씩 읽게 된다. 그러나 γ 선은 한번 충돌하면 그 에너지는 대부분 잃게 되는데 γ 선과 상호작용을 일으키는 것은 대부분 전자들이며 전자파와 물질과의 상호작용은 주로 ① 광전효과 ② 콤프톤효과 ③ 전자쌍생성 등 3가지 현상에 의해서 일어난다.

1) 광전효과(photoelectric effect)

광전자 에너지가 K각 전자의 결합에너지보다 높은 입사광자가 K각 전자와 충돌하면 궤도전자로부터 전자를 이탈시키고 입사광자는 없어지면서 에너지를 받은 궤도전자가 밖으로 튀어나오는 현상을 광전효과(photoelectric effect)라 하고 튀어나온 전자을 광전자라고 한다. 이러한 광전효과는 0.1MeV 이하의 저에너지 전자파에서는 광자가 원자에 흡수되어 그 에너지로 인해 원자의 내각전자가 전리된다.

광자에너지가 K각 전자의 전리에너지보다 클 때, 전자는 $E=h\nu-W_K$의 운동에너지를 가지고 튀어나간다. 광자에너지가 더욱 작게되면 L각전자에 의한 흡수가 일어나게 된다. $W_K>W_L$로 W_K, W_L은 각각 K각, L각전자의 결합에너지이다. 전자가 튀어나간 원자는 여기상태로 있기 때문에 기저상태로 돌아가기 위해서는 X선을 방출한다(이것을 특성 X선이라 한다). 이때 X선을 방출하지 않고 1개의 전자가 방출되는 경우가 있는데 이것을 오제(Auger)효과라 한다. 오제효과는 계속해서 일어나며 수개의 전자가 방출되는 것도 있다(오제전자라 한다).

2) 콤프톤효과(compton effect)

입사광자와 자유전자는 결합력이 매우 약한 외각전자와의 충돌로 입사광자 에너지의 일부를 주어 전자를 원자 밖으로 축출시키고 입사광자는 에너지가 감소되어 산란광자로 되는 현상을 말한다. 즉 광자의 에너지가 궤도전자와 충돌해서 그 에너지의 일부는 전자에게 주면서 그 전자를 축출시키고 나머지 광자는 감약된 에너지를 가지고 방향이 꺾인 쪽으로 계속 진행한다. 이러한 현상은 외각에서 잘 일어나며 산란광자 또는 반도전자를 발생시킨다.

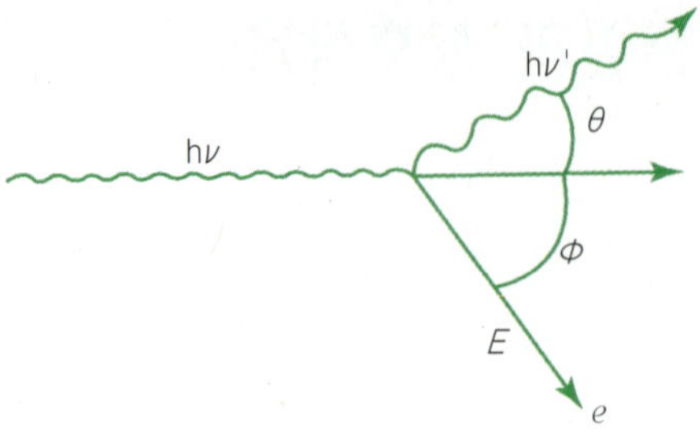

그림 5-1. 콤프턴 산란

hν: 입사광자 에너지　hν': 산란광자 에너지　E : 반도전자 에너지

이러한 콤프톤 산란은 0.1~5MeV의 전자파에서는 광자와 궤도전자와의 탄성충돌이 자주 일어난다. 광자는 에너지 hυ, 운동량 $\frac{hv}{c}$의 입자로 생각하며 충돌 후, 광자는 에너지를 잃고 hυ'(υ>υ')로 되며 산란된다. hυ와 hυ', e (전자) 사이에는 에너지 보존과 운동량 보존의 법칙이 성립된다.

$$h\upsilon = E + h\upsilon'$$

$$\lambda - \lambda' = \frac{h}{m_0 c}(1-\cos\theta)$$

여기서 m_0는 전자의 정지질량 c는 광속, λ 및 λ'는 입사광자 및 산란광자의 파장이다. 전자는 운동에너지를 얻지만 콤프톤 산란에 의한 방출전자의 최대에너지는 입사광자 에너지보다 대략 0.25MeV 만큼 적다. 따라서 γ선 스펙트럼에서 모든 에너지 피크보다 0.25MeV 적은 곳에서 콤프톤 산란군이 나타나게 된다. 콤프톤효과(Compton effect)를 그림으로 표시하면 그림 5-1과 같다.

예 제 γ선의 에너지가 1.5MeV이고 90도로 콤프톤산란할 때 그 산란선의 에너지는? 또한 반도전자의 에너지는? 반도각 ψ는?

<1> 산란광자의 에너지는?

$$E_r' = \frac{E_r}{1+\frac{E_r}{m_0 \cdot c^2}(1-\cos\theta)} = \frac{1.5\,MeV}{1+\frac{1.5\,MeV}{0.51\,MeV}(1-\cos 90^o)} = 0.3806\,MeV$$

<2> 반도전자의 최대에너지는 Φ가 180일 때 산란되는 감마선이 최소이므로 최대가 된다.

$$\dot{Ee} = \frac{Er}{1 + \frac{m_0 \cdot c^2}{2 \cdot Er}} = \frac{1.5\ \mathrm{MeV}}{1 + \frac{0.51\ \mathrm{MeV}}{2 \times 1.5\ \mathrm{MeV}}} = 1.282\ \mathrm{MeV}$$

<3> 반도전자가 최대에너지를 가질 때의 반도각 Φ는?

$\cos 180^\circ = -1$

3) 전자쌍생성(pair production)

전자쌍생성은 에너지가 비교적 높은 광자 1.02MeV 이상일 때 광량자가 원자핵 가까운 곳을 통과할 때 광량자가 소멸하고 한쌍의 음, 양전자가 생성되는데 이러한 현상을 전자쌍생성 혹은 전자대창생이라고 한다. 전자파의 에너지가 $2m_0c^2$=1.02MeV 이상으로 되면 전자장과의 상호작용에 의하여 광자가 흡수되어 음전자, 양전자의 한 쌍이 생성된다. 에너지 보존의 측면에서 볼 때

$$h\upsilon = 2m_0c^2 + E^+ + E^-$$

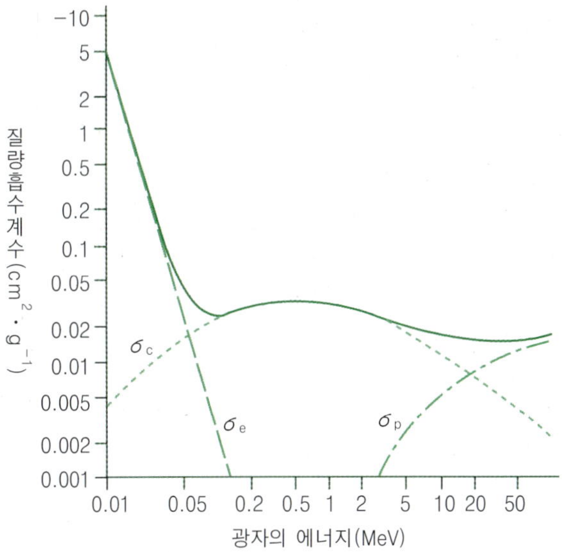

그림 5-2. 수중에서 높은 에너지 광자와 각 종류의 흡수계수

실선은 전흡수계수 σ_e : 광전효과에 의한 질량흡수계수

σ_c : 콤퓨턴효과에 의한 질량흡수계수 σ_p : 전자쌍생성에 의한 질량흡수계수

E^+, E^-는 생성된 양전자 및 음전자의 운동에너지로 m_0c^2=0.51MeV로 된다.

양전자의 수명은 10^{-10}초로 양전자가 물질중의 전자와 결합해서 소멸하고 2개의 0.51MeV의 광자를 생성한다. 이것을 소멸 γ선이라 부른다. 이 3가지 상호작용의 발생비율은 전자파의 에너지에 의존한다. 각각의 효과를 도식적으로 간단히 표현하면 그림 5-2와 같다.

전흡수 단면적은

$$\sigma = \sigma_{\text{광전효과}} + \sigma_{\text{콘프톤효과}} + \sigma_{\text{전자쌍생성}}$$

으로 나타낸다.

에너지가 약한 전자파는 주로 광전효과에 의해 에너지가 흡수되며 0.1~5MeV에서는 콤프톤효과에 의해 에너지가 흡수되고 10MeV 이상의 전자파에서는 전자쌍생성에 의해 에너지가 소비되는 비율이 많아진다.

예 제 감마선과 물질과의 상호작용에서 물질의 원자번호와 에너지에 따른 발생확률을 설명하시오.

<1> 물리적인 현상

- 광전효과 : 광자가 원자의 K각 궤도전자와 충돌하여 전자에 전 에너지를 주어 전리시키고 에너지를 소멸하는 현상이다.
- 콤프턴산란 : 광자가 원자의 최 외각궤도전자와 충돌하여 전자에 에너지의 일부를 주어 전리시키고 광자 자신은 남은 에너지를 가지고 산란하는 현상이다.
- 전자쌍생성 : 전자파 에너지 1.022MeV 이상의 고 에너지가 원자핵부근에서 쿨롱장에 의해 소멸되고 음, 양 한 쌍의 전자를 생성하는 현상이다.

<2> 입사감마선의 에너지활용 및 변화에 대한 설명

- 광전효과 : $\tau \propto \frac{Z^5}{E^{3.5}}$, 입사감마선의 에너지가 낮고 물질의 질량수가 클수록 광전효과에 의한 흡수가 많이 일어난다.
- 콤프턴산란 : $\delta \propto \frac{Z}{E}$, 물질의 질량수가 작으면 모든 에너지영역에서 감마선은 흡수되지 않고 주로 탄성산란하게 된다.
- 전자쌍생성 : $\kappa \propto Z^2(E-1.02)$, 감마선 에너지가 1.02MeV보다 높을 때 감마선이 흡수되고 양전자, 음전자 한 쌍이 생성, 생성된 전자쌍이 날아가면서 그 중 양전자는 전자와 충돌하여 감마선을 발생(소멸방사선)한다.

3. 중성자와 물질과 상호작용

중성자는 전하를 가지지 않으므로 전장효과에 의한 전자나 원자핵과의 상호작용인 쿨롱효과은 없다. 유일한 상호작용은 원자핵과의 직접 충돌이며 또한 이온화도 생기지 않는다. 중성자는 입자의 크기가 적기 때문에 충돌의 확률도 적어져 하전입자보다 쉽게 투과하여 원자핵과 상호작용을 한다. 중성자를 가장 잘 감속하는 것은 수소와의 충돌이다.

탄성충돌은 1MeV 이상의 에너지를 가진 중성자에 의하지만 중성자 에너지가 수백 keV 정도되면 비탄성 충돌이 일어나고 핵이 여기상태로 된다. (n, n)반응이 일어나는 것도 있으며, ^{115}In나 ^{109}Ag에서는 이 핵반응 단면적이 크다.

중성자와 물질과의 상호작용은 다음과 같다.

(1) 탄성산란(n, n) : 중성자가 원자핵과 탄성충돌하여 산란 중성자와 반도핵에 운동에너지를 분배한다. 그 결과 원자핵에 여기 상태가 남아 있지 않는 경우를 말한다.

(2) 비탄성산란(n, n′)(n, 2n^2) : 중성자와 원자핵의 충돌에 있어서 원자핵이 여기 상태로 남아 있는 경우를 말한다.

(3) 포획반응(n, r) : 열중성자에 대하여 일어나는 반응이며 중성자가 포함된 원자핵은 여기상태가 되어 γ선을 방사한다. 생성핵은 대개가 불안정한 핵이며 방사성동위원소이다.

(4) 하전입자 방출반응(n, p)(n, α) : 중성자의 조사에 의하여 원자핵에서 중하전입자가 방출되는 반응이다.

(5) 핵분열반응(n, f) : 중성자가 원자핵에 끌려들어가 그 결과 원자핵은 일단 복합 핵을 만들고 이것이 분열함으로 해서 두 개의 핵분열 생성물과 2~3개의 중성자가 방출되는 반응이다.

(6) 증발과정 : 약 100MeV 이상의 고속중성자가 고원자번호의 원자핵에 포획되면 α입자를 비롯하여 다수의 입자가 방출되는 현상된다.

예 제 중성자선의 차폐에 대하여 설명하시오.

수소를 많이 포함하는 파라핀(paraffin), 물 등 가벼운 원소에 의해 속중성자를 감속하며, 이어서 열중성자에 대한 포획 단면적이 큰 물질인 붕소가 포함된 물질과 수소가 많이 함유된 파라핀 등으로 차폐한다. 물 또는 파라핀만으로도 차폐할 수 있으나 감속된 열중성자는 $^{1}H(n,\gamma)^{2}H$ 반응을 일으키므로 이 포획 γ선을 철이나 납으로 차폐한다. 중성자선원은 대개 γ선을 동반하므로 γ 선에 대한 차폐도 고려하여야 한다.

예 제 ^{238}U에서 ^{239}Pu를 만들 때 매초 10^{10}개의 열중성자가 모두 ^{238}U로 흡수되므로 해서 1 μg의 ^{239}Pu을 만들기 위해 필요한 조사시간(h)을 계산하시오?

$$^{238}_{92}U \xrightarrow{n,\gamma} {}^{238}_{92}U \xrightarrow{\beta^-} {}^{238}_{92}Np \xrightarrow{\beta^-} {}^{238}_{92}Pu$$

^{238}U가 열중성자를 흡수하여 ^{238}U은 모두 ^{239}Pu로 된다.

1μg의 ^{239}Pu의 원자수는

원자수 = $(\frac{10^{-6}}{239}) \times 6 \times 10^{23} = 2.51 \times 10^{15}$

조사시간 = $2.51 \times 10^{15} \div 10^{10} \div 3600 = 69.7(h)$

4. 방사선화학반응의 초기과정

방사선화학반응도 광화학 반응의 경우와 같이 1차작용과 2차작용으로 나누어진다. 1차작용은 방사선이 물질에 충돌하고, 물질에 에너지를 부여하여, 물질속의 원자나 분자가 전리(이온화 및 전자의 생성) 혹은 여기 되는 과정이며 또한 이들이 분해 혹은 안정화해서 라디칼(radocal)이나 준안정상태(metastable state)이온을 만드는 과정이다. 2차작용은 1차작용에 의해서 생긴 라디칼이나 이온이 넓게 확산하여 다른 분자와 충돌하고 안정분자로 되돌아 가거나 또는 분리되어 연쇄반응을 일으키면서 최종 생성물로 되는 과정이다.

1) 1차작용

방사선이 물질속을 통과할 때에는 그 진행방향에 전리된 원자나 분자와 여기된 원자나 분자의 비적을 일으킨다. 이들의 집단을 스퍼(spur)라 부르지만 그 형태는 방사선의 종류나 에너지의 크기에 따라 다르다.

그림 5-3은 α선과 β선의 비적중 스퍼의 예를 나타내었다.

방사선의 비정(range)에서 단위 길이당 생성하는 이온쌍의 수를 비전리능(specific ionization)이라 하지만 비전리능이 큰 중입자선은 물질 속에서 연속된 주상(柱狀)의 스퍼(spur)를 만들고 비전리능이 작은 γ선이나 β선은 띄엄 띄엄한 스퍼를 만든다.

또 비전리능은 단위 길이당 잃어버린 에너지이고 선에너지부여(linear energy transfer : LET)와는 다음과 같은 관계가 있다.

$$\text{비전리능} = \frac{LET}{W}$$

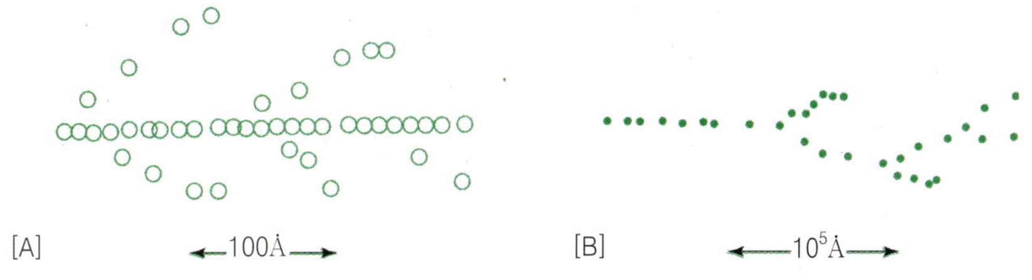

그림 5-3. [A] α선 비적중의 스퍼 [B] β선 비적중의 스퍼

W는 이온쌍 1개를 만들기 위하여 소비되는 방사선의 에너지이다.

방사선화학반응의 비율은 일반적으로 G값으로 나타낸다. G값으로는 흡수된 방사선의 에너지 100eV 당에 변화하는 분자의 수이다. 따라서 반응계에 의해 생성한 생성물을 G값이라고도 하며 또한 처음의 반응물질 감소양을 G값으로 나타내는 경우도 있다. 그리고 생성물에도 최종 생성물에 국한하지 않고 중간생성물, 라디칼, 이온 등에 대해서도 정의할 수 있다. 1차작용을 반응식으로 나타내면 다음과 같다.

$A \rightsquigarrow A^*$ ·············· 중성 여기분자의 생성 ($He \rightarrow He^*$)

$A \rightsquigarrow A^+ + e$ ······ 전리 ($He \rightarrow He^+ + e$)

$A + e \rightarrow A^-$ ········· 중성분자의 전자포획 ($O_2 + e \rightarrow O_2^-$)

여기분자의 반응

$A^* \rightarrow A$ ················· 방사 또는 무방사 천이 ($He^* \rightarrow He$)

$A^* \rightarrow B^*$ ··············· 이성화 (transstilbene ↔ cisstilbene)

$A^* \rightarrow R\cdot + S\cdot$ ··· 라디칼로 분해 ($CH_3COCH_3 \rightarrow CH_3CO\cdot + \cdot CH_3$)

$A^* \rightarrow M + N$ ········ 중성분자로 분해 ($C_6H_{12}^* \rightarrow C_6H_{10} + H_2$)

이온반응

$A^+ \rightarrow R\cdot^+ + S\cdot$ ··· 라디칼로 분해 ($C_4H_{10}^+ \rightarrow \cdot C_2H_5^+ + C_2H_5$)

$A^+ \rightarrow M^+ + N$ ······ 이온과 중성분자로 분해 ($C_4H_{10}^+ \rightarrow C_2H_4^+ + C_2H_6$)

A^*는 A분자의 B^*는 B분자의 여기 상태를 나타낸다.

2) 2차작용

2차작용에는 중화에 의한 여기분자의 생성, 분자내 전하이동, 다른 분자와의 충돌에 의한 여기이동, 해리, 각종 이온분자 반응 등이 포함된다. 이들의 반응은 1차작용에 의하여 계속해서 일어나기 때문에 1차작용과 2차작용의 경계는 방사선과의 작용이 시작되고 나서 10^{-12}~10^{-10}초 정도이다. 2차작용에 의해서 일어나는 반응식을 나타내면 다음과 같이 나타난다.

$A^+ + e \rightarrow A^*$ ·············· 이온의 중화($H^+ + e \rightarrow \cdot H$)

$A^+ + A^- \rightarrow A^* + A$ ··· 이온의 중화($O_2^+ + O_2^- \rightarrow O + O_3$)

$A^+ + B^- \rightarrow A^* + B$ ··· 이온의 중화($NH_4^+ + OH^- \rightarrow NH_3^* + H_2O$)

$A^+ + e \rightarrow R\cdot + S$ ····· 이온의 중화($C_3H_8^+ + e \rightarrow \cdot C_3H_7 + \cdot H$)

$A^+ + B \rightarrow A + B^+$ …… 전하이동($He^+ + Ne \rightarrow He + Ne^+$)
$A^+ + A \rightarrow A + A^+$ …… 전하이동
$A^+ + A \rightarrow A + A^*$ …… 여기이동
$A^* + B \rightarrow A + B^*$ …… 여기이동($He^* + Ar \rightarrow He + Ar^*$)
$A^+ + B \rightarrow C^+ + D$ …… 이온 분자반응($CH_3^+ + CH_4 \rightarrow C_4H_5^+ + H_2$)
$A + B \rightarrow R^+ + S\cdot$ …… 이온 분자이동($HBr^+ + HBr \rightarrow H_2Br^+ + \cdot Br$)
$(A^+)^* \rightarrow M^+ + N$ ……… 해 리($(C_2H_6^+)^* \rightarrow C^2H_4^+ + H_2$)
$(A^+)^* \rightarrow R\cdot^+ + S\cdot$ ….. 해 리($C_2H_6^+ \rightarrow \cdot C_2H_5^+ + \cdot H$)
$R\cdot + B \rightarrow S\cdot$ …………… 라디칼 반응($\cdot Br + RCH = CH_2 \rightarrow RCH - CH_2Br$)
$R\cdot + S\cdot \rightarrow M$ …………… 라디칼 반응($\cdot H + \cdot OH \rightarrow H_2O$)
$R\cdot + S \rightarrow R + S\cdot$ …… 라디칼 반응($\cdot OH + CH_3OH \rightarrow H_2O + \cdot CH_2OH$)
$R\cdot + R\cdot \rightarrow M + N$ …… 라디칼 반응($2CH_3CHOH \rightarrow CH_3CHO + C_2H_5OH$)

라디칼의 결합반응으로 방출되는 에너지는 이온쌍의 재결합반응으로 방출되는 에너지 보다 적다.

$$\cdot H + \cdot OH \rightarrow H_2O + 4.85 \times 10^5 J/mol$$
$$H^+ + OH^- \rightarrow H_2O + 1.22 \times 10^6 J/mol$$

라디칼은 화학결합을 만드는데 필요한 전자를 1개 또는 그 이상 가지고 있는 원자 또는 분자를 말한다. 예를 들면 $\cdot CH_3$(메틸라디칼), C_6H_5(페닐라디칼), $CH_3\ COO\cdot$(아세트산라디칼), $\cdot Cl$(염소원자 또는 라디칼) 등으로 라디칼 이온화한 $\cdot C_6H_6^-$(벤젠라디칼 음이온) 등도 있다. 라디칼의 안정성 혹은 활성은 어느 정도 그 구조에 의존하고 일반적으로 할로겐이 부가하면 안정화($F < Cl < Br < I$의 순으로 안정화)되고 또한 분자가 분지하면 안정화($n-C_4H_9\cdot < i-C_3H_7\cdot < t-C_4H_9\cdot$의 순으로 안정화)한다. 반응의 결과 많이 발생되는 라디칼로서, $\cdot H$, $\cdot OH$, $\cdot Cl$, $\cdot CH_3$, $\cdot Ph$ 등이 있으며 안정된 라디칼로서 $Ph_3C\cdot$(트리페닐메틸 라디칼),

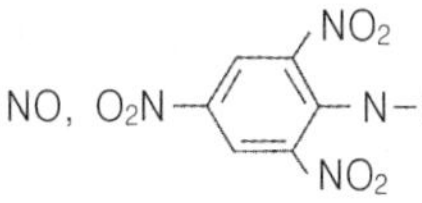

(α, α' 디페닐피크릭 하이드레이트, DPPH)

가 있다.

또한 NO, O_2, I_2 등의 전자 포획제는 라디칼과 부가반응을 하여 라디칼은 소멸 혹은 비교적 안정된 라디칼을 생성함으로 라디칼은 방사선화학반응 속에서 가장 중요한 역할을 한다.

$$R\cdot + NO \rightarrow RNO$$

$$R\cdot + O_2 \rightarrow RO_2\cdot$$

$$R\cdot + I_2 \rightarrow RI + I\cdot$$

라디칼의 검출에는 전자스핀 공명흡수장치(ESR)를 이용한다. 라디칼은 분자 혹은 원자의 분자궤도에 수십개의 전자를 가지고 있으며, 그 전자의 자전방향은 정 부 또는 상하 방향의 어느 쪽인가 있으나 에너지적으로는 같다. 그러나 부대전자(짝 안지은 전자)가 자장 속에 있으면 자전방향에 의해 에너지상태가 달라진다. 이때 전자는 저에너지상태의 자전방향을 향하게 되지만 이 전자에 그 에너지 차만큼 에너지($E=h\upsilon$)를 부여하면 높은 에너지상태로 천이한다. 공명흡수가 관측될 때 자장의 세기를 H(tesra)로 하면

$$h\upsilon = g\beta H$$

의 관계가 있으며 β는 보어 마그네톤(bohr magneton)로 9.27×10^{-24}J/T* 에서 g는 g인자라 부르며 자유전자의 라디칼에서는 2.00이다. 라디칼은 각각 특정의 H점에서 공명흡수를 일으키므로 ESR을 이용해서 라디칼의 검출 및 라디칼의 성질을 조사할 수 있다.

예 제 방사선화학의 4가지 기본반응을 설명하시오?

- 이 온 화 : $M \rightarrow M^+ + e^-$
- 여 기 : $M \rightarrow M^*$
- 중 화 : $M^+ + e^- \rightarrow M^*$
- 전자포획 : $A + e^- \rightarrow A^-$

5. 이온검출

이온검출은 2종의 양·음이온전하를 가진 이온이 고려되지만 이온의 진행방향에 자장을 걸면 그 방향은 구부러진다. 그림 5-4에 나타낸 것은 β선 스펙트러메타의 원리도이며 자장의 세기를 변화시켜서 검출기에 입사하는 β선 에너지를 선별할 수 있다. 전자의 운동량을 P(tesra·cm), 자장의 세기를 H(tesra), 전자궤도반경을 r (cm)로 하면,

$$P = H \cdot r$$

이 된다. r는 P/H에 의존하므로 P에 따라서 H를 변화시켜 검출기에 전자를 유도할 수 있다. 측정계는 진공으로 유지되어 있으며 선원 시료 내부에서의 흡수나 산란을 막기 위하여 선원은 가능한 얇은 것을 이용할 필요가 있다.

가속전압을 V로 하면 $P=\sqrt{\dfrac{2mV}{e}}$ 에서,

$r=\dfrac{1}{H}\sqrt{\dfrac{2mV}{e}}$ 로 되며, r은 $\sqrt{m}$ 에 비례하는 것을 이용하여 이온의 질량과 전하를 측정할 수 있다. 이와 같이 해서 이온의 질량을 측정하는 장치를 질량분석기라 한다. 또한 1차 이온을 다른 중성분자와 충돌시키면 이온분자반응의 연구에 이용할 수 있다.

$$P^+ + M \rightarrow A^+ + B$$

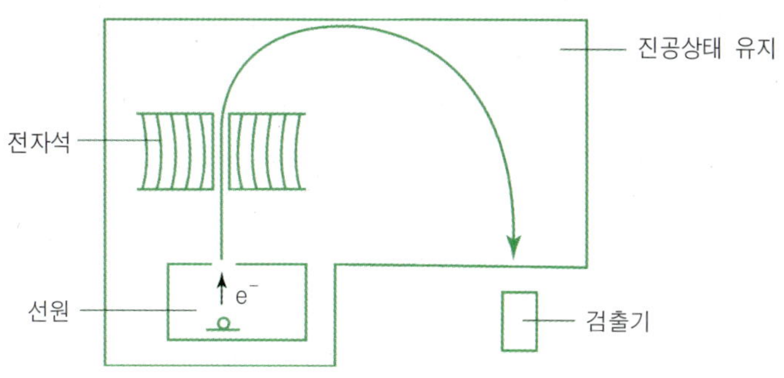

그림 5-4. β선 스펙트로메타 원리도

A^+의 생성에 의한 이온전류를 i_A, P^+에 의한 것을 i_p라 할때 $i_A = i_P LQ[M]$로 표시한다. 여기에 L은 단위시간당의 P^+의 통과거리, Q는 P^+와 M과의 충돌단면적, M은 중성분자의 농도이다. 이렇게 해서 여러 가지 이온분자반응의 Q를 구하게 된다.

이온과 즉시 반응해서 이온 분자반응을 막는 물질을 스캐벤져라 한다. 양이온의 스캐벤져로는 아민(amine)이나 알콜이 잘 알려져 있다. 예를 들면

$$RH^+ + NH_3 \rightarrow R\cdot + NH_4^+$$

$$RH^+ + CH_3OH \rightarrow R\cdot + CH_3OH_2^+$$

이다. 또한 할로겐은 음이온의 스캐벤져로는

$e + RX \rightarrow R\cdot + X^-$(X는 할로겐)의 반응을 한다.

6. 전자의 반응

전자는 양이온을 중화하는 것 뿐만 아니라 중성분자에 포획되어 음이온을 생성한다.

$$A + e^- \rightarrow (A^-)^*$$

이 반응은 A가 전자 친화성이 큰 산소, 할로겐, 할로겐이 결합된 유기화합물에서 일어나기 쉽다. 이 반응에서는 A의 전자 친화력에 상당하는 에너지가 생성한 음이온으로 유지된다. 또 이 반응은 전자의 에너지와 A의 전자 친화력 에너지의 차가 음이온의 에너지 레벨(준위)차에 상응할 때만 일어난다(즉 공명과정). 생성한 음이온은 여기상태에 있는 방사선을 방출하면서 안정화하든지, 용기의 벽 등에 충돌해서 여기에너지를 방출한다. 전자 에너지가 증가하여 $(A^-)^*$의 분자내의 결합에너지보다 클 때에는 $(A^-)^*$는 전자포획 후 곧 해리한다. 반응식에서는

$$A + e \rightarrow \cdot B^- + C\cdot$$

로 나타내며 2개의 자유라디칼로 된다. 전자는 전자친화력이 큰 할로겐이나 시아노기(cyano radical)가 있는 분자로 남는다.

액체에서는 전자와 양이온과의 재결합이나 전자와 용질과의 반응이 초기과정에서 늦어지면 전자는 용매화하고 용질과 반응할 때까지 존재하게 된다. 이 같은 과정은 유전율이 작은 알콜 등의 매체로 중요하다.

7. 여기상태

전리성 방사선은 광화학과 같이 여기상태를 만들지만 광화학보다 매우 높은 여기상태를 만들 수 있다. 그러나 여기분자의 생성과 그 성질은 비슷하기 때문에 일반적으로 광화학으로 생각하는 비교적 낮은 여기상태나 2원자 분자에 대하여 그 생성과 성질을 생각해 보자.

분자의 에너지 상태로서 회전에너지는 무시할 수 있기 때문에 진동 에너지와 전자에너지만으로 생각하면 포텐셜 에너지는 그림 5-5와 같다. 2개의 곡선은 2개의 전자에너지준위를 나타내고 곡선내의 수평선은 각 전자에너지 내에서의 다른 진동상태를 나타낸다. 전자 에너지준위 사이의 천이는 그림속의 수직선에서 알 수 있다. Frank Condon 원리에서 천이사이에 2개의 원자 핵간 상대적인 위치는 변하지 않는다(A→B의 천이에 요하는 시간은 10^{-15}초 분자의 1진동 주기는 10^{-13}초 정도이다). A→B로 천이하여 B, C간의 진동을 하면서 차츰 진동에너지가 감소하여 제1여기준위의 기저상태로 떨어지며 D, F에 상당하는 에너지를 방출한다. D, F는 A, B보다 작기 때문에 처음에 흡수된 파장보다 긴 파장의 빛이 방출된다. 이 빛을 형광이라 한다.

그림 5-6은 여기상태의 포텐셜 에너지곡선이 분자가 최초의 여기된 진동준위보다 낮은 곳에서 기저상태의 포텐셜 에너지곡선과 교차하고 있지만 매우 접근하고 있으면 분자는 이 교차하는 점에서 여기상태에서 기저상태로 옮길 확률이 있다. 이 때 기저상태의 분자는 높은 진동상태에 있지만 여기에너지는 다른 분자와의 충돌에 의하여 잃게되고 열에너지로 변화한다. 이와 같은 과정을 내부전환이라 한다.

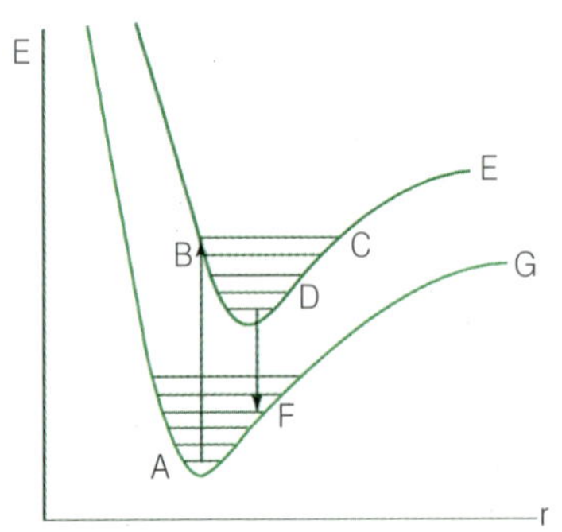

그림 5-5. 2원자 분자 γ선 기저상태와 여기상태의 포텐셜 에너지곡선
r: 핵간거리 E : 포텐셜 에너지

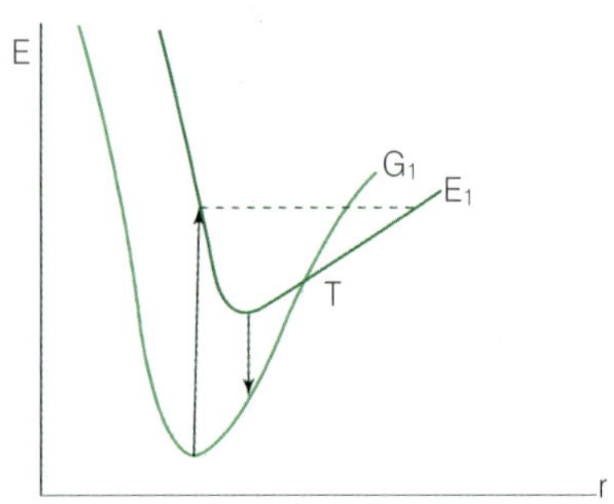

그림 5-6. 1중항에서 1중항 여기상태의 천이

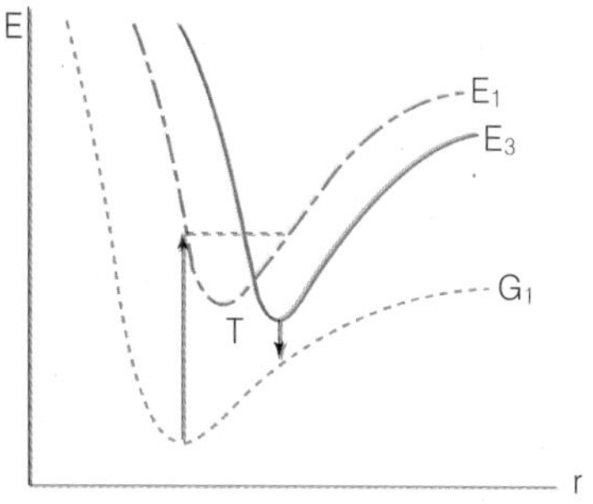

그림 5-7. 1중항에서 3중항 여기상태의 계간교차

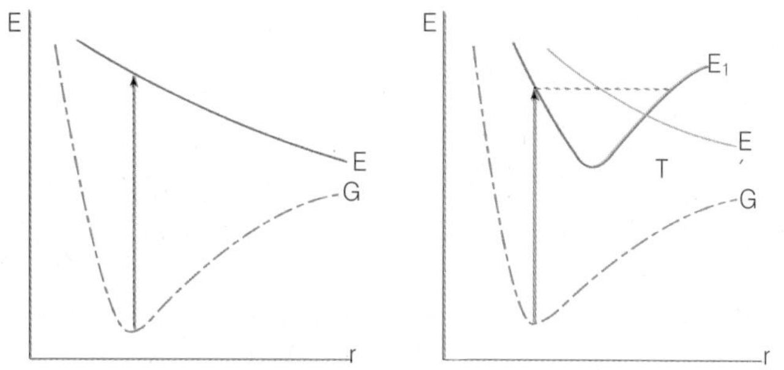

그림 5-8. 불안정 여기상태에서 천이가 일어나는 포텐셜 에너지 곡선

그림 5-7에서는 하나의 여기상태의 포텐셜 에너지 곡선이 다른 많은 중항의 여기 곡선과 교차하고 있는 상태로 이것을 계간교차(系間交差)라 부른다. T점에서 2개의 포텐셜 에너지곡선은 교차하고 있기 때문에 하나의 여기상태에서 다른 여기상태로 옮겨갈 수 있다. 제2곡선(3중항 : 重項)에서의 발광 천이는 기저상태와 여기상태의 스핀이 다르기 때문에 천이되어 1중항 여기상태보다 긴 수명을 가진다.

3중항에서의 발광은 인광이라 한다. 3중항 여기상태의 수명은 매질의 물리적 성질에 의해 영향을 받으며 점성이 큰 액체나 고체에서 그 수명은 가장 길다. 1중항 기저상태에서 3중항 여기상태에의 직접 천이는 금제(禁制)되어 있으며 계간교차로 인해 3중항 여기상태는 생성된다. 3중항 여기상태는 열에 의해 분자가 운동에너지를 얻고(혹은 충돌) 다시 계간 교차로 인해 1중항 여기상태로 되돌아가고 거기에서 발광실활(發光失活) 하는 것도 있으며 이것을 연발형광, 즉 잔광이라 한다.

높은 여기상태의 포텐셜 에너지곡선은 그림 5-8처럼 되어 있다. 여기상태의 포텐셜 에너지 곡선에 최소치가 없거나 혹은 여기곡선에 최소치를 가지지 않는 다른 여기곡선이 교차하고 있는 경우 분자는 해리해서 2개의 자유라디칼을 일으킨다. 그 이외에 A분자의 여기 포텐셜이 B분자와 같던가 그것보다 조금 큰 경우에는

$$A^* + B \rightarrow A + B^* \quad (E_A{}^* \geqq E_B{}^*)$$

와 같은 여기 에너지의 이동이 가능하며 이것을 무발광 에너지라 부른다.

8. 선량측정

방사선 측정기는 그대로 선량률의 측정이 가능하지만 방사선작업종사자의 건강관리에는 일반적으로 집적선량의 측정이 필요한 것이 많다. 그러므로 집적선량을 검출하기 위한 전용 측정기를 이용하는 것이 편리하다. 체내피폭에는 α선이나 β선이 문제되는 것이 많으며 작업환경 모니터링이나 집적선량의 측정에는 X선이나 γ선이 문제시된다.

GM 서베이메터(측정범위 0.01~100mR/h)는 선량률의 측정에 가장 간편하고 감도도 좋다. 한편 신틸레이션식의 서베이메터(측정범위 0.01~100mR/h)는 저 에너지 X선에 감도가 좋지만 X선 에너지 의존성이 큰 결점을 가지고 있다. 전리조형의 서베이메터는 선질 특성이 좋기 때문에 많이 이용되고 있다. 이상은 선량률을 측정하는 것이며 다음은 집적선량의 측정에 관하여 서술한다.

포켓 선량계는 만년필과 같은 형태를 가지고 있고 실험자가 흉부에 착용해서 사용하는 것으로 단시간(1일 이내)내에 집적선량을 읽을 수 있도록 되어 있다(~200mR까지).

필름뱃지는 필름의 흑화도를 이용하여 피폭선량을 측정하는 것으로 1~2개월간 집적선량의 측정에 널리 사용되고 있다.

유리선량계는 유리에 방사선을 조사하면 갈색으로 착색하는 것을 이용한 것으로 유리의 착색정도를 분광 광도계로 측정하고 교정곡선에서 선량을 읽는다. 10^5R까지의 대선량 측정에 사용된다. 일반적으로 50% $Al(PO_3)_3$, 25% $Ba(PO_3)_2$, 25% KPO_3의 유리에 8%의 $AgPO_3$를 첨가한 은활성인산유리는 저 선량용으로 사용된다. 착색의 정도는 조사 중의 온도와 빛 등에 의한 Build up 현상에 의해 20시간 정도 방치해서 탈색이 비교적 떨어지고 난 후 측정한다.

열형광선량계(TLD)는 CaF_2(Mg), $CaSO_4$(Tm, Dy), MgB_4O_7(Tl) 등의 고체에 방사선을 조사하면 고체내 전자 및 정공(正孔)이 여기되면 각각 격자결함에 포획된다. 그리고 고체를 200~400℃로 가열하면 포획된 전자가 이탈되며 정공과 재결합할 때 열형광을 발생한다.이 형광의 양이 선량에 비례하는 것을 이용한 것이다. 측정소자의 원자번호가 크면 선질 의존성이 나타나기 때문에 인체의 집적선량 측정에는 인체의 실효원자번호에 가까운 LiF가 좋다. 화학선량계에 관해서는 10절에서 서술한다.

9. 기체의 방사선화학반응

기체의 상태는 밀도가 작으며 LET효과가 낮기 때문에 액체나 고체보다 연구가 쉬우며 오래전부터 수많은 실험적 연구가 실시되어 왔다.

방사선화학반응의 비율을 나타내는 G값에 대하여 기체의 경우는 M/N비가 이용된다. 이것은 생성한 분자 수 M과 생성한 이온쌍의 수 N의 비이다. 용액 계에서는 용질에 의해 흡수되는 에너지가 전리에 소비되는 에너지의 극히 일부이며, 또 용액 중에 생성하는 이온쌍의 수는 그다지 측정되고 있지 않기 때문에 적당하지 않다. 현재는 오히려 기체 상태의 경우도 G값을 이용 할 경우가 많다.

1) 이온쌍 생성에 필요한 에너지

기체 중에서 이온쌍을 생성하는데 필요한 평균에너지는 표 5-1에서 알 수 있듯이 여러 가지 방사선에 대하여 측정하고 있다. 이 에너지는 이온화 포텐셜 보다 항상 크며 많은 부분이 여기현상을 일으키기 때문에 이용되고 있다는 것을 알 수 있다.

표 5-1. 이온쌍 생성에 필요한 평균에너지(eV)

기 체	5MeV α입자		340MeV 양 자	전 자		이온화 포텐셜에너지
	^{210}Po	^{239}Pu		3~20keV	1MeV	
H	36.3	37.0	35.3	36.3		15.6
He	42.7	46.0		42.3		24.5
Ne	36.8	36.3	28.6	36.6		21.5
Ar	26.4	26.4	25.5	26.4	25.5	15.7
N_2	36.6	36.3	33.6	34.9	34.8	15.5
O_2	32.5	32.3	31.5	30.9	30.9	12.5
공기	35.5	35.0	33.5	34.0	33.9	
CO_2	34.5	34.3		33.0	32.6	14.3
CH_4	29.2	29.4		27.3	26.8	14.5
C_2H_4	28.0	28.0		26.2	26.3	12.2
H_2O		37.6				

이들의 값은 측정기에 의해 약간의 차이가 있지만 이것의 일부는 가스 중 불순물에 의한 것이라고 생각된다. 이와 같이 적은 불순물이라도 이 에너지에 큰 변화를 가져온다. 예를 들면 He에 Ar을 0.13% 첨가하면 42.7eV에서 33.0eV로 되는 것이 보고되고 있다. 또 He에 Xe, Kr, CO_2를 첨가하거나 Ar에 C_2H_2를 첨가하면 같은 효과가 나타난다. 이 효과는 주성분 가스가 준 안정된 여기상태로 되어 이것이 불순물 가스로 이행하고 보다 낮은 이온화 포텐셜을 가진 불순물에 여분의 전리를 일으키기 때문이라고 볼 수 있다.

$$He^* + Ar \rightarrow He + Ar^*$$

$$Ar^* \rightarrow Ar^+ + e$$

2) 각종 방사선화학반응의 M/N 비

표 5-2에는 각종 기체의 방사선화학반응에 대한 M/N비의 실험값을 나타내고 있다. 이 표에서 α선이나 X선으로 일어나는 기체상태의 반응에 대한 비율에는 그다지 큰 차이가 없다는 것을 알 수 있다. 물론 이들 값은 실험조건에도 의존한다. 예를 들면 C_2H_4에 γ선 조사를 3.7×10^{14}Bq ^{60}Co의 강한 선원으로 장시간 조사하면 매우 높은 비율로 되지만 소 선량 조사의 경우에는 α선조사의 경우와 대개 같은 비율로 된다.

화학반응 비는 높은 비율을 설명하기 위하여 방사선화학반응에 이온집단(ionic cluster)이라는 용어를 도입했다. 이온집단은 이온에 의한 분자의 분극에 의해 이온 주위에 모이는 중성 분자 군이다. 역 부호를 가진 2개의 집단 정전기력에 의해 접근하고 서로 중화하며 다른 중성분자를 만든다.

예를 들면 메탄이나 암모니아의 분해에 대한 반응은 다음과 같이 된다.

$$(O_2CH_4O_2)^+ + (O_2 \cdot CH_4 \cdot O_2)^- \rightarrow 2CO_2 + 4H_2O$$

$$(NH_3 \cdot NH_3)^+ + e \rightarrow N_2 + 3H_2$$

이 이론에서 연쇄반응은 생각하지 않는다. 이 이론은 앞에 설명한 반응과 같은 경우의 설명에는 좋으나 일반적으로 여러 가지 문제점을 포함하고 있다. NH_3, H_2S, NO의 α선 분해로 생성된 이온을 신속히 모으기 위해 전장을 이용한다. 그리고 전장은 이온생성 기구를 지지함에는 너무 작은 영향을 나타낸다는 것이 알려져 있다.

표 5-2. 각종 반응에 대한 M/N비

조사 시료	방사선	생성물	M/N비
H_2+O_2	α	H_2O	3.4~4
O_2	α	O_3	1~2
Cl_2+H_2	α	HCl	$\sim 10^5$
Cl_2+H_2	X	HCl	$4\sim 8\times 10^4$
Br_2+H_2	α	HBr	0.5~2.9
Br_2+H_2	X	HBr	2
HBr	α	H_2, Br_2	~3
HBr	e	H_2, Br_2	4.6
HI	α, X	H_2, I_2	8
NH_3	α	N_2, H_2	0.9~1.3
N_2+H_2	α	NH_3	0.3~0.5
N_2O	α	N_2, NO	4.4
C_2H_4	α	$(C_2H_4)_5$	5.1
C_2H_4	γ	폴리에칠린	0.3~1,000
C_2H_2	α	고체폴리마, C_6H_6	20~21
C_2H_2	β	폴리마	26.6
p-H_2	α	o-H_2	700~1,000

또 파라수소(p-H_2)에 α선을 조사해서, 오르트수소(o-H_2)를 생성하는 실험으로 M/N비가 700~1,000이라 하는 큰 값이 얻어졌지만 이 같은 큰 값은 이온집단 생성에서는 설명 불가능하다. Capron은 이 변화를 유리 수소원자에 의해 연쇄반응에 의한 것이라고 생각하였다.

$$H_2 \xrightarrow{\alpha} 2H$$

$$H + p\text{-}H_2 \rightarrow o\text{-}H_2 + H$$

이 연쇄반응은 실험에 의해서도 입증되었다. 수소에 전자를 충격하고 생긴 이온을 질량분석기로 분석하였지만 단순한 $(H_2H_2)^+$나 $(H_2H_2H_2)^+$ 등을 생성확률은 매우 낮으며 방사선화학반응의 1차 생성화학종으로 볼 수 없다고 말하였다. 연쇄반응의 기구는 브롬화수소의 합성, 분해, 아세틸렌의 중합, 수소, 중수소의 동위체 교환반응의 경우도 생각할 수 있다.

브롬화수소의 합성

$H_2^+ + H_2 \rightarrow H_3^+ + H$

$Br_2 \sim\rightarrow Br_2^+ + e \rightarrow Br^+ + Br + e$

$Br^+ + Br_2 \rightarrow Br_3^+$

$Br_2^+ + Br_2 \rightarrow Br_3^+ + Br$

$Br_2 + e \rightarrow Br + Br^-$

$Br^- + Br_3^+ \rightarrow 4Br$

$H + Br \rightarrow HBr$

브롬화수소의 분해

$HBr \sim\rightarrow HBr^+ + e$

$HBr^+ + HBr \rightarrow H_2Br^+ + Br$

$HBr + e \rightarrow H + Br^-$

$Br^- + H_2Br^+ \rightarrow 2H + 2Br$

$H + H \rightarrow H_2$

$Br + Br \rightarrow Br_2$

아세틸렌의 중합

$C_2H_2 \sim\rightarrow C_2H + H$

$C_4H_3 + C_2H_2 \rightarrow C_6H_5$

$C_nH_{n-1} + H \rightarrow C_nH_n$

수소, 1중수소의 동위체 교환반응

$H_2 \sim\rightarrow H_2^+ + e$

$H_2^+ + H_2 \rightarrow H_3^+ + H$

$HD_2^+ + H_2 \rightarrow H_2D^+ + HD$

$H_2D^+ + D_2 \rightarrow HD_2^+ + HD$

기체의 방사선화학반응의 예를 들면 일반적으로 가스증폭계수용의 가스로 이용되는 메탄(CH_4)에 관해 서술해 보자. 메탄을 고속전자 또는 γ선으로 조사하면 최종 생성물로 다음과 같은 화합물이 얻어진다.

H_2, C_2H_2, C_2H_4, C_2H_6, C_3H_6, $n-C_4H_{10}$,

$i-C_4H_{10}$, $i-C_5H_{10}$, $(CH_2)_n$

이들의 얻어진 화합물의 반응정도로써 다음과 같은 각종의 반응이 일어난다.

이온 반응

$CH_4 \sim\rightarrow CH_4^+ + e \sim\rightarrow CH_3^+ + H\cdot + e \sim\rightarrow CH_2^+ + H_2 + e$

$CH_4^+ + CH_4 \rightarrow CH_5^+ + \cdot CH_3$

$CH_3^+ + CH_4 \rightarrow C_2H_5^+ + H_2$

$CH_2^+ + e \rightarrow CH_2$

$CH_5^+ + e^- \rightarrow \cdot CH_3 + H_2$

$C_2H_5^+ + e \rightarrow \cdot C_2H_5$ 또는 $C_2H_4 + H\cdot$

자유 라디칼 반응

$H\cdot + CH_4 \rightarrow \cdot CH_3 + H_2$

$2\cdot CH_3 \rightarrow C_2H_6$

$\cdot CH_3 + \cdot C_2H_5 \rightarrow C_3H_8$ 또는 $CH_4 + C_2H_4$

$2CH_2 \rightarrow C_2H_4$

$\cdot CH_2 + CH_4 \rightarrow \cdot C_2H_6$

$R\cdot + C_2H_4 \rightarrow R - CH_2 - CH_2 \xrightarrow{C_2H_4}$ 폴리마

분자 이온 반응

$C_2H_5^+ + CH_4 \rightarrow C_3H_7^+H_2$

10. 물 및 수용액의 방사선화학반응

1) 물의 방사선 분해

방사선화학반응은 물을 용매로서 많이 사용하고 있으며 또한 물은 생체의 주요구성 성분이기 때문에 물의 방사선화학반응을 명확히 파악하는 것은 매우 중요하다. 그래서 오래 전부터 물의 방사선 조사실험이 실시되어 왔지만 실험에 의하면 물의 방사선 분해활동은 방사선의 종류나 산소의 존재유무, 물의 pH 등에 의해 변화하는 것이 입증되었다. 물의 방사선 분해를 조사하기 위해서는 순수한 물을 이용하면 좋을 것 같지만, 순수한 물로는 한번 생성된 H_2나 H_2O_2와 같은 생성물이 분해의 초기 과정에서 생긴 생성물과 재결합하여 원래의 물로 되돌리기 위한 물의 분해 연구에는 적당하지 않다.

산소를 포함하지 않는 물은 X선이나 γ선 조사에서 분해가 일어나지 않지만 ^{222}Rn의 α선으로 조사하면 물은 분해하여 H_2O_2, H_2, O_2로 되며 에너지 흡수량이 충분히 낮은 경우(〈1.93×10^{25}J/mol · ㎤), G값은 H_2O_2에서 0.95, H_2에서 1.7, O_2에서는 0.4로 된다. 그러나 산소가 존재하면 H_2O_2가 생성한다. 그 수율은 산소의 분압과 더불어 상승하고 조사시간이나 온도와 더불어 소멸한다. 초기 수율 G(H_2O_2)값은 실험조건에 의하여 변화하지만 약 1~2로 된다. 산소를 함유하는 물에 고속전자(1MeV)를 조사할 경우의 초기 수율 G(H_2O_2)는 1.15로 된다.

한편 H_2O_2의 희석용액(〈10^{-2}M)은 입자에 의해 조금 분해되지만 X선이나 γ선에서는 분해되지 않는다. 산소가 존재하지 않는 경우에는 이 분해는 완전하지만 산소가 존재할 경우는 분해와 생성이 평형을 유지하여, 정상상태로 된다. 가속된 He(7~40MeV)로 산소를 함유하지 않는 물에 조사하고 생성하는 수소를 측정한다. 그 결과 분해는 흡수한 선량에 비례하며 입자 에너지와는 관계가 없다는 것을 알았다.

물의 방사선 분해 제1단계는 물분자에서 전자가 잃게 된 H_2O^+ 혹은 전자를 포획한 H_2O^-의 분해로 다음과 같은 반응이 일어난다.

$$H_2O^+ + e \rightarrow H_2O^* \rightarrow H + OH$$

$$H_2O^+ + H_2O \rightarrow (H_3O^+)^* + OH$$

$$H_2O^- \rightarrow \cdot H + OH^-$$

표 5-3. 물의 방사선 분해 초기 수율

초기수율	0.4 mol H_2SO_4	pH=2
G (e_{aq}, H)	3.65	2.8
G (OH)	2.95	2.2
G (H_2)	0.45	0.4
G (H_2O_2)	0.8	0.7

그런데 여기서 생성하는 · H로 나타나는 환원성 라디칼은 실제로 대부분이 수화전자 (e_{aq})라는 것을 알았다. 따라서 앞에 기록된 반응 이외에 다음과 같은 반응도 생각할 수 있다.

$$H_2O \rightsquigarrow H_2O^+ + e$$

$$e + aq \rightarrow e_{aq}$$

이 수화전자는 산성용액에서는 빨리 H^+와 반응하여 H로 되며 용질과 작용할 수 있지만 중성, 알카리성 용액에서는 e_{aq} (수화전자) 그대로 용질과 작용한다.

$$e_{aq} + H^+ \rightarrow H$$

표 5-3은 산성수 용액을 ^{60}Co γ선으로 조사 했을 때의 초기수율을 나타낸 것이다.

예 제 물의 방사선화학에 대하여 설명하시오?

물은 인체를 구성하고 있는 물질의 70~80%를 차지하고 있다. 따라서 방사선이 인체에 조사되면 물의 이온화가 일어나고 방사분해가 일어나게 된다.

물분자가 이온화되면 하나의 전자가 방출되며 방출된 전자는 다른 물분자에 흡수되어 양이온 물분자(H_2O^+)와 음이온 물분자(H_2O^-)가 생성된다.

$$H_2O^+ \rightarrow H_2O^+ + e^-_{aq}$$

$$e^-_{aq} + H_2O \rightarrow H_2O^-$$

양이온 물분자 (H_2O^+)와 음이온 물분자 (H_2O^-)가 다른 물분자의 존재하에서 분해되어 이온과 유리기를 생성한다.

$$H_2O^- \xrightarrow{H_2O} OH- + H\cdot$$

$$H_2O^+ \xrightarrow{H_2O} OH\cdot + H+$$

H^+나 OH^-가 가지고 있는 에너지는 크지 않으나 물분자의 방사분해로 생성된 1차 유리기인 e^-_{aq}, H·, OH·는 반응력이 강하기 때문에 생성된 부위에서 대부분 2차 반응을 일으킨다. 2차적으로 생성되는 유리기로는 HO_2^-, O_2^-가 있으며 먼 곳까지 이동하여 생체구성물질과 상호작용을 일으킬 수 있다.

$$H\cdot + OH\cdot \rightarrow H_2O$$

$$H\cdot + H\cdot \rightarrow H_2$$

$$OH\cdot + OH\cdot \rightarrow H_2O_2$$

순수한 물에서는 유리기들이 서로 작용하여 H_2, H_2O· H_2O_2를 만든다.

2) 염류 수용액의 방사선화학반응

용액 중에서 방사선에 의해 유기되는 반응의 영역은 기체의 경우와 마찬가지로 넓은 범위에 미친다. 수율은 반응조건에 의해서 현저하게 변화하지만 이것은 화합물의 차이에 의한 것만은 아니며 용매의 물리 화학적 조건이나 방사선의 종류 및 방사선의 강도에 의해서도 변화된다. 또한 물의 경우와 같이 산소의 존재유무에 따라서 수율이 변화한다. 만약 용질이 환원제이면 그것은 항상 산화되며 강한 산화제이면 환원된다. 표 5-4는 산화, 환원반응을 비교한 것이다.

표 5-4. 산화, 환원반응 비교

구 분	산화반응	환원반응
산소	산소와 결합하는 반응	산소를 잃는 반응
수소	수소가 잃는 반응	수소와 결합하는 반응
양의 원자가	양의 원자가가 증가	양의 원자가가 감소
음의 원자가	음의 원자가가 감소	음의 원자가가 증가
전자	전자를 잃는 반응	전자를 얻는 반응

표 5-5 및 표 5-6은 각각 다수의 산화반응 및 환원반응에 대한 수율을 나타내고 있다. 이들의 계에서는 수율이 조사시간에 따라 변화하고 있지만 표 5-5, 5-6에 나타낸 값은 초기수율 G_i이다. 수율의 값은 실험조건에 의해서 또는 측정자의 차이에 의해서도 약간 변하기 때문에 표에 부여된 값은 대략적인 값이라고 볼 수 있다.

표 5-5. 각종 무기물질 용액 중의 수율(산화 경우)

물 질	초기농도(몰)	생성물	G값		비 고
			공기 중	진공 중	
H_3PO_3	8×10^{-4}	H_3PO_4	6.9	5.2	0.4몰 H_2SO_4, 농도 변화
H_2S	$2.4-6\times10^{-3}$	S	매우 크다		
$[Fe(CN)_6]^{4-}$	10^4	$[Fe(CN)_6]^{3-}$		1.2	
I^-	10^{-3}	I_2		0.5~0.6	G값은 농도와 산성도가 변화
AsO_2^-		AsO_4^{3-}	3.5	1.8	
Fe^{2+}	10^{-4}~10^{-2}	Fe^{3+}	15.5	6~8	0.4몰 H_2SO_4
NO_2^-	10^{-3}	NO_3^-			중성용액
NH_4OH	0.2	NO_2^-	1.1		pH12, pH 변화
N_2H_4	10^{-3}	N_2, NH_3	2.2~20	2.2	pH 변화
Br^-	0.5	Br_2	2~10		농도 변화
Ce(Ⅲ), K_2CO_3	10^{-2}~10^{-3}	Ce(Ⅳ)		1.6	
U(Ⅳ)($3NH_2SO_4$)		UO_2^{2+}	10.5	1.5	
N_2+O_2		NO_2^-, NO_3^-	0.1		알칼리성 용액

표 5-6. 각종 무기물질 용액중의 수율(환원 경우)

물 질	초기농도(몰)	생 성 물	G값		비 고
			공기중	진공중	
$S_2O_8^{2-}$	3×10^{-3}	SO_4^{2-}	매우 크다		
Ce^{4+}	10^{-3}	Ce^{3+}	2.5~3.7	2.5~3.7	에너지에 의해 농도 변화
MnO_4^-		Mn^{2+}	2.2~3		pH 변화
$Cr_2O_7^{2-}$	10^{-3}	Cr^{3+}	1~1.7	2.5	
IO_3^-	10^{-3}	I_2, I^-	0.6	0.45	pH 변화
Fe(Ⅲ)-phenanthroline	10^{-3}	Fe(Ⅱ)-phenanthroline	10.4	~5.2	pH 변화
$PuO_2^{2+}(SO_4^{2-})$	10^{-3}	Pu^{4+}	2.4	2.4	산성도가 변화
Tl^{3+}		Tl^+	~4		

모든 화합물에서 만약 충분히 다량의 선량을 흡수하면 산화나 환원은 완전히 행해지지만 중정도의 선량에서는 산화형과 환원형이 분해평형의 상태로 되는 물질도 있다. 예를 들면 IO_3^-를 함유한 용액을 pH=5.6으로 γ선 조사를 행할 경우 산화형 I^-의 비가 1:3으로 평형에 도달한다.

방사선화학반응에서는 산화가 환원보다 자주 일어난다. 특히 α입자의 경우에는 산화반응이 일어나기 쉽다. 환원은 매우 높은 산화, 환원전위를 가진 화합물의 경우에만 일어난다. 방사선화학수율은 α입자의 경우가 X선 또는 γ선의 경우보다 작다. 특히 조사되는 화합물이 H_2O_2와 반응하지 않는 경우가 그렇다. 다음은 몇 가지 대표적 무기화합물의 방사선화학반응에 관해서 서술해보자.

(1) 황산 제1철

산소를 함유하는 0.4mol H_2SO_4 산성의 황산 제1철 수용액에 방사선을 조사하면 $Fe^{2+} \rightarrow Fe^{3+}$의 산화반응이 일어난다. 이것은 화학선량계로서 널리 이용되고 있지만 그 반응식은 다음과 같이 된다.

$$H_2O \rightarrow \cdot H + \cdot OH$$

$$Fe^{2+} + \cdot OH \rightarrow Fe^{3+} + OH^-$$

$$Fe^{2+} + H_2O_2 \rightarrow Fe^{3+} + \cdot OH + OH^-$$

$$\cdot H + O_2 \rightarrow HO_2 \cdot$$

$$Fe^{2+} + HO_2 \cdot + H^+ \rightarrow Fe^{3+} + H_2O_2$$

(2) 황산 제2세륨 및 황산 제1탈륨

세륨(Ⅳ)염은 산성용액으로 방사선에 의해서 환원되지만 그 수율은 산소가 존재하거나 존재하지 않아도 변하지 않는다. 그 환원은 H 또는 HO_2에 의한 것이다. OH 라디칼은 역반응을 가져온다.

$$Ce^{4+} + H_2O_2 \rightarrow Ce^{3+} + H^+ + HO_2 \cdot$$

$$\cdot H + O^2 \rightarrow HO_2 \cdot$$

$$Ce^{4+} + HO_2 \cdot \rightarrow Ce^{3+} + H^+ + O_2$$

$$Ce^{3+} + \cdot OH \rightarrow Ce^{4+} + OH^-$$

만약 탈륨(Ⅰ)염이 이 용액에 첨가되고 OH 라디칼에 의해 산화되어 다음과 같이 된다.

$$Tl^{+} + \cdot OH \rightarrow Tl^{2+} + OH^{-}$$

$$Ce^{4+} + Tl^{2+} \rightarrow Ce^{3+} + Tl^{3+}$$

전술한 앞의 예처럼 방사선화학반응이 잘 알려져 있는 경우에는 분자수율과 라디칼수율의 관계가 쉽게 얻어진다. 예를 들면 황산제1철(Ⅱ)반응의 경우 H 1개에서는 2개의 Fe^{2+}가 산화되고 H_2O_2 1개에서 2개의 Fe^{2+}가 산화되며 또 OH 1개에서는 1개의 Fe^{2+}가 되기 때문에 전체적으로 얻어지는 양은 다음과 같이 나타난다.

$$G(Fe^{3+})_{진공중} = 3G_H + G_{OH} + 2G_{H_2O_2}$$

동일하게 진공중에서의 유산철(Ⅱ)의 반응이나 Ce(Ⅳ)염의 반응에 대해서는 다음과 같이 된다.

$$G(Fe^{3+})_{진공중} = 2G_{H_2O_2} + G_H + G_{OH}$$

$$G(Ce^{3+}) = 2GH_2O_2 + G_H - G_{OH}$$

여기서 라디칼 수율을 부여하는 식은 다음과 같이 나타낼 수 있다.

$$2G_H = G_{(Fe3+)진공중} - G_{(Fe3+)진공중}$$

$$2G_{OH} = G_{(Fe3+)진공중} - G_{(Ce3+)}$$

0.4mol H_2SO_4 산성용액의 ^{60}Co γ선 조사에 대하여, $G_{(Fe3+)진공중}$, $G_{(Fe3+)진공중}$, $G_{(Ce3+)}$의 수치는 각각 15.6, 8.2, 2.4이다.

3) 화학선량계의 이용

선량측정에는 전리조 등을 이용하는 각종의 물리적 방법이 있지만 정확한 측정에는 실험상의 난점이 있다. 방사선화학반응을 이용하면 흡수된 에너지를 어느 적당한 계에 두고 방사선화학수율을 구하여 직접 결정하는 것이 가능하다. 이 경우 어느 물리적 선량측정법으로 하나만 표준화하면 좋다. 이와같은 화학선량계는 다수의 조건을 만족해야 하지만 가장 중요한 것은 그 수율의 농도나 방사선 에너지나 강도 등에 의해서 영향을 받지 않는다는 것이다.

또한 이용하는 화학선량계가 불순물의 존재나 용기의 성질에도 비교적 민감하지 않는 것이 필요하다. Fe(Ⅱ) → Fe(Ⅲ)의 반응은 전술의 조건을 매우 만족시키고 또한 수율이 광전 비색법으로 쉽게 측정할 수 있기 때문에 자주 화학선량계로 이용된다.

이때 일반적으로 $(NH_4)_2Fe(SO_4)_2 \cdot 6H_2O$을 0.4mol 황산에 용해하고 10^{-3}~10^{-2}mol의 농도로 해서 이용하는 방법이 널리 방사선화학으로 사용되고 있다. 이것에 의하면 ^{60}Co나 Ra에서의 γ선 및 0.1~2MeV의 전자선에 대하여 G값은 15.6± 0.1인 것이 알려졌다.

몰리브덴(Mo)쌍 음극에서의 X선(평균 10keV)에 대해서는 G=14.15, 동(Cu)의 X선(8keV)에 대해서는 G=13.4, 트리튬(^3H)의 β선에 대해서는 G=12.8로 되었다. 산화수율은 0.05~0.005mol 황산의 농도범위에서 농도에 의한 변화는 없으며 또 0.05~2mol의 범위에서는 산의 농도와 관계가 없다. 알콜이나 벤젠 등 소량의 유기성 불순물은 황산철(Ⅱ)의 산화를 증감(sensitize)한다고 알려져 있지만 이 효과는 소량의 식염(0.005%)을 첨가함으로 해서 보호할 수 있다.

황산세륨(Ⅳ)의 환원반응도 화학 선량계로서 이용되지만 일반적으로 세륨(creium)염은 빛에 민감하고 화학적으로 불안정하기 때문에 황산철(Ⅱ)보다 우수하다고는 생각할 수 없다. 이밖에 크로로포름($CHCl_3$)이나 수화크로랄(chloral hydrate : $CCl_3CH(OH)_2$) 같은 많은 유기염소화합물의 방사선 분해를 이용하는 방법도 제안되고 있다. 이 경우 연쇄반응에 의해서 염산이 높은 비율로 얻어지므로 이것을 비색(比色) 또는 전도도적정(伝道度滴定)으로 측정한다.

더욱이 메틸렌블루(methylene bule)의 탈색반응 벤젠+물의 페놀에의 변환반응 수용액 중 수산의 분해 반응을 이용하는 실험도 있다. 수용액 중 수산의 분해반응은 넓은 흡수선량의 범위내에서 방사선강도, 초기농도, pH의 수율에 영향을 받지 않는다. 이 방법은 100Gy 이상 같은 대 선량의 측정에 적당하다.

온도가 낮을 때 젤라틴 같은 겔에 포함된 메틸렌블루의 X선에 의한 탈색에 기초한 방법이 있다. 이것은 단순히 선량을 측정한 것만이 아니고 방사선의 공간분포도 결정할 수 있다.

고준위 선량을 측정하기 위한 화학선량계의 구비조건은 다음과 같다.

(1) 흡수선량과 비례성이 있어야 한다.
(2) 선량률에 무관해야 한다.
(3) 방사선의 에너지, LET 등에 무관해야 한다.
(4) 온도에 무관해야 한다.
(5) 재현성이 좋아야 한다.
(6) 조사전후에 빛, 열, 산소 등에 안정성이 있어야 한다.

(7) 사용이 간편(크기가 작고, 제조가 용이, 측정방법이 간단)해야 한다.

(8) 가격이 저렴해야 한다.

4) 이탈전자, 수화(水和)전자

전자가 친 이온에서 이탈하는 만큼 충분한 에너지를 가지면 자유로운 확산운동을 하지만 최초에 얻은 에너지가 적으면 친 이온으로 되돌려져 다시 중화(中和)된다. 이것을 재포획이라 한다. 액체 중에서 전자의 비정은 용매의 종류에 의해서 큰 차이가 없기 때문에 이탈전자의 비율은 주로 전자에 작용하는 쿨롱력의 세기(즉 유전율 ε에 관계한다)에 의존한다. 유전율이 큰 액체는 같은 거리에서 음, 양전하간의 인력은 작기 때문에 이탈전자의 비율은 늘어난다.

쿨롱력에 의한 포텐셜 에너지가 평균 열에너지 kT와 같아지는 거리 r이 이탈의 유무를 결정하게 되며

$$\varepsilon kT = e^2/r$$

의 관계가 성립하고, r의 값은 물에서는 7×10^{-10}m, 사이크로핵산(cyclohexan : C_6H_{12})에서 2.80×10^{-8}m으로 되며 탄화수소에서는 이탈전자의 생성은 작게 된다.

표 5-7은 여러 가지 용매 중에서 이탈전자의 생성 G값을 나타내었다. 물이나 알콜 같은 극성 용매에서는 이탈전자는 용매에 혼합되어 수화전자 또는 용매화전자로 된다. 수화전자의 존재는 펄스(pulse)방사선 분해법을 이용해서 700nm의 흡수를 가지고 H_3O^+, O_2, N_2O 등의 전자포집제를 첨가하면 이 흡수피크가 약해지는 것으로 추정된다.

표 5-7. 용매중에서 이탈전자 생성과 유전율의 관계

화합물	ε(유전율)	G(이탈전자생성)
시클로헥산	2.0	0.10
에틸에텔	4.3	0.19
n-프로파놀	21	1.0
에틸알콜	24	1.0
메틸알콜	33	1.1~1.5
에틸렌그리콜	39	1.2
물	79	2.3~2.8

방사선화학반응은 전자, 이온, 자유라디칼, 여기 등의 생성에 의해 시작되고 처음은 스퍼(spur) 내에 국한되지만 시간과 더불어 스퍼는 확산소멸하고 계는 균일하게 된다. 스퍼내 활성종의 농도는 많은 매질과 여러 가지 반응을 한다. 그러나 스퍼생성의 수명은 약 10^{-9}초로 짧기 때문에 방사선화학반응의 초기상태의 연구에는 펄스 방사선 분해법을 이용할 필요가 있다.

11. 고체의 방사선 효과

방사선에 의한 고체의 반응은 일반적으로 말하면 액체의 경우와 같으며 여기, 전리, 반도, 분해 등이 있다. 그러나 2가지의 중요한 차이가 있다. 그 하나는 고체가 고밀도를 가지고 그 구성원자의 움직임이 제한을 받는 것이며 또 하나는 상호작용이 고체의 전자구조에 따라서 검출이 가능한 차이를 가지는 것이다. 예를 들면 조사되는 고체가 금속, 반도체, 이온성결정, 공명성결정, 플라스틱이면 각각 다른 상호작용이 있다.

금속의 경우 전리효과는 작아지며 관찰되는 변화는 주로 탄성충돌에 따른 반도효과에 의한 것이다. 이온성 고체에서는 전리에 의한 전자의 방출과 그들 전자가 격자점이 다른 위치에 이동한 후 포획되는 것에 의해서 복잡한 발광(루미네센스 : luminescence)과 색의 변화를 나타낸다. 만약 결정속의 이온이 다 원자 이온(예를 들면 MnO_4^-, NO_3^-)이든가 또는 원자가(原子價) 변화를 일으키는 것이 가능하면 그 화합물의 화학조성변화를 동시에 일으키는 것이 있다. 여기서는 방사선 손상(radiation damage)에 대하여 일반적으로 알려져 있는 여러 가지 효과에 관해서 서술한다. 이들은 고체의 물리적, 구조적 성질이나 화학조성의 변화를 동반한다.

1) 방사선 손상(radiation damage)

방사선에 의해서 고체 중에서 일어나게 되는 효과는 원자를 이동시켜 원자사이의 틈이나 결함수를 증가시키고 고체 중에 불규칙성을 증대시키는 것이다.

더욱이 격자성분과 방사선에너지에 의해서는 핵반응을 일으키고 다른 원자번호의 새로운 핵종을 생성하고 결정격자 내에 화학적으로 불순물을 도입하는 것도 있다.

결정의 물리적, 구조적 변화는 존재하는 격자 결함(lattice defect)에 의해서 지배된다. 결정 중에는 원래 우연하게 불규칙성이나 불순물원자에 기인하는 결함이 존재하지만 그밖에 그림 5-9([A], [B])에 나타내는 2가지 형의 결함이 있다.

그림 5-9[A]는 원자 또는 이온이 그 위치에서 떨어져 격자의 규칙층 사이의 간극위치를 나타내는데 이것을 Frenkel 결점이라 부른다. 그림 5-9[B]는 원자가 그 위치를 벗어나 표면이나 그 밖의 불연속적인 부분(예를 들면 결정간 경계, 전위, 불순물)으로 이동하고 격자 중에 결함을 남기는 것으로 이것을 Schottky 결함이라 불리운다.

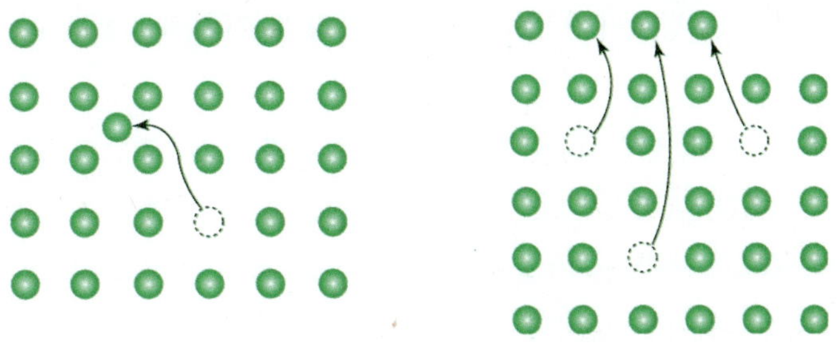

그림 5-9. [A] Frenkel 결함 [B] Schottky 결함

결함의 생성은 열 역학적으로 가역적이며 온도상승과 같이 증가한다. 이것은 불규칙성이 증대하면 엔트로피가 증대하는 사실과 부합한다. Frenkel 결함의 경우 1㎤당 그 위치에 있는 원자 N개와 평형에 있는 간극위치의 원자수 n은 Boltzmann 분포측에 의해 다음 식과 같으며 이것은 온도에 따라 변환된다.

$$n = Ne^{-E/kT}$$

여기서 E는 원자를 간극위치에 옮기기 위해서 필요한 에너지이다. Schottky결함의 경우에도 같은 관계식이 얻어진다.

방사선이 고체에 조사되면 탄성충돌에 의해서 격자내 원자를 이동(변위)하고 동시에 온도상승을 가져온다. 변위된 원자는 또 하나 다른 원자를 변위하는데 충분한 운동에너지를 가질 수도 있겠지만 그 원자가 더욱 제3의 원자를 변위하는 상태로 차츰 변위를 일으킬 수도 있다. 이와 같이 하나 입자의 작용에 의해서 변위하는 원자의 총수는 다음 식과 같이 나타낸다.

$$N_d = N_p N_s = \frac{fE_e}{\sqrt{E, E_d}}$$

여기서 N_P는 입사입자에 의해서 직접 변위되는 원자 수

N_S는 2차적으로 변위되는 원자 수

f는 변위에 이용되어 탄성충돌로 잃게 되는 에너지

E_e는 입자의 처음 에너지

E_d는 원자를 그 위치에서 간극위치까지 변위시키는데 필요한 에너지이다.

변위 결과 생기는 결정격자의 일그러짐은 결정의 기기적, 전기적 성질에 변화를 가져 온다.

즉 일반적으로 경도가 증가하고 전기저항이 커지며 밀도 변화가 일어난다. 그러나 방사선에 의해서 생긴 결정격자의 일그러짐은 적당한 온도에서 어닐링(annealing : 금속재료의 내부구조에 적당한 가열과 냉각을 하는 조작)함으로 해서 부분적으로 또는 완전히 제거하는 것이 가능하다. 그러므로 조사에 의해서 일어나는 성질 변화의 연구에는 매우 낮은 온도로 하는 것이 바람직하다.

2) 금속 및 합금의 방사선 손상

우라늄 금속은 고속중성자나 핵분열편의 작용으로 매우 큰 손상을 받는다. 즉 10^{19}n/㎠의 고속중성자 조사로 처음 0.28~0.34mm의 두께를 가졌던 우라늄판이 0.06~0.45mm의 두께를 가진 판으로 변형되었다. 그리고 금속은 비틀림, 휘도, 경도가 늘어난다. 밀도는 약 1%, 열전도도는 10~15% 증가하고 또 다른 금속성의 성질이나 결정구조도 영향을 받는다. 우라늄과 Al, Be, Cr, Zr 등과의 합금은 조사에 의해서 보다 더 큰 저항성을 가지고 있다.

구리(Cu)은 액체질소 또는 액체 헬륨의 온도에서 10~20MeV의 He^{++}, 중양자, 고속중성자로 조사하면 큰 손상을 받는다. 전기저항은 30%정도 증가하고 경도도 늘고 밀도는 약 0.03% 감소한다. 시료를 조금 따뜻하게 하면 점차적으로 성질이 회복된다. 따라서 어닐링(anneling)은 낮은 저온에서 이미 일어난 것이라 생각할 수 있다.

금(Au)이나 은(Ag)의 중양자 조사에 의한 거동도 정성적으로는 구리(Cu)의 경우와 같다.

철(Fe)과 니켈(Ni)선을 원자로에서 2개월간 조사하고 -195℃에서 전기저항을 측정한 결과 저항변화는 니켈의 경우보다 철의 경우가 10배나 커졌다. 이 결과는 니켈처럼 최밀층 전구조를 가진 금속은 방사선에 대해서 보다 저항성이 있다는 것을 가리킨다.

알루미늄도 구리의 경우와 비슷한 여러 가지 조사효과를 나타내지만 그 효과는 일반적으로 구리의 효과보다는 작다.

흑연은 방사선 조사로 현저한 변화를 일으키고 모든 물리적 성질이 변화한다. 즉 Hall효과, 열전도도, 열팽창, 격자상수, 경도 그 외의 물성의 성질이 크게 변화한다. 연소열의 측정으로 흑연 내부의 에너지가 조사중 증가하는 것을 알았다. 이 손상은

100℃부근에서 일부 어닐링(annealing)된다. 일반적으로 합금(alloy)에 방사선을 조사하면 순금속의 경우보다 뚜렷한 변화를 보인다. 이것은 합금의 성질이 결정격자의 규칙성의 정도에 민감하기 때문이다.

규칙성이 있는 Cu_3Al을 원자로에서 3.3×10^{19}n/㎠ 조사한 결과 그 전기저항이 15℃에서 $4.6\times10^{6}\Omega$/㎝ 증가하였다. 이 값은 원자 변위만으로 설명하기에는 문제가 있다. 그러므로 조사에 의한 국부적 온도상승이 불규칙성을 가져 온다고 보아야 할 것이다. Ni_3Mn의 고속중성자 조사에도 뚜렷한 불규칙성이 인정되었다. 이 경우 평균에너지 1MeV의 중성자 1개당 변위하는 원자수는 5,000이라고 알려져 있다.

알루미늄, 구리, 납 등과 같은 금속의 부식액에 대한 저항성에 미치는 방사선효과는 이들 금속이 방사선을 받지 않을 때 어떻게 거동하는가 하는 것과 관련이 있다. 만약 이것들이 보통 저항성이 있는 층(예를 들면 산화물 피막)으로 덮인 성질을 가지고 있으면 방사선은 그 생성을 돕고 저항성이 커진다. 또한 반대의 경우이면 부식이 촉진된다.

3) 반도체의 방사선 손상

반도체(semiconductor)는 불순물로서 음(−)으로 하전된 도너(donor)와 양(+)으로 하전된 억셉터(acceptor)에 의해 n형 혹은 p형이라 부른다. 방사성붕괴에 의해서 도너를 일으킨 경우 예를 들면 Ge의 β붕괴에 의해서 As를 만든 경우에는 도너의 성질이 증가 하지만 반대로 억셉터를 생성할 경우 예를 들면 Ge의(n, p) 반응으로 Ga를 만들 경우에는 도너의 성질이 저하한다. 또 원자변위에 의해서 생긴 격자결함은 전자부족(Drop : 즉 억셉터상태)으로 작용한다. 한편 간극원자는 도너와 비슷한 거동을 보인다.

n형은 게르마늄 반도체를 Po에서 α입자, 중양자, 고속중성자 등으로 조사하면 처음 전기 전도도는 강하하고 극소치를 거쳐 나중에는 증대한다. Hall 효과를 측정해서 보면 전도도의 극소치를 나타내는 영역에서 n형 Ge는 거의 진성(intrinsic) Ge로 변하고 있다. 하나의 α입자에 대해서 평균 58개의 원자가 변위된다.

전도도의 조사시간과 온도효과에 대한 관계에서 방사선조사가 2개 형의 트랩(trap)을 만들어내고 있는 것을 알 수 있다. 이것을 2개의 공준위 생성으로 2종의 이온화가 일어나고 있다고 본다. 실리콘의 전도도는 이것이 n형이든 p형이든, α입자, 중양자, 중성자의 조사로 감소한다. 현재의 결과 Ge와 Si의 다른 거동을 만족하게 설명할 수는 없다. 방사선에 의해서 생긴 손상은 일반적으로 실온에서 천천히 없어진다. 그리고 450℃로 하면 완전히 소실된다.

4) 이온성 및 공유성 결정의 방사선 손상

이와 같은 화합물의 방사선에 대한 민감도는 그들의 조성이나 화학 결합형에 의존한다. 다이아몬드, 탄소, 흑연, 석영, 지르콘, 베릴륨 등의 격자상수는 고속중성자의 조사로 커진다. α-석영의 경우에는 100℃에서 6.6×10^{19}n/㎠의 조사로 격자상수 a_0가 4.90에서 5.01로, c_0가 5.39에서 5.41로 변하는 것이 X선 회절법으로 확실하게 알 수 있다. 또한 2×10^{20}n/㎠의 조사로 밀도가 14.7% 감소하고, 열전도도는 약 10분의 1로 감소하였다. 장시간 조사하면 최종적으로는 유리질의 석영으로 변한다. 그러나 1,000℃ 정도의 온도에서는 원래의 상태로 회복한다. 몇 종류의 산화물에 대한 방사선의 안정성의 순서는 다음과 같이 된다.

$$Al_3O_3 > BeO > ZrO_2 > SiO_2$$

이것은 화학결합의 공유성 크기의 순서와 일치하고 있다. 방사선에 대한 민감도의 차이는 방사성핵종을 함유하는 광물을 조사해도 알 수 있다. 희토류원소 광물이나 우라늄, 톨리움 광물로 예를 들면 카시렌석(allanite), 지르콘(zircon), 톨석(thorite) 등에서의 표면은 결정구조를 가지지만 내부는 무정형이다. 이 상태는 광물에 함유되어 있는 방사성핵종으로 부터 α입자방출에 의해서 처음 정규 격자위치에 있었던 원자가 반도해서 생긴 것이라고 생각된다.

같은 방사성핵종을 함유하는 광물에도 카루노석(carnotite), 모나즈석(monazite) 등은 이 상태를 나타내지 않는다. 이것은 이들 광물이 구조적으로 최밀층에서 안정된 격자구조를 가지는 것은 방사선의 반도에 대한 저항성이 높기 때문이다.

염화나트륨, 염화칼륨의 결정을 γ선, 헬륨이온, 양자, 고속중성자로 조사하면 그들의 기계적 성질에 변화가 나타난다. 즉 경도는 늘고, 밀도는 작아진다.

5) 유기화합물에 대한 방사선 작용

유기화합물은 종류가 풍부하며 여러 가지 물질에 관해서 다른 조건하에서 방사선 화학반응을 조사하는 연구가 수 없이 실시되어지고 있다. 포름산(개미산), 초산, 알콜, 벤젠 등의 수용액중의 방사선 분해에서는 물의 방사선 분해가 중요한 역할을 하고 있다. 무기물의 방사선 분해반응의 경우와 같이 계속하여 산소가 존재할 경우와 존재하지 않는 경우로 다른 반응이 관찰된다. 예를 들면 포름산 수용액으로 산소가 존재할 때 하지 않을 때의 반응은 다음과 같이 된다.

산소가 존재할 때

$HCOOH + \cdot OH \rightarrow \cdot COOH + H_2O$

$\cdot COOH + O_2 \rightarrow HO_2\cdot + CO_2$

$\cdot H + O_2 \rightarrow HO_2$

$2HO_2\cdot \rightarrow H_2O_2 + O_2$

산소가 존재하지 않을 때

$HCOOH + \cdot H \rightarrow \cdot COOH + H_2$

$HCOOH + \cdot OH \rightarrow \cdot COOH + H_2O$

$H_2O_2 + \cdot COOH \rightarrow \cdot OH + CO_2 + H_2O$

$2\cdot COOH \rightarrow HCOOH + CO_2$

수용액의 계 이외에서 유기화합물의 방사선 분해를 연구한 예로는 포화탄화수소가 있다. 이것은 유기화합물의 방사선 분해의 기초적인 것으로서 세밀하게 연구되고 있다. 이것에 의하면, 탄화수소 중의 C-C결합, C-H결합은 불규칙하게 같은 정도로 갈라진다. 생성하는 수소에는 분자상의 것과 라디칼이 있지만 RH를 포화탄화수소로 하면 다음 식으로 나타나는 반응에 의해서 생성된다.

$RH \rightarrow H_2 +$ 생성물

$RH \rightarrow H + R$

$RH + H \rightarrow H_2 + R$

유기화합물의 방사선조사로 실용상 중요한 의미를 가지는 것은 고분자화합물이다. Polymer(폴리머 : 중합체)를 방사선 조사하면 구조변화나 감성 또한 어떤 경우에는 이 양측이 동시에 일어난다. 이들 중합체의 반응에 대해서 아래에 간단하게 서술한다.

폴리에틸렌(polyethylene), C_nH_{2n}는 대체로 직쇄상의 중합체로 1분당 2,000개의 탄소원자를 가지고 1개의 비니리덴(vinylidene)원소를 가지고 있다.

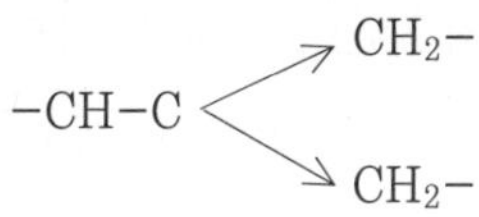

이 화합물은 실온에서 약 70% 정도 결정이지만 70~115℃ 사이에서 천천히 무정형상태로 되며 마침내 점성이 높은 액체로 된다. 이 화합물을 원자로의 중성자로에서 조사하면 새로운 투명한 수지상으로 되지만 이것은 결정성이 그다지 좋지 않으며 탄성이 풍부하고 화학적 저항성이 우수하다.

그리고 300℃로 융해하는 것은 아니다. 또 폴리에틸렌은 방사선 조사로 중량의 감소가 나타나지만 이것은 H_2, CH_4 등의 가스방출에 의한 것이라고 생각된다. 이때 다음의 반응식에서 알 수 있듯이 부근의 분자들과의 사이에 새로운 C-C결합을 만들고 가교(架橋)구조를 취해 보다 더 강한 3차원 격자를 만든다.

이 반응은 가류(加硫 : vulcanization : 경화)에 의해 고무속에 생성하는 가교와 비슷하다. 원자로 내에서 10^{17}n/cm^{2}의 중성자를 조사해서 100 모노머(monomer, 단량체)당, 평균 1개의 가교를 만드는 것을 알았다.

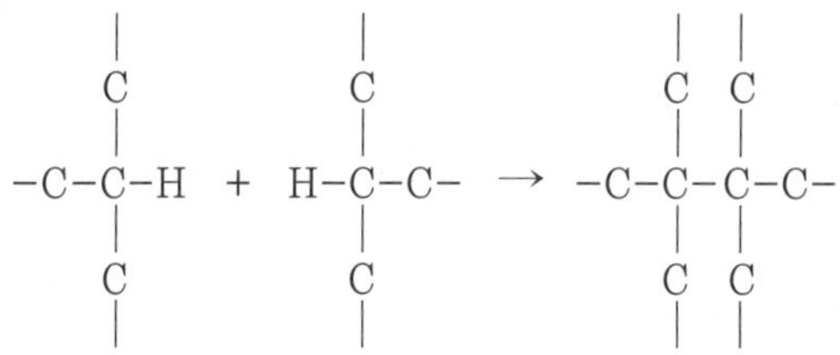

가교반응 이외에 쇄의 절단반응도 일어나지만 이것은 가교반응의 1/5 정도 확률밖에 일어나지 않는다. 가교를 만드는데 필요한 에너지는 쇄의 길이에 관계없으며 24eV 정도라고 추정되고 있다. 2중 또는 3중결합을 가지고 보다 분자량이 큰 불포화탄화수소도 중성자 조사로 가교반응을 일으키지만 이 경우에 가교를 일으키는데 필요한 에너지는 쇄의 길이에 의해서 변한다. 만약 불포화 결합이 쇄의 말단에 있으면 가교 때문에 에너지는 포화탄화수소의 경우보다 낮다.

폴리스틸렌{polystyrene ; $(-CH(C_6H_5)-CH_2-)_n$}도 방사선조사에 의해서 가교 되지만 그 수량은 폴리에틸렌의 경우보다도 훨씬 낮다. 원자로 조사로 10^{17}n/㎠의 조사 경우 1,000~1,500모노 단량체당 1개의 가교가 만들어지는데 지나지 않는다. 가교반응에 대한 폴리스틸렌의 저항성은 분자내 벤젠의 존재에 의한 것일 것이다.

네오프렌(neoprene), 나일론(nylon), 폴리염화비닐(polyvinylchloride), 폴리메틸시록산(polymethylsiloxane), 고무(rubber) 등도 원자로에서 중성자조사를 하면 가교된다. 어느 종의 단량체 예를 들면 폴리메틸메타크릴산염(polymethylmethac-rylate), 테프론(teflon=polytetrafluorethylene), 폴리이소브틸렌(polyisobutylene), cellulose 등은 앞에서 서술한 폴리에틸렌 등과 전혀 다른 거동을 나타낸다. 이들의 단량체는 방사선 조사에 의해서 주쇠가 절단되며 또 측쇠가 분해해서 가스를 발생한다. 이 때문에 조사에 의해서 평균 분자량이 작아진다. 이때 자주 물리적 성질의 변화도 동반한다.

예를 들면 폴리이소부틸렌의 경우는 점성이 높은 액체로 되며 섬유소의 경우는 분말로 된다. 섬유소의 주쇠절단에는 평균해서 61eV에너지가 소비되는 것으로 알려져 있다.

실험 등에 의하면 단량체가 가교를 일으키던가 분해반응을 일으키는 것은 그 화학적 구조에 의해서 정해진다. 가교하는 것은 주쇠 하나의 탄소에 대해 α의 위치에 적어도 하나의 수소를 함유하는 것으로 다음과 같은 구조단위를 가지고 있다.

$$(-CH_2 \cdot CH_2-)_n,\ (-CH_2 \cdot C \cdot C \cdot H-R-)_n$$

여기에 비해 분해를 일으키는 것은 상기와 같은 일반식으로 나타내는 구조단위를 갖고 있다. 여러 가지 수지류의 중성자나 γ선 등의 조사에 대한 저항성이 연구되어 다음과 같은 상대적 안정성의 순위가 나타나고 있다. 이 순서는 단량체가 가진 특성적인 원소의 성질과 관계가 있다고 생각된다.

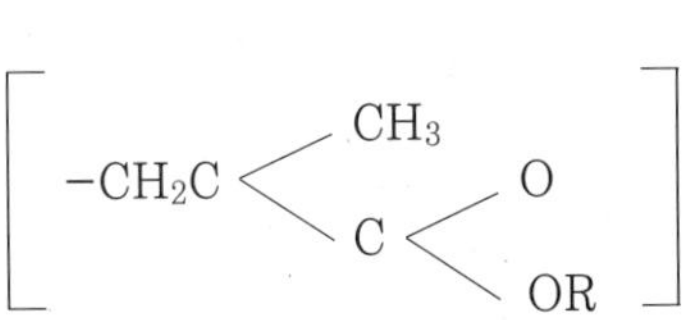

폴리스틸렌 〉 아니린포름알데히드수지 〉 고무 〉 폴리에틸렌 〉 나이론 〉 실리콘〉 페놀포름알데히드수지 〉 티오콜 〉 에틸렌그리콜 〉 폴리염화비닐 〉 섬유소 〉테프론 〉 폴리메틸메타크릴산염

방사선 조사에 의해서 하나의 단량체 측쇠를 다른 단량체로 연결하는 것을 가능하게 하는 연구를 하였다. 이것을 그래프트(graft ; 분지 또는 가지)라 불리며, 실용상

매우 중요하다. 예를 들면 acrylonitrile을 폴리염화비닐에 그래프트하면 그들의 구성성분의 성질을 갖는 단량체가 얻어진다.

지금까지 서술한 것에서 방사선에 의해서 생긴 자유라디칼이 단량체의 가교나 감성에 중요한 역할을 하고 있다는 것은 미루어 생각되지만 아직 그들의 복잡한 반응 기구를 충분히 만족하게 설명하는 일반적인 이론은 충분하지 않다.

예 제 고 분자 물질에 방사선이 조사되면 고 분자가 분해 및 가교가 일어남을 설명하시오?

<1> 가교반응이 일어나면, 고 분자의 어떤 성질이 어떻게 달라지는가?

가교결합은 고 분자 사슬들이 서로 결합하는 것으로 분자량이 증가되면

- 융점이 높아지고
- 용매에도 잘 녹지 않고
- 만약 결정성이나 유리상태의 고분자 가교결합된 것이라면 경도와 취성(Brittleness)이 증가한다.

<2> 방사선조사에 의해 분해반응이 주로 일어나는 비닐계 고 분자의 구조적 특성은?

분해반응이 주로 일어나는 비닐계 고 분자는 주쇄가 C-C결합으로 탄소원자에 결합된 수소가 없는 경우(탄소원자의 수소가 모두 치환된 경우)이다.

<3> 가교반응과 분해반응이 각각 산업적으로 이용되어 생산되는 고분자 재료는?

- 가교결합을 이용한 재료
  - · 전선피복재(PVC 및 Polyamide, Polyethylene)
  - · 열 수축성 튜브 및 필름의 제조
  - · 발포수지의 제조
  - · 천연고무의 가교
- 분해반응의 이용
  - · 테프론 미세분말의 제조

예 제 다음 용어를 설명하시오?

<1> 수화전자 ; 물 분자의 전리에 의해 방출되는 전자는 물속에서 그 에너지를 잃고 나아가서는 열에너지만 가지게 되고, 물 분자가 전자의 주위에 배향하여 전자는 용매화된 형태가 되는 데 이것을 수화전자라 한다($e^- + n \cdot H_2O \rightarrow e^-_{aq}$).

<2> 스퍼(spur) : 전리에 의해 방출된 전자는 어느 정도의 에너지를 가지고 있어서 다시 2차적으로 전리를 일으키는데 이 2차 전자의 에너지가 100eV 이하인 경우 비정이 10nm 정도가 되어 활성종은 이 짧은 영역에서 생성된다. 이 활성종의 집단을 spur라 한다.

<3> 스캐벤저 : 대상 RI에 따라다니는 핵종을 제거하고 대상 RI를 용액중에 남기기 위해 가하는 캐리어이다(수산화알루미늄, 수산화철, 이산화망간, 불화란탄).

<4> 홀드 백 캐리어 : 스캐벤저 또는 분리 조작시 carrier free RI가 묻어나가는 것을 방지하기 위하여 가하는 캐리어이다.

<5> 콜렉터 : 대상 RI를 농축, 분리할 목적으로 가하는 캐리어이다.

<6> 방사화학적 수율 $= \dfrac{\text{조작후 방사능}}{\text{조작전 방사능}} \times 100(\%)$

◆◇◆◇◆◇◆◇◆◇ 요약 정리 ◇◆◇◆◇◆◇◆◇◆◇

1. 방사선 기초 이론

1) 방사선 정의

공기를 직접 또는 간접적으로 전리할 수 있는 능력을 갖는 것

2) 방사선 종류

① 직접 전리방사선(하전 입자)

전 자
- β^-선, β^+선, δ선
- 가속전자(e)

양 하전입자
- 양자선, 중양자선
- α선
- 중이온 : 핵분열 생성물

우주선, 소립자

② 간접 전리방사선(비 하전 입자)

광 자
- X선
- γ선

중성자
- 고속 중성자
- 중속 중성자
- 열중성자

3) 방사선 방출

① 방사성붕괴 : α, β, γ선, 내부전환 전자 및 오제전자 등

② 핵분열 : 중성자선, 핵분열 생성물 등

③ 입자가속장치 : 각종가속 입자선 등

4) 방사선에 의한 전리 및 여기현상

① 일차 전리

방사선이 물질을 구성하고 있는 원자의 궤도전자와 충돌하여 궤도전자를 방출(원자의 이온화 현상)

② 이차 전리

일차전리에 의해 생긴 이온 또는 전자가 물질구성의 다른 중성원자를 전리하여 이차 전자를 방출

③ 스퍼(spur)

2차전자 에너지가 100eV 이하인 경우는 비정이 10nm 정도이어서 활성종은 이 짧은 영역에서 생성된다. 이와 같은 활성종의 집단을 스퍼라 한다.

④ δ전자

2차 전자에너지가 100eV 이상이면 1차전자와 마찬가지로 전리작용능력을 갖는다. 이와같은 전자를 δ전자라 한다.

⑤ 저지능

[정 의] 하전 입자가 물질을 통과 할 때 단위 길이당 손실된 에너지이다.

[분 류]

ⓐ 선저지능

정의 : 단위거리 진행당의 평균에너지 손실량이다.

수식 $S(E) = -\frac{dE}{dx}$

단위 : J/m, eV/cm

ⓑ 질량저지능

정의 : 선저지능을 밀도로 나눈 것이다.

수식$(S_m) = 1/\rho\ S$

단위 : Jm^2/kg, $MeVcm^2/g$

ⓒ 상대 저지능

수식 $= \frac{R_a}{R_s}$ (R_a : 공기 중 비정, R_s : 물질중의 비정)

⑥ 비정(R)

[정 의] 하전입자가 물질 중에서 그 입사 운동에너지를 모두 잃고 정지할 때까지의 진행한 거리이다.

[수 식] $(R) = \int_{E_0}^{o} \frac{dE}{dE/dx}$

⑦ 비전리(능)

[정 의] 하전 입자가 기체 속으로 단위 길이 당(mm, μ)진행할 때 생기는 이온쌍의 수이다.

[수 식] $\frac{dm}{dx}$ (dm : 생성한 이온쌍의 수, dx : 단위길이)

⑧ W값

[정　의] 방사선이 기체를 전리할 때 하나의 이온쌍을 만드는데 필요한 평균 에너지이다.

[수　식] (W) = $\frac{\text{저지능}}{\text{비전리}} = \frac{dE}{dN}$(dE : 소비된 에너지, dN : 생성한 이온쌍의 수)

[공기 중에서 W값] (α선 : 35eV, β선 : 33.7eV)

⑨ 방사선화학적 수율(G값)

[정　의] 물질이 100eV의 에너지를 흡수 하였을 때 생성한 원자 또는 분자 수이다.

[수　식] (G) = $\frac{M}{U} \times 100$(M : 생성한 원자 또는 분자 수, U : 단위흡수에너지)

⑩ 이온쌍 수율

[정　의] 생성한 이온 한 쌍당 만들어 지는 반응생성물의 분자 수

[수　식] $\frac{M}{N}$(M : 반응 생성물의 분자 수, N : 생성된 이온 한 쌍)

2. 방사선화학의 기초

1) 방사선화학

[정　의] 전리방사선이 물질에 조사 될 때 물질내의 물리적, 화학적 상호작용을 연구하는 화학의 한 분야이다.

[영　역]

① 기체의 전리
② 고체의 방사선 분해
③ 용액의 화학 변화
④ 고분자 물질의 합성 해리
⑤ 생체에 대한 작용
⑥ 뜨거운 원자 화학반응 등

2) 방사선과 화학작용

물질에 방사선 조사 → 물리적 과정 (1차 과정) → 화학적 과정(2차과정) → 방사선 효과 발생

3. 방사선의 물질과 상호작용

1) γ선과 물질과 상호작용

① 광전효과 : γ선이 원자에 충돌하여 그 궤도전자의 내각에 전 에너지를 주어 전자가 방출되며 자신은 소멸하는 현상이다.

② 콤프톤효과 : γ선이 물질 속에서 최외각의 궤도전자와 충돌하여 전자를 축출하며 자신도 에너지 일부가 약해져 산란된다. 이때 축출된 전자를 콤프톤 전자라 한다.

③ 전자쌍생성 : γ선이 에너지가 1.02 MeV 이상일때 그 γ선이 원자핵장 내에서 소멸하면서 음·양 한 쌍의 전자를 생성하는 현상이다.

2) 중성자와 물질과 상호작용

[분　류]

① 고속중성자 = 1MeV 이상

② 중속 중성자 = 수 eV ~ keV

③ 열중성자 = 0.025eV

[물질과 상호작용]

① 탄성산란 : (n, n)반응
고속중성자에서 발생(0.5~10MeV)
중성자가 원자핵과 충돌로 반도핵과 산란 중성자로 에너지 분배
즉, 운동에너지와 운동량이 보존되고 표적원소가 경원소일 때 발생

② 비탄성산란 : (n, n') (n, nγ)반응
원자핵이 여기상태
운동량만 보존되는데 입사한 중성자가 표적 핵에 흡수되어 복합핵을 형성했다가 입사 중성자보다 낮은 에너지 준위의 중성자를 다시 임의 방향으로 방출

③ 포획반응(n, γ) : 중성자가 원자핵에 포획되어 여기상태가 되며 γ선 방출

④ 하전 입자 방출반응 : (n, p) (n, d) (n, t) (n, α) (n, αp)

⑤ 핵분열(n, f)

⑥ 증발과정 등

4. 방사선화학의 기본반응

1) 1차반응

① 전리　$M \rightarrow M^{+} + e^{-}$
여기　$M \rightarrow M^{*}$

2) 2차반응

① 이온분자 해리 $M^+ \rightarrow N_1^+ + R_1$

② 여기분자 해리 $M^* \rightarrow R_1 + R_2$

③ 이온분자 반응 $P^+ + M \rightarrow S_1^* + N$

④ 전자와 중화반응 $M^+ + e^- \rightarrow M^*$

⑤ 전자포획과 음이온 발생 $A + e^- \rightarrow A^-$

5. 물 및 수용액의 방사선화학 작용

1) 물의 방사선화학이 중요한 이유

① 생물체 구성성분중 물의 함량이 많다

② 물의 방사선 분해에 의해 생성된 여러 가지 활성종이 간접적으로 생체에 영향을 준다.

③ 우리 주변의 많은 물건들이 수용액 형태로 존재한다.

④ 물이 원자로의 냉각제 및 감속제 등으로 사용된다.

2) 물의 방사선 반응과정

① 방사선 → 물(H_2O)에 조사

$H_2O \rightarrow H_2O^+ + e^-$

$H_2O \rightarrow H_2O^*$

② 1차 생성물 = [H] [OH] [H_3O^+] [e_{aq}^-]

$H_2O^+ \rightarrow H + OH$

$H_2O^+ + H_2O \rightarrow H_3O^+ + OH$

$H_3O^+ + e^- \rightarrow H_3O^+ \rightarrow H_3O_{aq}^+ + e_{aq}^-$

$e^- + H_2O \rightarrow H + OH^-$

③ 2차 생성물 [H_2] [H_2O_2]

$H + H \rightarrow H_2$

$OH + OH \rightarrow H_2O_2$

④ H와 OH는 H_2O_2, H_2와 연쇄적으로 반응

$H + H_2O_2 \rightarrow H_2O + OH$

$OH + H_2 \rightarrow H_2O + H$

3) 수화전자

물에서 방출된 2차 전자가 에너지를 상실하여 열에너지만 갖고 정지되어 있는 상태의 전자. 즉, 수화전자 주변에는 H_2O의 ⊕전하 대부분이 전자를 향해 배열한다.

6. 화학선량계의 이용

1) 화학선량의 측정법

방사선에 의한 물질의 화학적 변화량으로부터 흡수선량을 측정하는 방법이다.

2) 화학선량계의 특징

① 대 선량측정이 가능하다.
② 동시에 많은 양의 측정에 이용된다.
③ 2차 표준흡수선량계이다.
④ 선량의존성이 적다.
⑤ 온도의존성이 적다.
⑥ G값이 높을수록 감도가 높다.

3) Fricke선량계

Fe^{2+}가 방사선에 산화되어 Fe^{3+}로 되는 산화반응을 이용한 선량계
Fe^{3+}생성량은 방사선량과 비례관계가 있고, G값이 15.5이다.

4) 세륨선량계

Ce^{4+}가 방사선에 의해 환원 되어 Ce^{3+}로 되는 것을 이용한 선량계
Ce^{4+} 감소한 양은 방사선량에 비례관계가 있고, G값이 2.34이다.

5) 메틸렌블루 선량계

방사선에 의한 메틸렌 블루(Methylen blue)의 퇴색이 방사선량에 비례하는 것을 이용한 선량계이다.

6) G값

방사선 흡수에너지 100eV당 반응 또는 변화되는 분자수이다.

7) 방사선의 화학적 수율

$G(X) = 1.037\times10^{-7}G[mol/J]$

방사 · 방사선화학의 용어 해설

가속장치(accelerator)

전자기를 이용하여 하전입자를 진공상태에서 가속시켜 표적과 상호작용하게 만든 장치이다. 가속 입자에 따른 분류하면 양성가속기는 대부분 원형가속기이고, 전자가속기 중에서 고 에너지 가속기는 모두 선형가속기이다. 그 이유는 하전입자를 원 궤도에 따라 가속할 때에 생기는 제동방사 손실량은 질량이 작은 전자의 경우가 많고 질량이 큰 양성자의 경우가 작기 때문이다. 따라서 양성자 가속은 높은 질량도와 기술 수준을 요하는 선형가속기 보다는 원형가속기가 유리하다.

감마선원(gamma ray, gamma source)

현재 의료분야, 산업분야에 가장 많이 사용되고 있으며 고에너지 γ선원은 대부분이 금속 펠렛(pellet)으로 캡슐에 봉입되어 있다. 이 캡슐의 재질은 모두 stainless steel이며, 2중으로 봉입되어 있어 기계적 충격에 강하고 내열성도 우수하다. γ**선원**

은 의료분야에서 ^{60}Co, ^{192}Ir선원이 주로 이용되고 산업분야에서는 밀도측정기용 ^{60}Co, ^{137}Cs, 비파괴검사용 ^{60}Co, ^{137}Cs , ^{192}Ir 및 (γ.n)반응에 의한 방사화 분석용 선원에 ^{124}Sb가 사용된다.

간접작용(indirect action)

방사선이 물분자와 작용하여 생기는 여러 가지의 유리기가 세포를 구성하고 있는 고분자에 작용하여 생기는 장애를 말한다.

광전효과(photoelectric effect)

물질에 전자파가 입사하면 그 물질에서 전자가 튀어나오는 현상 그 전자 에너지는 입사광자의 에너지에서 전자의 구속에너지를 뺀것과 같다.

격막법(diaphragm method)

어떤 종류의 격막은 가스에 대해 선택 투과성을 갖고 있다. 예를 들면 실리콘 고무막, 아세틸 셀루로스막, 테프론 격막 등, 이 격막의 기체에 대한 선택적 투과성을 이용하는 것이다. 이 방법은 상온에서 조작이 되고 안전성이 좋고 또한 장치가 소형인 것 등의 장점이 있으나 막의 파손이 생기기 쉬운 결점이 있다.

결합에너지(binding energy)

질량결손을 에너지로 환산한 것이며 원자의 질량은 원자를 구성하고 있는 양자, 중성자 및 전자질량의 총합보다 작은데 이 양자의 질량차를 질량결손이라고 한다.

기저상태(ground state)

분자, 원자, 원자핵 등의 에너지가 가장 낮고 안정된 상태를 기저상태라 하고 기저상태의 에너지를 기저준위라고 한다.

계측기기

β선, γ선 혹은 X선의 흡수, 산란을 이용하여 물질의 두께나 밀도를 측정할 수가 있기 때문에 생산 공정에 있어서 제품두께의 관리(두께計), 밀도계 혹은 액체의 level을 일정하게 유지하는 level계 등이 있다.

계측효율(%)

$$\frac{\text{표준용액의 방사선측정치(cps 또는 cpm)}}{\text{표준용액의 방사능표시치(Bq 또는 dpm)}} \times 100(\%)$$

공침(coprecipitation)

방사성동위원소와 같은 초미량의 물질에 그 자체는 침전제를 가하더라도 침전되지 않으나 같은 침전제에 의해 침전하는 다른 물질(담체)을 가하면 이것과 더불어 침전하는 현상을 공침이라고 말한다.

공침법(coprecipitation method)

목적하는 방사성동위원소에 포집제(담체)를 첨가하여 공침시켜 그 후 포집제와 방사성동위원소를 분리하는 방법. 방사성동위원소의 분리정제로는 가장 간단한 방법이다. 트레이서 스케일(tracer scale)의 농도에는 이용 불가능하기 때문에 담체를 첨가해 용해도가 넘는 경우에만 침전을 일으킨다. 무담체 방사성동위원소의 분리에 적합하다.

교정용 선원(correction use source)

각종 방사선 측정기의 검·교정용 선원으로는 3.7MBq(100μCi) 이하의 선원이 대부분이다

^{99m}Tc의 표지화합물

핵의학검사에서 가장 많이 이용되고 있는 ^{99m}Tc는 ^{99}Mo보다 밀킹(milking)에 의해서 $^{99m}TcO_4^-$의 형으로 얻어진다. 일반적으로 유기물로서 표지함에는 +7가에서 +4가의 원자가로 환원해서 행한다. 이 때문에 미리 적당한 환원제로 표지하는 화합물을 바이알병에 봉입한 것이 판매되고 있으며 밀킹으로 얻은 $^{99m}TcO_4^-$의 주입으로 간단한 kit로 판매된다. 환원제로는 $SnCl_2$가 이용되고 있다.

넵트늄계열(neptunium series : Np)

질량수(4N+1)의 인공 방사성핵종이고 최종 생성물은 ^{209}Bi에 이르는 방사성 원소의 붕괴계열이며 수명이 제일 긴 ^{227}Np(2.2×10^6 Y)에 의하여 이름이 붙여졌다.

담체(carrier)

분리하고자 하는 방사성핵종의 양은 대개 극미량으로 트레이서양(10^{-10}mol 이하)이라 한다. 트레이서양의 물질은 보통 화학적으로 취급하기 어려우며, 비커나 시료용기에 흡착되거나 방사화 콜로이드가 생성된다. 따라서 방사성이 아닌 동위원소 담체나 비슷한 화학적 거동을 하는 비동위원소 담체를 마이크로 양으로 첨가하여 실험조작을 시행한다. 이 때 마이크로 양으로 첨가하는 물질을 담체라고 한다.

담체의 종류

① 무담체(carrier free)

방사성핵종이 단독으로 존재하여 그 안정 동위체를 전혀 포함하지 않은 상태를 말한다.

② 보유담체(hold-back carrier)

용액중의 방사성동위원소를 분리할 때 담체를 가하지 않고 침전시키면 침전으로 이행하는 상태가 나쁜 동위원소가 침전으로 옮기는 일이 있다. 이것을 막기 위해 용액에 첨가하는 담체를 말한다.

③ 스캐벤저(scavenger)

방사화학에서 흡착 또는 침전 등으로 침전시킬 목적으로 용액으로부터 어떤 방사성핵종을 제거하기 위하여 첨가하는 담체를 말한다. 그 특징으로는 ⓐ 여러가지 방사성동위원소를 포함하는 용액으로부터 목적하는 방사성동위원소를 용액에 남기고 불필요한 방사성동위원소를 분리제거하기 위해 가하는 담체, 유지담체와는 반대의 작용을 하며 수산화제이철, 이산화마그네슘, 불화란타늄 등이 스캐벤저로 쓰인다. ⓑ 방사선화학반응의 초기 과정에서 생성하는 유리기 또는 유리원자를 취해 반응에 관여시키지 않도록 하기 위해 가하는 물질이다.

④ 포집제(collector)

용액 중에 미량성분을 포집하여 다른 성분으로부터 분리하는데 쓰이는 물질이다.

동위원소(isotope)

① 원자번호가 같으나 질량수가 다른 원소를 동위원소라 하며 동위체라고도 한다.
② 원자번호가 같고 질량수가 다르며 주기표에서 같은 위치를 차지하는 원소이다.
③ 화학적 성질은 같으나 원자량이 다른 원소이다.

동위원소 이용분석법

동위원소는 분석화학 분야에서 여러 가지 이용법이 있는데 크게 2가지로 분류하면 동위원소가 통상의 화학반응을 행한다고 하는 전제에 서서 그 핵적 성질을 단순히 검출하기 위해서 사용하는 트레이서법(tracer method)과 분석할 화학종과 핵 방사선의 상호작용을 정량적으로 측정하는 것을 기본으로 하는 비트레이서법이 있다. 전자에 속하는 분석법으로서는 동위체희석법, 방사분석 등이 있고 후자에 속하는 것으로서는 방사화 분석 등 여러 가지 분석법이 있다.

동위원소 교환반응

동일원소 X를 함유하는 화학종 AX, BX*의 사이에는 X가 교환된다. 동위원소 교환반응이 일어나면 트레이서 실험의 결과에 영향을 미친다.

$$AX + BX^* = AX^* + BX$$

동위체 효과(isotope effect)

동위체는 원자번호가 같으므로 화학적 성질도 서로 같을 것으로 생각되나 질량수가 다름에 따라 물리적 성질, 화학적 성질에 차이가 있는 경우가 있는데 이 현상을 동위체 효과라고 한다. 동위체 효과는 방사능의 유무에 관계없이 일어나며 원자번호가 작은 원소로서 질량수의 차이가 클수록 그 효과가 크고 동위원소를 트레이서(tracer)로 이용하는 경우에 있어서는 곤란하지만 반대로 이를 이용하여 동위체의 농축 혹은 분리 등을 행할 수가 있다.

동위체 희석법(isotope dilution law)

방사성 시약으로서 정량하려고 하는 비방사성 원소의 방사성동위체 혹은 정량하려고 하는 비방사화합물의 표지화합물의 일정 기지양을 분리 조작하기 전에 가하여 목적 성분의 일부분을 분리하고 동위원소의 희석 정도를 조사함에 의해서 목적으로 삼는 비방사성물질의 전량을 알아내는 방법이다.

특정의 원소 혹은 화합물을 화학적으로 유사한 물질과의 혼합물로부터 완전(정량적)히는 분리할 수가 없는 경우에도 정량하려고 하는 물질의 일부분을 순수하게 분리할 수 있는 경우에는 이 법을 이용하여 정량분석을 할 수가 있다.

동위체 희석 분석(isotope dilution analysis)

어느 물질 A를 정량하는 경우 방사성동위체 A^*를 첨가해 A로 희석해서 비방사능을 측정하면 희석의 상태를 아는 것을 이용한 정량법이다. 동위체 희석분석법에는 직접희석법과 역희석법 그리고 이중희석법이 있다.

① 직접희석법

화합물 A의 양[X(g)]을 정량할 때 여기에 비방사능 S_o의 표지화합물 A^*[a(g)]를 첨가하여 $A+A^*$를 순수하게 분리한다. 그 비방사능이 S일 때 전방사능은 다음과 같이 표시된다.

$$전방사능 = (a+X)S = S_o \cdot a$$

이 식에서 X를 구하는 식으로 변환하면 다음 식과 같다.

$$X = a\left(\frac{S}{S_0} - 1\right)$$

X : 시료중에 구하는 화합물의 양

a : 첨가한 표지화합물의 양

S_o : 첨가한 표지화합물의 비방사능

S : 혼합 후 분리한 화합물의 비방사능

② 역희석법

정량하는 화합물이 방사성이며 그 비방사능을 알고 있을 때 적용이 가능하다. 표지화합물 A^*(비방사능 S_o)의 양 X(g)을 정량하기 위해서 비방사성화합물 A를 a(g) 더해 A^*+A를 순수하게 분리한다. 그 비방사능 S를 측정하면 전방사능은 다음 식으로 나타낸다.

$$전방사능 = S_oX = (X+a)S$$

이 식에서 X식을 구하면 다음 식과 같다.

$$X = a\left(\frac{S}{S_o - S}\right)$$

X : 시료중의 구하는 방사성화합물의 양

a : 첨가한 비방사성 화합물의 양

S_o : 시료중에 구하는 방사성화합물의 비방사능

S : 혼합 후 분리한 화합물의 비방사능

③ 이중희석법

역희석법의 경우는 미지 시료의 비방사능 S_o를 알고 있었지만 이 방법은 S_o를 알고 있지 않아도 정량 가능한 것이 특징이다. 시료에서 같은 양을 취하던가 또는 시료를 2등분해서 그 각 부분에 다른 물질의 비방사성 화합물 a_1, a_2를 첨가하여 잘 혼합한 후 각각의 화합물에서 일부분을 분리하고 그 질량과 방사능을 측정해서 비방사능 S_1과 S_2를 구한다. 2등분한 시료 중에 함유되어 구해지는 화합물의 질량을 X, 그 비방사능을 S_o로 하면 다음의 연립방정식이 성립한다.

$$S_oX = S_1(X+a_1)$$

$$S_oX = S_2(X+a_2)$$

이 두 식은 같기 때문에

$$S_1(X+a_1) = S_2(X+a_2)$$

$$X = \frac{S_2a_2-S_1a_1}{S_1-S_2}$$

④ 동위원소 유도체법

정량하려고 하는 화합물과 같은 구조의 표지화합물을 사용하지 않아도 정량가능한 방법이다. 화학적으로 아주 유사한 성분 A, B, C……의 혼합물의 A를 정량할 때 A의 표지화합물이 얻을 때에는 동위체 희석분석을 행하지만 그것이 없는 경우는 A, B, C와 화학량론적에 결합하는 시약 R이 표지되어 있다면 그 시약 R^*를 첨가해서 AR^*, BR^*, CR^*……을 만들어두고 여기에 비방사성의 AR의 정량을 혼합하고($AR+AR^*$) 일부를 순수하게 분리해서 그 비방사능 S를 측정한다. 원래의 시료 중 AR^*의 함유량을 x로 하면 역희석법의 관계식에 의해서 x가 구해진다.

$$x = \frac{a}{(\frac{S}{S_o} - 1)}$$

동중성자핵(isotone)

원자핵 중에서 중성자수가 같은 핵종을 동중성자핵이라고 한다.

동중체(isobar)

질량수가 같고 원자번호가 다른 핵종을 서로 동중체라 한다.

뜨거운 원자화학(Hot Atom)

X + a → Y + b의 반응에서 Y와 b는 함께 방출되고 운동량이 보존되어야 하므로 생성핵종Y는 반조된다. (n, γ)반응에서 반조에너지 E'는 다음과 같다(Er : MeV 단위의 γ선에너지, M : u 단위의 표적핵종의 질량)

$$E' = \frac{5.37Er^2}{M}(eV)$$

(n, γ) 반응으로 캐리어프리인 RI를 만드는 데 이용되는 질라드-챌머 반응(핵반응의 되튐효과를 이용)이 그 좋은 예이다. 요오드화에틸렌 (C_2H_5I)에 열중성자를 조사하면 ^{127}I (n, γ) ^{128}I반응을 일으키는 데 이때 생긴 ^{128}I 은 반조되어 그 화학결합을 끊고 유리상태로 된다. 이 ^{128}I을 물로 추출하면 무담체(carrier free)인 ^{128}I을 제조할 수 있다.

등가선량(equivalent dose : HT)

방사선의 방어를 목적으로 사용하는 양으로서, 피폭으로 인한 위험의 결정론적 영향을 방지하기 위하여 도입되었으며, 흡수선량에 방사선가중치를 곱하여 보정한 양으로 다음과 같이 표시할 수 있다. 단위는 1Sv = 100 rem을 사용한다. $H_T = D_{TR} \times W_R$(D_{TR} : 흡수선량, W_R : 방사선가중인자)

래디오그래피(radiography)

방사선투과 촬영법이라고도 하며 의료에 있어서의 진단에도 사용되지만 공업용, 즉 250~400kVp의 X선 장치 여러 가지 γ선원을 이용한 γ선 래디오그래피가 이용된다. 피사체의 두께(철강)에 따라 γ선 에너지가 높은 것(높은 순 괄호 내는 두께 ㎝), 즉 ^{60}Co(2~20), ^{137}Cs(1.2~9), ^{192}Ir(0.6~7), ^{170}Tm(0.4~2.5) 등이다. 이보다 두꺼운 것에 대해서는 공업용 베타트론이나 직선가속장치가 사용된다. 어느 것이나 공업제품의 비파괴검사법으로서 초음파탐상법이나 자기탐상법과 함께 중요한 기술로서 널리 사용되고 있다.

라디오콜로이드(radiocolloid)

어떤 종류의 용액에 있어서는 방사성동위원소의 화학적 농도가 매우 희박한 경우에 보통 용액에 있어서의 성질과 다른 거동을 나타내어 실제의 용액보다는 콜로이드적인 거동을 취한다. 이와 같은 행동을 나타내는 방사성동위원소를 라디오콜로이드라 한다.

선형가속장치(linear acceletor)

베타트론이 교번자계에 의해서 하전입자를 원 궤도에 올려놓고 가속하며 고에너지의 X선이나 전자선을 얻는데 비해, 선형가속장치는 300㎐ 정도의 고주파전계를 이용하여 하전입자를 직선궤도에 올려놓고 가속하는 장치이다.

몰리브덴(molybdenum)

원소 Mo, 원자번호 42, 은백색 금속이다. 용융점이 높고 열전도율은 낮은 몰리브덴강은 X선관에 많이 사용되며 기타다른 용도에도 쓰인다.

무담체(carrier-free)

한 방사성핵종이 단독으로 존재할 때, 즉 같은 원소의 비(非)방사성동위원소가 섞여 있지 않을 때를 carrter-free상태라 한다. 이때 비(比)방사능은 최대가 된다. 즉, 존재하는 물질 모다가 방사성으로서 비방사성물질이 혼합되지 않은 상태의 방사성핵종을 말한다. (n, γ)반응에서는 무담체 방사성동위 원소를 만들 수 없는데 이는 분리하고자 하는 물질이 서로 원자번호가 같아 화학적으로 상호분리가 어렵기 때문이다. 그러나 질라드-챌머 반응에 의해서는 분리될 수 있다.

물리적 트레이서

단순히 어떤 물체의 물리적 거동을 추적하기 위하여, 주목하는 물질과는 다른 원소나 화합물을 트레이서로 쓰는 경우도 있는데 이를 물리적 트레이서하고 한다.

밀봉된 방사성동위원소(sealed radioisotope)

기계적인 강도가 충분하여 파손될 우려가 없고, 부식되기 어려운 재료로 된 용기에 넣은 방사성동위원소로서 사용할 때에 방사선은 용기외부로 방출하지만 방사성동위원는 누출하지 못하도록 되어 있다.

밀봉선원(sealed source)

밀봉선원은 방사성동위원소 물질을 귀금속 등으로 밀봉시키거나 또는 금속 등의 표면에 증착시킨 것이며, 그 이외의 모든 선원을 비밀봉(개봉)선원이라 한다. 밀봉선원은 조사용으로부터 측정기의 교정용까지 그 방사능은 수만 Ci로부터 μCi 정도의 것도 있다. 정상적인 선원에서는 내부피폭의 우려는 없지만 고 방사능의 것이 많기 때문에 외부피폭의 위험성이 크다.

밀킹(milking)

방사평형이 성립되어 있는 경우에 짧은 수명의 자핵종을 긴 수명의 친핵종으로부터 분리하는 조작을 밀킹이라고 한다. 예를 들면 친핵종의 반감기가 낭핵종의 반감기보다 길때 $^{90}Sr \rightarrow {}^{90}Y$로부터 밀킹할 경우 ^{90}Sr(28년)으로부터 ^{90}Y(64시간)을 완전히 화학분리에 의해 제거하여도 ^{90}Y은 시간의 경과와 더불어 생성하여 약 2주간 방치하면 거의 방사(연속)평형에 도달하여 ^{90}Sr의 붕괴율이 같아진다. 즉 몇 번이나 되풀이하여 낭핵종을 채취할 수 있는 상태가 마치 젖소에서 우유(milk)를 몇 번이나 짜낼 수 있는 것과 비슷하므로 이것을 밀킹(Milking)이라고 한다.

반도효과(recoil effect)

① 일명 hot atom 효과라 하며 일반적으로 원자핵의 붕괴 또는 핵반응에 의해 생성하는 원자는 반도 energy가 주어져 높은 운동 energy 또는 높은 전하를 가지며 주위의 정상적인 원자와 분자와는 다른 화학적 거동을 나타내는데 이와 같은 거동을 나타내는 원자를 hot atom이라고 한다. hot atom은 분자 내에서 화학결합으로 해리하거나 새로운 화합물을 생성하는데 이와 같은 효과를 반도효과라 한다.

② 분자 속에 있는 원자에 핵반응이 일어나 그 결과로 생성하는 방사선원자는 운동량보존법칙에 의해서 방출하는 입자 또는 전자파에 의해서 방출방향과 반대인 방향으로 날려버린다. 이 반도원자에 부여되는 운동에너지(반도에너지 E_R)는 (n, γ) 반응에 있어서는 $E_R=537E\gamma^2/m_R$로 표시된다. 여기서 $E\gamma$는 γ선의 에너지(MeV단위), m_R는 반도원자의 질량(원자질량단위), E_R의 단위는 eV이다. 보통 (n, γ) 반응의 E_R은 수백 eV인데 대하여 화학결합의 에너지는 수 eV 이므로 반도원자는 화학결합이 단절되어 분자로부터 튀어나와 주위의 원자나 분

자 사이를 지나서 에너지를 잃고 통상의 원자상태로 복귀하는데 그때 최초의 화학형과는 상이한 화학형으로 되는 경우가 있다. 이와 같은 효과를 「반도효과」 혹은 「하트애텀효과」 (hot atom effect)라고 한다. 「하트애텀」이라고 명명된 것은 반도원자가 갖는 에너지를 온도로 환산하면 상당한 고온으로 된다는 것에서 유래하고 있다.

방사능(activity ; radioactivity)

방사성물질이 방사선을 방출하여 붕괴하는 성질, 즉 자발적으로 입자 또는 γ선을 방출하거나 자발핵분열을 일으키며 궤도전자포획에 의해 X선을 방출하는 핵종의 성질을 말한다. 또는 방사능의 세기, 방사성핵종의 괴변의 비율을 가리키는 경우도 있다.

방사능(성) 오염(radioactive contamination)

방사성 오염은 원하지 않는 곳에 방사성물질이 존재하는 것이며, 제거성 오염은 방사성물질에 오염된 물체의 표면을 표면오염물질 채취용 종이(smear paper)로 문질렀을 때 쉽게 제거되는 방사성물질의 오염을 말한다. 또한 고착성 오염은 방사성물질에 오염된 물체 표면의 홈, 틈 등에 부착되어 표면오염물질 채취용 종이등으로 쉽게 제거되지 않는 방사성물질의 오염인 경우다.

방사선(radiation)

전자파 또는 입자선 중 직접 또는 간접으로 공기를 전리하는 능력을 가진 것을 말한다. 원자력법상 종류에는 ① 알파선·중양자선·양자선·베타선 기타 중하전입자선 ② 중성자선 ③ 감마선 및 엑스선 ④ 5만 전자볼트 이상의 에너지를 가진 전자선이 있다. 제외되는 방사선 및 방사성물질의 농도는 모든 피폭방사선량을 산출함에 있어서 진료를 받기 위하여 피폭되는 선량과 자연적으로 존재하는 방사선에 의하여 피폭되는 선량이다. 또한 공기 또는 수중의 방사성물질의 농도를 산출함에 있어서는 공기 또는 수중에 자연적으로 함유되어 있는 방사성물질의 농도는 제외된다.

방사선관리구역(radiation controlled area)

외부의 방사선량률, 공기중의 방사성물질의 농도 또는 방사성물질에 의하여 오염된 물질의 표면의 오염도가 과학기술부령이 정하는 값을 초과할 우려가 있는 곳으로서 방사선의 안전 관리를 위하여 사람의 출입을 관리하고 출입자에 대하여 방사선의 장해를 방지하기 위한 조치가 필요한 구역이다. 관리구역 설정은 ① 외부방사선량률 : 400 μSv/주 ② 공기중 방사성물질의 농도 : 유도 공기중 농도 초과 ③ 표면 방사성물질 농도 : 허용표면 오염도가 초과된 구역이다.

방사선모니터(radiation monitor)

방사선 또는 방사능 오염준위 등을 감시하기 위한 측정기이며 이들 장치의 총칭을 말한다.

방사선모니터링(radiation monitoring)

사람은 인체의 오감으로 방사선을 감지할 수는 없으므로 방사선방어가 효과적으로 실시되고 있는지 판단하기 위해서는 방사선, 방사성오염을 측정할 필요가 있다.

방사선, 방사성물질에 관한 정보를 입수, 측정시료의 채집, 방사선(능)의 측정 및 결과에 따라서는 안전취급의 권고 혹은 지시 해석 등에 관한 각 과정의 작업을 총칭해서 방사선 모니터링(monitoring)이라 한다. 방사선모니터링은 방사선안전을 위해 측정하고 측정결과에 따라 이에 대응하는 의학적인 건강관리를 확보하기 위해 권고나 지시하는 것을 말한다.

방사선발생장치(radiation occurrence equipment)

하전입자를 가속시켜 방사선을 발생하는 장치이며 종류는 다음과 같다. X선 발생장치, 사이크로트론, 신크로트론, 신크로사이크로트론, 선형가속장치, 베타트론, 반·데 그라프형 가속장치, 콕크로프트·왈톤형 가속장치, 변압기형 가속장치, 마이크로트론 및 방사광 가속기등이있다. 원자력법상 제외되는 방사선 발생장치에는 ① 하전입자를 가속시켜 방사선을 발생하는 장치로서 가속된 하전입자 및 이로 인해부수적으로 발생하는 모든 방사선의 최대 에너지가 5keV 이하인 것 ② 의료 진단용으로 사용하는 엑스선발생장치 ③ 과학기 술부고시 제2004-18호(방사선기기의 설계승인 및 검사에 관한 기준) 제16조의 규정에 의한 완전방호형인 것이 있다

방사선방어(radiation protection)

방사선 방어는 방사선에 의한 인체의 장해 발생을 방지할 목적으로 방사선 피폭으로부터 인체를 보호하는 것이다. 이것을 분류하면, 첫째 방사선을 취급하는 사람에

대한 방어이고, 둘째로는 방사성물질의 확산이나 선원에서 누설되는 방사선으로부터 방사선을 직접 취급하지 않는 일반 종사자나 공중의 구성원들이 받는 방사선 피폭의 양면을 생각하지 않으면 안 된다. 개인이나 사회적으로 방사선을 이용함에 의해서 각종 이익을 얻고 있으므로 이 때문에 방사선은 인체의 장해를 줄 위험성이 있음에도 불구하고 사용되고 있다. 사용을 하는 이상에는 가능한 방사선 피폭을 받지 않도록 주의해야 할 필요가 있다.

비 방사능(specific activity)

방사성 원소의 방사능량을 안정원소의 질량으로 나눈 값이며 이 용어는 추적 분석에 흔히 사용되며 안정물질의 단위 질량당 시간당 방사능 붕괴로서 표시된다.

즉 단위 질량당 또는 단위 부피당의 방사능(Ci/g, Ci/mol, Bq/kg)

방사분석(radiometric analysis)

어떤 원소 또는 화합물을 정량하는 경우에 분석대상물에 방사성트레이서를 가하여 그 방사능측정에 의해 정량을 행하는 방법을 말하는데 동위원소를 방사성 시약으로 사용하며 이것과 화학적으로 반응하는 물질을 정량하는 방법이다. 특징은 ① 간단한 분리조작 가능, ② 경우에 따라 정도를 좋게 함, ③ 미량성분을 신속히 분리할 수 있음, ④ 정량하고자 하는 성분과 생긴 침전과 사이의 당량관계가 일정하기만 하면 평형량으로서 적당하지 않아도 됨, ⑤ 다소 다른 성분이 침전과 공침하고 있어도 되는 경우가 있으므로 조작하기 쉽다.

그 예로는 비방사성 시료 Ca에 방사성 ^{45}Ca를 첨가해서 Ca의 침전을 만들어 이 침전의 방사능을 측정하는 것에 따라서 시료의 비방사성 Ca을 정량할 때에 이 방법을 방사분석이라 한다.

방사선 살균

식품의 방사선 살균은 1943년부터 시도되고 있다. 세균은 방사선 감수성이 낮고 완전히 살균하기 위해서는 5Mrad(5×10^6rad) 이상의 선량이 필요하다. 이와 같은 대선량을 조사하더라도 단백질, 아미노산, 비타민 등은 파괴되지 않으나 이른바 조사 냄새라고 하는 냄새를 발하게 된다.

방사선원(radiation source)

① 조사를 목적으로 만들어진 방사선발생장치를 방사선원이라 한다. 방사성동위원소와 입자가속기가 있는데 원자로도 사용여하에 따라서는 선원으로 된다. 방사성동위원소에는 γ선원으로서 Co-60이 가장 널리 쓰이며 Sr-90, Y-90 또 α선원으로서는 Po-210 등이 사용된다. 입자가속기는 전자선용과 기타의 입자용으로 구분되는데 필요한 입자의 에너지 전류 값에 의해서 수많은 형식이 있다. 원자로에서는 중성자 외에 γ선이나 β선의 혼합방사선으로 된다.

② 방사선은 그 자체가 가지고 있는 강한 투과능력, 전리작용, 검출감도가 높은 것을 이용하여 의료, 공업을 비롯하여 여러 가지 연구의 수단으로 이용된다. 이와 같이 방사선을 이용하는데 있어서는 먼저 방사선을 방출하는 방법을 생각하지 않으면 안되는데 그것에는 방사선을 방출하는 동위원소나 방사선을 인공적으로 만들어내는 발생장치가 이용된다.

방사선 위험성

방사선조사에 의해서 발생할지도 모르는 유해한 영향을 방사선 위험성이라 한다. 위험(hazard)이란 개연성을 표현하는 용어로서 실제로 일어난 상해(in jury)와는 구별되어야 한다는 의견도 있다.

방사선 중합(radiation-induced polyporization)

ethylene, acetylene, butylene 등의 불포화 탄화수소에 방사선을 조사하면 중합하게 되는데 이와 같이 방사선에 의해 야기되는 중합을 방사선중합이라 한다. 방사선중합의 특징은 ① 촉매가 필요 없다, ② 보통의 중합반응과 같이 고온, 고압의 필요가 없다(방사선중합에서는 중합 개시반응이 온도, 압력 등과 무관하므로 상온, 상압에서는 물론 저온, 固相이라도 일어난다), ③ 고온에서의 중합에 비하면 중합도가 크고 분지가 적으며 배역의 보다 올바른 중합체를 얻을 수 있다는 등이다. 중합은 라디컬(radical) 기구에 의하는 것과 이온(ion) 기구에 의하는 것이 있다.

방사선 키메라(radiation chimera)

동일 개체 중에 유전자형이 다른 조직이 공존하는 것을 chimera라고 한다. 일반적으로 동물의 경우 다만 다른 종의 세포, 조직을 이식하는 것만으로는 숙주가 거절반응을 일으켜 이식조직을 파괴하기 때문에 chimera는 성립하지 않는다. 방사선조사에 의해 숙주의 면역반응을 저해하면 이식조직은 장기간에 걸쳐 생존하며 chimera가 성립한다. 이것을 방사선 chimera라고 한다. 예를 들면, 치사선량 조사된 mouse에 비조사 rat의 골수를 이식하면 생존할 수 있다. 이 경우 말초혈구를 세포학적 또는 세포 화학적으로 검사함으로써 mouse체내에 mouse와 유전자형이 다른 rat에 유래하는 세포가 정착, 증식하여 chimera를 형성하고 있음을 알 수 있다.

방사선 분해(radiolysis)

방사선 조사에 의해 물질 속에서 일어나는 분해반응을 방사선 분해라 한다.

방사선 손상(radiation damage)

방사선 조사에 의해 인체나 물질의 성질, 조성, 구조 등에 일어나는 바람직하지 않는 변화를 말한다.

방사선화학(radiationchemistry)

물질에 방사선이 조사되었을 때 그 흡수된 에너지에 의해서 야기되는 화학반응을 연구하는 화학의 한 분야로 유사어인 「방사화학」과는 아주 다른 분야이다. α선, β선, γ선, X선, 가속전자선 등 고에너지의 방사선을 물질에 조사하여 일어나는 화학반응을 연구하는 화학의 한 분야이다. 보통의 광화학반응과 매우 비슷한데 이들 방사선의 에너지는 빛의 그것에 비해 엄청나게 크므로 물질의 여기뿐만 아니라 반드시 이온화를 수반하는 점에서 광화학반응 기전과 다르다.

방사선화학에서 사용하는 단위의 정의

① 뢴트겐(R) : 마른(건조)공기 0.001293g(표준상태의 공기 1cc)중에서 2차적으로 발생하는 입자에 의해서 공기중에 정부 어느 한 개의 1정전단위의 전기량을 가진 이온을 발생하는 X선 또는 γ선의 양이다.

② 렙(rep)(roentgen equivalent physical) : 「뢴트겐」은 광자에 관한 정의이지만 이것은 생체조직에 흡수되었을 경우에 등가로 바꾸어 놓을 수 있는 일반 전리성방사선의 양으로서 조직에 흡수되었을 때 조직 1g에 비해 93erg의 에너지를 발생하는 방사선의 양이다.

③ 라드(rad) : 위의 두 가지는 조사선량의 단위이지만 이것은 흡수선량의 단위로서 전리성 방사선이 조사된 물질 1g당으로 흡수된 에너지의 양을 주는 단위이다. 1rad는 100erg/g이다.

④ G값(value) : 방사선의 에너지를 100eV흡수했을 때 변화되는 원자수나 분자수를 말한다. 방사선에 의한 반응의 전도를 나타내는 척도이며, 화학선량계의 측정원리에 사용되는 양이다. 단위 : mol/J 또는 개/100eV

⑤ 선량률 : 선량의 단위를 시간으로 나눈 것. R/hr, R/sec, rad/hr 등으로 쓰인다.

⑥ 조사강도 : 이것은 단위면적 중에 단위시간당으로 통과하는 방사선의 에너지양이다.

⑦ W값 : 물질 속에서 한쌍의 이온쌍을 만드는데 필요한 평균에너지(기체의 종류에 어느 정도 의존하지만 대략 30이다. W값은 분자의 여기 에너지의 약 2배이며 방사선 에너지를 흡수할 경우 이온화와 여기가 일어날 비율은 대개 1:1이다

⑧ nvt. : 이것은 중성자의 조사선량으로서 단위면적당으로 조사된 중성자의 개수로서 나타낸다. 전리성 방사선에 대해서 R, rep은 조사선량이고 rad는 흡수선량이기 때문에 피조사 물질을 정해놓지 않으면 그 계산이나 측정이 불가능하다.

방사선화학에 사용되는 방사선

방사선화학에 사용되는 방사선은 α선, β선, 양자선, 전자선, X선 및 중성자선 등이 있다.

방사선효과(radiation effect)

방사선의 조사에 의해서 물질 또는 물질계에 일어나는 물리적·화학적 변화를 말하며 생체에서의 대사이상 등의 현상을 지칭한다. 10Gy 이상의 선량측정에 $Fe^{2+} \rightarrow Fe^{3+}$의 반응계가 사용되는데 이것은 방사선효과의 이용 예이다.

방사성계열(radioactive decay series, radioactive family)

방사성핵종이 차차로 붕괴되어 가는 결과 생기는 일련의 방사성핵종의 계열, 방사성(붕괴)계열, 붕괴계열이라고도 한다. uranium계열, thorium계열, actinium계열, neptunium계열 등이 이에 속한다.

방사성동위원소(radioisotope)

방사선을 방출하는 동위원소와 그 화합물 중 대통령령이 정하는 것이다. 대통령령

이 정하는 것은 동위원소의 수량 및 농도가 과학기술부장관이 정하는 수량 및 농도를 초과하는 물질로서 다음과 같은 물질은 제외된다. 핵연료물질, 핵원료물질, 방사성물질 또는 이를 내장한 장치중 방사선장해의 우려가 없는 것으로서 과학기술부장관이 정하여 고시하는 것은 제외된다.

방사성동위원소 선원

천연 방사성동위원소(radioactive isotope)는 오래전부터 연구나 의료에 쓰여 왔으나 핵종이 적고 이용방법도 한정되어 있었다. 그러나 현재에 있어서는 많은 새로운 방사성동위원소가 인공적으로 원자로나 가속기로 만들어지기 때문에 이용의 범위도 넓고 사용량도 급증하고 있다.

이들 방사성동위원소에서 방사되는 방사선에는 α, β, γ 및 중성자선 등이 있으며 대개는 2종 이상의 방사선이 동시에 방사된다. 또 방사성동위원소를 이용할 경우 방사성동위원소가 밀봉되어 있어 방사선 이외는 밖으로 새지 않는 구조로 한 것을 「밀봉선원」이라고 하며 용액・분말과 같이 자유롭고 방사성동위원소가 외부에 누출되는 것을 「비밀봉선원」이라 부르며 각기 취급상의 기준을 달리한다. 또 이들의 방사성동위원소 선원은 방사성동위원소핵종 그 자체로 선원을 구성하는 일은 많지 않으며 일반적으로 방사성동위원소핵종을 포함하는 화합물, 혼합물로 쓰여 진다. 이 경우 선원의 단위중량당 함유되는 방사성동위원소의 방사능을 그 물질의 「비방사능」이라 하며 Ci/g, Ci/mol로 표시된다.

방사성동위원소 제조

대개의 방사성동위원소는 target 물질에 원자로 내에서 중성자를 조사하거나 싸이크로트론으로 가속한 하전입자(양자, α입자 등)를 조사함으로써 일어나는 핵반응에 의해 제조된다.

방사성동위원소 특징

① 방사성동위원소의 핵종에 의해서 이용할 수 있는 동위원소는 방사선의 종류, 에너지, 반감기가 정해진다.

② 방출방사선의 강도는 그 방사성동위원소의 방사능에 비례하여 시간과 함께 지수함수적으로 감약한다.

③ 방사선의 방출은 방사능이 있는 한 계속되며 선원의 사용, 보관, 폐기에는 특별한 주의를 필요로 한다는 등의 특징을 가지고 있다.

방사성 트레이서

주목하는 원소나 물체의 거동을 조사할 목적으로 첨가하는 RI나 표지 화합물

방사성물질(radioactive substance)

핵연료물질, 사용 후 핵연료, 방사성동위원소, 원자핵 분열 생성물이 있다.

방사성붕괴(radioactive decay, radioactive disintegration)

방사성핵종이 자발적으로 방사선을 내어 다른 핵종으로 변하는 현상으로 방사성붕괴 또는 괴변이라고도 한다. 방사선의 종류에 따라 α붕괴, β붕괴, γ붕괴 등이 있다.

방사성원소(radioactive element, radioelement)

방사성붕괴를 하는 원소로 엄밀하게는 방사성핵종이라고 해야 한다. → 방사성핵종

방사성의약품(medical isotopes, radio-pharmaceuticals)

진단·치료에 사용되는 밀봉되지 않은 동위원소 및 그 화합물을 방사성의약품이라고 한다. 방사성의약품은 약리작용을 기대하는 것이 아니므로 방사성핵종만으로 된 무담체나 또는 그에 가까운 상태의 것을 사용하고 일반적으로 방사능을 높게 하여 측정에 필요한 양을 부여했을 경우 핵종으로서의 양이 극히 미량이라 인체의 장해를 주지 않도록 배려되어 있다.

방사성 콜로이드법(radiocolloid method)

무담체의 방사성동위원소 트레이서 농도의 것은 콜로이드 입자와 같은 거동을 한다. 즉 여과지에 흡착된다거나 용기의 벽에 흡착된다. 이와 같은 성질을 이용해서 동위원소를 분리하는 방법을 말한다. 무담체의 동위원소 분리에 적합하다.

방사성 트레이서(radioactive tracer)와 액티버블 트레이서(activable tracer)

방사성 트레이서는 비방사성원소의 행동을 추적하기 위해 가하는 방사성동위체이고 액티버블 트레이서는 같은 목적을 위해 사용되는 비방사성동위체로 이것은 사용 후 중성자 등에 의해 방사화해서 검출하는 것이다.

방사성폐기물(radioactive waste)

원자로, 재처리공장, 방사화학 실험실, hot lab, 핵연료의 재처리공장, 가속기, 추적자실험실 등으로부터 나오는 방사성물질을 포함하는 폐기물의 총칭이다. 원자력법에는 방사성물질 또는 그에 의하여 오염된 물질로서 폐기의 대상이 되는 물질(사용후 핵연료 포함)이다.

방사성폐기물 처분(radioactive waste disposal)

방사성물질을 지층에 천층처분 또는 심층처분(동굴처분을 포함한다)의 방법으로 생활권 밖으로 영구히 격리시키는 것을 영구처분이라 한다. 방사성폐기물의 처분방법에는 육지처분과 해양처분으로 나눌 수 있지만 현재로서는 육지처분만 고려되고 있다. 육지처분에는 중・저준위방사성폐기물의 처분방법인 천층매몰처분, 동굴처분, 공학적 시설내 처분과 고준위방사성폐기물의 처분방법인 지층처분이 있다

방사성핵종(radioactive nuclide : radionuclide)

핵내의 양자수 Z 및 중성자수 N에 의해 정해지는 하나하나의 원자종이다. 방사성핵종은 모든 원소에 대해서 알려져 수많은 천연방사성핵종, 인공방사성핵종이 있으며 방사선의 종류, 반감기, 에너지 등에 의해서 제한은 받고 있으나 현재 200종 정도가 이용되고 있다.

천연적으로 존재하는 방사성핵종에는,

① 대기 중에서 우주선의 작용에 의해 생성되는 ^{3}H, ^{7}Be, ^{14}C 등.

② 지구의 연령과 같은 정도의 반감기를 갖는 ^{40}K, ^{87}Rb, ^{147}Sm, ^{232}Th, ^{235}U, ^{238}U 등.

③ ^{232}Th, ^{235}U, ^{238}U를 선원으로 해서 차례로 괴변하여 계열을 만드는 일련의 자핵종 등이 있다.

방사성핵종 순도

① 방사성핵종 순도

방사순도라고도 하고 특정의 핵종이 전체 방사성핵종의 방사능에 대해서 차지하는 비율을 말한다.

$$\text{방사성핵종의 순도} = \frac{\text{특정핵종의 방사능}}{\text{전체 방사성핵종의 방사능}} \times 100(\%)$$

예) ^{131}I 37kBq(1μCi)와 ^{125}I 74kBq(2μCi) 및 ^{60}Co 74kBq의 혼합물이 있다고 하면 방사성핵종의 순도를 계산하시오.

[풀이] 방사성핵종의 순도 = $\frac{37}{37+74+74}\times 100(\%)$ = 20%

② 방사성동위체 순도

특정의 원소에 있어서 동위체의 방사능이 전체 방사성핵종의 방사능에 대해서 차지하는 비율을 말한다.

$$\text{방사성동위체 순도} = \frac{\text{특정동위체의 방사능}}{\text{전체 방사성핵종의 방사능}}\times 100(\%)$$

예) I에 관한 방사성동위체 순도를 계산하시오.

[풀이] 방사성동위체 순도 = $\frac{37+74}{37+74+74}\times 100(\%)$ = 60%

③ 방사화학적 순도

특정 화학형의 방사능이 전체 방사성핵종의 방사능에 대해서 차지하는 비율을 말한다. 즉, 목적으로 하는 방사성핵종의 방사능의 그 시료의 전 방사능에 대한 백분율이다. 따라서 표지 화합물에서는 중요하다.

$$\text{방사화학적 순도} = \frac{\text{특정화학형의 방사능}}{\text{전체 방사성핵종의 방사능}}\times 100(\%)$$

방사화학적 순도의 측정에는 각종 크로마토그래피가 이용된다.

방사평형(radioactive equilibrium)

친핵종 1 $\xrightarrow{\lambda_1}$ 낭핵종 2 $\xrightarrow{\lambda_2}$ 손낭핵종 3. 친핵종 1이 붕괴하여 낭핵종 2로 변하고 손낭핵종 3으로 변하는 붕괴계열에 있어서 친핵종 1의 반감기가 낭핵종 2의 반감기보다 길때 일정 시간이 경과한 후에는 두 괴변율이 거의 일정하게 되고 두 원자수의 비도 거의 일정하게 되는데, 이 상태를 방사평형이라 한다. 방사평형에는 과도평형과 영속평형이 있다.

(1) 과도평형(transient equilibrium)

낭핵종2는 친핵종1의 반감기를 따라서 감소한다. 그러므로 N_2/N_1 또는 A_2/A_1 비는 일정하게 된다. 이와 같은 상태를 과도평형이라고 한다.

(2) 영속평형(secular equilibrium)

낭핵종에 비해 친핵종의 붕괴가 상당히 적고 친핵종의 감쇠가 거의 무시되는 경우를 영속평형이라고 한다.

방사합성(radio synthesis)

핵반응에 의해 생성한 핵종(생성핵)은 방출입자에 의해 높은 반도 에너지가 주어지며 원 분자 내에서의 결합을 끊고 튀어나와 다른 분자와 충돌하여 그 분자의 결합을 끊으며 그 결과 생긴 유리기와 결합하여 표지화합물을 만든다.

방사합성의 장점

① 보통의 합성법보다도 신속하다.
② 비교적 단수명인 동위원소를 포함하는 화합물을 만드는 데 적합하다.
③ 비방사능이 높은 생성물이 얻어진다.

방사합성의 단점

① 방사 화학적 수율이 낮다.
② label된 위치가 불균일하다.
③ 다수의 부반응 생성물을 수반하여 분리가 어렵다는 것이다.

방사화(activation)

안정 동위체에 적당한 입자를 조사하여 핵반응을 일으켜서 방사성핵종이 생성되는 것이다.

방사화 단면적(activated cross section)

어떤 핵종으로부터 특정한 방사성핵종을 만드는 핵반응의 단면적이다.

방사화 분석(radioactivation analysis)

① 화학조작을 하지 않고 시료에 방사선을 조사하여 시료속의 특정 원소를 정량 분석하는 방법이다.
② 분석해야 할 원소를 적당한 입자로 조사하여 핵반응을 일으키게 하여 그 결과 생성되는 방사성핵종이 나타내는 방사성의 특성(방사선의 종류, energy, 반감기) 및 그 강도를 측정 해석함으로써 원소의 정성 또는 정량분석을 하는 분석법이다.

$$A=\lambda N=Nf\sigma(1-e^{-\lambda}t)\cdot e^{-\lambda}t'$$

A : 조사종료 후 시간 t′에서의 생성 방사성핵종의 방사능 $[S^{-1}]$

N : target 핵종의 원자수

f : 조사 입자의 선속밀도 $[cm^{-2}\ s^{-1}]$

σ : 동위체 방사화 단면적 $[cm^2]$

λ : 생성방사성핵종의 괴변정수 $[s^{-1}]$

t : 조사시간 [sec]

t′: 조사종료 후의 경과시간 [sec]

$(1-e^{-\lambda}t)$: 포화계수

일정 조건하의 핵반응에 의해서 생성하는 방사성핵종이 갖는 방사능(A_c)은 표적(target) 핵종의 원자수(N_c)에 비례한다. 따라서 A_c의 측정에서 N_c가 구해지면 동위체 존재비는 원소로 일정하므로 표적을 동위체로 하는 원소의 양을 구할 수가 있다. 이것이 「방사화학분석 핵종의 원리」이다.

방사화학(radiochemistry)

방사성동위원소의 특성을 연구하고 혹은 그 특성을 이용하는 화학의 한 부문을 말한다. 연구의 내용은 예를 들면 핵반응, 핵분열, 동위원소의 분리정제, hot arm, 동위원소에 관련하는 우주, 지구화학, 핵화학, 환경방사능, 동위원소의 화학적 거동 등이 취급되고 있다. 방사선화학과는 명백히 다르다.

방사화학 분리법(radiochemical separation)

방사화학에서 쓰이는 분리법을 말하는데 여러 가지 분리법이 실행되어지고 있다.

방사화학 분석(radiochemical analysis)

방사성핵종의 방사능 또는 그 낭핵종의 방사능에 의해 방사성핵종의 존재량을 알기 위한 화학분석법이다. Bikini의 "죽음의 재"의 분석, fallout이나 식품 중의 strontium 90의 분석, radon의 양(radium과 방사평형으로 되어 있다)으로부터 radium의 양을 추정하는 방법이 이에 속한다.

방사화학 분석 단점(disadvantage of activation analysis)

① 분석정도가 비교적 낮다.

② 다른 핵종으로부터 동일한 낭핵종이 생기는 등 부반응에 의한 방해가 있다.
③ 자기차폐에 의해 입사 입자속이 시료에 흡입되어 감소하므로 오차가 생긴다.
④ 원자로, 가속기 등 대형의 장치가 필요하다.

방사화학 분석 장점(advantage of activation analysis)

① 검출도가 높다.
② 방사능 측정에 의해 정량하고 있으므로 일단 측정한 시료에 비방사성물질이 미량 혼입하더라도 지장이 없다.
③ 핵반응을 이용하고 있으므로 화학적인 조작을 하는 분석에 의하면 곤란한 원소라도 분석할 수 있는 일이 있다(희토류 원소의 상호분리).
④ 조사 후의 시료에 담체를 가하여 담체의 회수율로부터 화학적 조작에 의한 손실을 보정할 수 있다.
⑤ 비 파괴분석을 할 수 있다(귀중한 시료, 고고학적 시료의 분석).

방사화학적 수율(radiochemical yield)

$$\text{방사화학적 수율} = \frac{\text{화학분리를 하여 얻어진 방사성동위원소의 방사능}}{\text{분리전의 시료 전체의 방사능}} \times 100(\%)$$

이 값은 농축계수와 함께 hot atom에 의한 방사성동위원소의 제조분리가 유효하게 행해져 있는가의 여부를 아는 지표이다. 둘의 값이 높은 것일수록 분리가 잘 되였음을 나타낸다. 그 예로 ^{35}S 1mCi을 포함한 화합물에서 화학적 조작을 행할 때 ^{35}S를 분리하여 ^{35}S 0.8mCi가 회수된다면 이때의 방사화학적 수율은 80%라 한다. 방사성물질에 주목한 것이므로 화학적 수율에는 무관하다.

β선 선원(beta ray source)

β선원은 저 에너지 핵종에서 고에너지 핵종까지 있고 의료에서 β선원의 이용은 γ선 만큼 흔하지는 않지만, 방사선 치료나 핵의학 분야에서 이용되고 있다. β선을 취급할 때는 방사선 피폭에 주의해야 할 것은 물론 얇은 창의 부식, 방사선 손상에 의한 오염도에 각별히 유의해야 하며 정기적인 검사도 필요하다.

베타트론(betatron)

① 베타트론은 자계를 이용하여 하전입자를 가속하는 장치이며 초고에너지 X선과 전자선의 두 가지 방사선을 발생한다. 베타트론은 베타트론 해드, 회전 지지장치, 제어장치, 전원장치로 구성되어 있다. 입자가속의 원리는 변압기와 같다. 1차 권선에 교류전류를 흘려서 교번자계를 발생시켜 2차권선 대신에 가속관을 사용한 것으로서 가속관 속을 전자가 수10만회~100만회 회전하는 가운데 그 회전수에 비례한 전압으로 가속되어 고에너지 전자선을 얻을 수가 있다.

② 전자전용 가속기는 도우넛(doughnut) 모양의 가속관을 강력한 교류전자석 속에 놓고 자속이 증가하기 시작할 때에 전자총에서 방출된 전자는 자계의 힘으로 회전 운동함과 동시에 자속의 변화에 의해서 도나쯔의 원주방향에 생기는 가속전계에서 전자를 가속한다. 이때 전자의 에너지 증가에 의해서 나타나는 원심력의 증가분과 자계의 증가에 의한 구심력을 항상 밸런스 시켜 같은 안정궤도에서 수 10만회에 걸쳐 전자를 회전시켜 에너지를 높인다. 또 동시에 전자에 강한 자속을 가하여 안정궤도에서 벗어나지 않는 자계설계가 필요하게 된다. 고에너지에 달한 전자는 도나쯔에 따라 감겨진 엑스판죤코일에 펄스전류를 흘려 전자궤도에 변화를 가하여 외부에 축출한다. 이때 전자를 target에 맞추어 고에너지 X선으로 발생 시킨다.

베타트론은 소형이고 비교적 간단하게 수 10MeV의 전자, X선을 얻는 반면 여자교류의 1주기 가운데 가속조건이 갖추어지는 것은 1/4주기 사이로서 효율은 그리 좋지 않다. 의료용 치료장치, 공업용 비파괴검사에서는 전자선원으로서의 이용되고 있다.

붕괴(핵괴변 : Decay)

방사성원소, 불안정 소립자가 자발적으로 다른 원자, 소립자로 변화하는 현상을 붕괴 또는 핵괴변이라 한다.

붕괴법칙(Decay law)

방사성핵종의 원자수 N_o가 t시간 후에 N로 되는 관계를 나타내는 법칙이다.
$N=N_0\ e^{-\lambda t}$ 여기서 λ는 붕괴상수이다.

붕괴상수(괴변상수 : decay constant)

1개의 방사성핵종이 미소시간 dt사이에 붕괴되는 확률을 dt로 할 때 이 상수(정수) λ를 말한다. 붕괴정수 또는 괴변정수라 부르기도 한다.

비방사능과 방사능농도

① 방사성동위원소를 함유한 물질의 단위질량당 방사능의 세기를 나타내는 것을 비방사능(specific activity)이라 하며 보통 Ci/g로 표시된다.
방사성동위원소 제품이 그 원소의 안정동위체를 함유하지 않을 경우 그 방사성동위원소 제품은 무담체의 제품이라고 한다. 이러한 상태의 비방사능(isotope specific activity)은 다음 식에서 볼 수 있는 바와 같이 반감기와 질량수에 의해서 정해지며 시간경과와는 관계없는 일정한 값을 취한다.

$$\begin{aligned} \text{비방사능} &= \text{단위질량당의 방사능} \\ &= \frac{\lambda N}{3.7\times10^{10}} \\ &= \frac{0.693}{T_{1/2}} \times \frac{6.02\times10^{23}}{A} \times \frac{1}{3.7\times10^{10}} = \frac{1.13\times10^{13}}{T_{1/2}\times A} \end{aligned}$$

여기서 N은 단위질량 중의 원자수, A는 질량수, $T_{1/2}$는 반감기이다.

② 물질의 단위 용적당 방사능은 방사능 농도(mCi/ml)로서 표시되며 비방사능과 구별하여 사용된다.

사이클로트론(cyclotron)

① 균일 수직자장속에서의 하전입자의 원운동주기가 일정하다는 것을 이용하여 고주파전압으로 가속하는 원형가속기이다.

② 자계와 고주파전계를 이용하여 전자나 이온의 통로를 굽혀서 가속하여 수천만 볼트의 전압으로 가속한 것과 같은 고속입자를 만드는 장치. 원소의 인공전환이나 원자핵반응의 연구에 이용되고 있다.

선형가속기(liniac)

직선상의 내부에서 마이크로파 에너지에 의해 전자를 대략 광속가까이까지 가속하는 장치로서 리니악이라고 부르기도 한다. 이 고속 전자를 다른 중금속에 부딪치게 하면 X선이나 대량의 중성자가 방출된다. 또 이 중성자를 원자로 등에 사용하는 재료물질에 접촉함에 의해서 중성자에 대한 반응법을 측정한다. 바꾸어 말하면 특별한 구조를 가진 직선 가속관에 대전력 고주파 또는 마이크로파의 전파를 흘려서 가속관 내에 발생하는 전계에서 전자나 이온을 가속하는 장치가 리니악이며 직선가속기라 부르기도 한다. 가속하는 하전입자의 종류에 따라 전자 리니악, 양자 리니악, 중이온 리니악로 구분되며 가속관의 구조, 가속방법이 다르다.

생 합성법(biosynthesis method)

유기 화학적으로 합성 곤란한 화합물. 예를 들면 단백질, 핵산 등의 고분자 화합물은 생물에 의한 합성법에 의하지 않으면 안된다. 이 표지법의 특징은 복잡한 화합물을 일시에 합성 가능한 것, 목적 원소의 모든 원자가 균일하게 표지되는 것이다. 결점으로서는 방사화학적 수율이 낮으며 비방사능도 낮은 것이다.

세륨선량계

$Ce^{4+} \rightarrow Ce^{3+}$의 환원작용을 이용(G value : 2.45개/100eV). 이들은 높은 선량의 흡수선량 측정에 이용된다. 높은 선량의 흡수선량을 측정하는 또 다른 측정기에는 열량계(calorimeter)가 있다.

스캐벤저(scavenger)

대상 방사성동위원소에 따라다니는 핵종을 제거하고, 대상 방사성동위원소를 용액 중에 남기기 위해가하는 담체를 말하며 수산화알루미늄, 수산화철, 이상화망간, 불화란탄 등을 사용한다.

Szilard-Chalmers법

표적(target)의 물질을 적당한 화합물로 해 놓으면 핵반응에 의해 생성되는 방사성원자는 반도에 의해서 화학결합이 단절되어 분자로부터 튀어나오는 수가 많다. 이것을 적당한 방법으로 분리하면 대부분의 target 핵으로부터 농축 분리할 수 있다. Szilard와 Chalmers법의 발견에 의한 방법이기 때문에 Szilard-Chalmers법으로 부르고 있다.

신틸레이션 카메라(scintillation camera)

① 핵의학검사장치의 하나, 체내 혹은 장기내의 방사성동위원소 분포를 고정된 신틸레이션검출기를 사용하여 화상으로 분석하는 장치이다.

② 방사성동위원소 주사 진단장치는 검출부가 기계적으로 주사함에 의해서 방사성동위원소의 분포를 검출하는데 주사시간을 요한다고 하는 결점이 있기 때문에 주사하지 않고 정지한 검출기에 의해서 분포를 검출 기록하려고 한 것이 신틸레이션카메라이다. 또는 감마카메라라고도 한다.

악티늄 계열(actinium series)

^{235}U에서 시작하여 안정한 ^{207}Pb에 이르는 (질양수 4N+3) 방사성 원소의 붕괴계열이다.

α선원(alpha rays source)

α방출 핵종들은 불용해성이고 불휘발성의 화합물을 소결(quenching)처리하여 고순 도의 *Au* 또는 *Ag*에 균일하게 분산시켜 만든다. α선의 유효이용 단면적의 두께는 0.003mm 정도의 상자형태로 된 것이 많다. 원판상의 선원은 *Pt* 원판의 표면에 ^{210}Po, ^{242}Cm, ^{238}Pu, ^{241}Am을 전착하고 그 표면을 마이카창으로 입혀 이를 알루미늄 손잡이를 붙여 취급이 용이하도록 만든다. α선원으로는 연기탐지기용 ^{241}Am이 있고 진공도 측정용으로 ^{226}Ra이 있으며 형광 α선 분석용 선원으로 ^{210}Po이 있다.

야광도료

야광도료에 라디움(radium)과 유화아연의 혼합물을 사용하는 것은 옛날에는 성행되었기 때문에 소위 다이얼 페인터의 라디움에 의한 장해를 야기했다. 최근에는 자발광성의 도료로서 시계에 주로 사용되는 것은 β방사체의 $^{147}P_m$과 ^{3}H인데 일본과 같은 나라에서는 국내용으로 전자만이 사용되고 있다.

여기(excitation)

원자핵 원자 분자가 기저상태보다 에너지가 높은 여기상태(준위)로 천이하는 것을 말한다.

여지(종이) 크로마토그래피법(paper chromatography)

여지를 이용하여 혼합물을 흡습하도록 전착시키고 각각의 성분의 높이에 따른 성분을 분리하는 방법이며 간단한 조작으로 동위원소의 분리, 순도시험, 정량이 가능하여 물질의 확인 또는 순도시험에 많이 이용된다.

연대측정(age dating)

방사성핵종의 감쇠 또는 어미핵종과 그 붕괴 생성물의 비율 변화를 이용하여 연대를 구하는 방법을 말한다. ^{3}H에 의한 물의 연대 ^{14}C에 의한 생물체의 연대 ^{238}U에 의한 암석이나 운석의 연대측정법이 있다.

X선발생장치(X-ray generator)

X선을 발생하는 장치로서 X선 관구 및 고전압발생장치 등으로 구성되며 X선 발생장치에는 음극, 양극을 가진 X선관에 상용교류를 승압한 10~200kV의 고전압을 인가하면 음극에서 발생한 열전자는 가속되어 양극의 1점에 충돌하여 X선을 발생한다.

X선관에서의 X선은 제동 X선과 특성 X선이 섞인 것으로 이중 제동 X선은 연속스펙트럼을 갖고 강도 φ는 인가하는 양극전압 V, 양극물질의 원자번호 z, 전자류 i로 정해져,

$$\varphi = kV^{2}IZ \quad (k는\ 정수)$$

로 된다.

X선발생장치는 X선사진의 촬영용으로서 널리 이용되는 의료용, 공업용으로 사용되는 외에 X선 형광분석, X선 회절장치 등 그 용도가 넓다.

오토래디오그래피(auto-radiography)

방사선의 감광작용을 이용하여 표본 중에 분포한 방사성동위원소의 공간적 분포상황이나 그 양을 사진 유제의 흑화도에 의해서 알아내는 기술이다. 여러 가지 이용면이 있지만 특히 생물학연구에는 널리 이용되고 있다.

용매추출법(solvent extraction method)

몇 종류의 동위원소를 포함하는 수용액을 이들 수용액과 섞이지 않는 유기용매와 혼합하여 수용액 중의 산농도, 산의 종류, 완충용액이면 pH 등의 조건을 바꾸어 유

기용매 중에 특정한 동위원소를 축출 분리하는 방법. 예를들면 2개의 용액을 물과 사염화탄소로 하여 용질로서 I_2(단체의 요오드)를 C_{H_2O}, C_{CCl_4}로 한 때의 분배비 K(distribution ratio)는 다음식과 같다.

$$K = \frac{C_{CCl_4}}{C_{H_2O}}$$

2개의 액체체적을 V_{H_2O}, V_{CCl_4}로 할 때 이 계에서의 추출율 E(extractability)는 다음 식으로 된다.

$$E = \frac{K}{K+(V_{H_2O}/V_{CCl_4})}$$

용매흡수법(solvent absorb method)

어떤 종류의 용매에 Xe, Kr 등의 불활성 가스가 선택적으로 용해 흡수되는 것을 이용하는 방법이며, 용매로서는 kerosine, 4염화탄수(CCl_4), freon 등이 사용된다. 이 방법은 상온부근에서 연속운전이 되고 농도변동에 대한 융통성이 커서 불순물에 대한 영향은 적다. 그러나 용매의 방사선 손상, 장치의 부식, 정화가스의 용매 혼입, Xe과 Kr의 상호분리가 어려운 단점이 있다.

응집침전법(coagulating sedimentation, flocculent settling, flocculation)

응집침전법은 방사성 폐액에 응집제(coagulant, flocculent)를 첨가해서 방사성 폐액중의 방사성물질을 흡착, 공침(혼합 정제) 형성 등을 해서 침전물로 분리시켜 제거하는 방법이다. 이 방법은 제염계수가 10~30 정도로 작으나 처리비가 다른 방법에 비해 저렴하고 대량의 저 준위 폐수를 처리하는데 적합하다. 그러나 분리, 침전한 합수율의 높은 오니가 생긴다. 이 오니(진흙 형태로 오염된 물질)의 합수율은 99% 이상이 물이고 그대로 고형화 하는 것이 불가능하다. 그래서 이 오니를 여과, 탈수 처리를 하지 않으면 안 된다. 여과, 탈수처리에는 침강분리, 사상여과, 가압여과, 동결재 용해 등에 의해 합수율 50~60% 정도까지 감소시킨다. 이 방법은 증발법 및 이온 교환법의 전처리에도 사용되고 있다. 응집제로는 인산나트륨, 수산화 알루미늄, 염화제2철, 탄닌산 등이 사용된다.

이온교환법(ion exchange method)

이온교환처리는 폐액속에 녹아 있는 이온상태의 방사성 양이온 및 음이온을 제거하기 위한 방법이며, 각각의 이온교환성능을 가진 이온교환수지를 이용한다. 즉, 방사성 폐액을 이온 교환수지를 통하여 이온상에 존재하는 방사성물질을 포집하여 제거하는 방법이다. 이온 교환수지는 이온 교환능이 있는 이온을 갖고 있는 다공질로 불용성의 합성수지로서 양이온 교환수지와 음이온 교환수지가 있다. 양이온 교환수지는 폐액중의 음이온과 교환하여 제거한다. 그래서 방사성 폐액을 이온 교환수지를 써서 제거하는 경우, 양이온 교환수지만 쓰일 경우, 양이온 교환수지와 음이온 교환수지를 쓸 경우, 양이온 교환수지와 음이온 교환수지를 혼합해서 수지를 쓰는 경우 등이 있다. 제염계수는 양이온 교환수지의 경우에서 50 정도, 양이온 교환수지와 음이온 교환수지를 혼합한 경우에 10^3 정도이다.

인공방사선(artificial radiation)

과거 20~30년간에 수백의 방사성핵종의 인공적으로 만들어 졌다. 원자의 힘은, 의료에서 무기까지, 에너지 생산에서 화재의 탐지, 야광시계, 광물의 탐색에 이르기까지 여러 영역에서 이용되어 왔다. 이와 같은 모든 방사선의 이용이 개인 및 인류 전체에 대한 방사선량을 증가시켰다. 인공방사선은 방사선 방어의 대상이며, 자연방사선이라 할지라도 그 피폭이 인간의 노력으로 제어 가능한 경우에는 방어의 대상으로 한다. 인공방사선에 의한 피폭은 방사선 방어 체계(정당화, 최적화, 선량한도)를 준수해야 한다.

인공방사선원(artificial radiation source)

인공 방사선원에서 받는 개인의 선량은 사람에 따라 다르다. 대다수의 사람이 인공 방사선원으로부터 받는 선량은 비교적 적지만, 그 중에는, 자연방사선에 의한 선량의 수천 배의 선량을 받고 있는 사람도 소수가 있다. 자연방사선은 관리하기 어렵지만 인공방사선원은 비교적 용이하게 관리할 수 있다. 인공방사선에 의해 인간이 피폭되는 선원에는 방사선진단, 방사선치료, 핵의학검사, 방사선의 산업체이용, 방사성폐기물, 핵실험에 의한 방사성낙진 등을 들 수 있다.

원자 단면적과 동위원소 단면적(isotopic cross section)의 차이

목적으로 하는 동위원소만으로 근사적으로 볼 때는 핵반응 단면적을 동위원소 단면적이라 한다. 동위원소 조성의 원자에 대한 핵반응 단면적을 원자단면적이라 한다. 원자단면적은 동위원소 단면적에 그 동위원소의 존재율을 곱해서 얻어진다.

의료용 입자가속장치

고자계 또는 전계를 이용하여 가전입자를 가속하고 1대의 장치로 고에너지의 X-선 또는 전자선을 얻을 수가 있는 장치이다. 베타트론(betatron)과 리니악(liniac ; linear accelerator) 등이 있다. 고에너지 방사선에 의한 암과 같은 악성종양을 치료하는데 이 의료용 입자 가속장치가 준 영향은 크다.

이온 교환법

① 이온 교환현상

어느 물질(R)의 화합물이 R-H인 때에 NaCl 용액을 공존시킨 경우에 다음의 반응이 일어난다고 한다.

$$R\text{-}H + NaCl \rightarrow R\text{-}Na + HCl$$

이 경우 물질 R의 H^+(수소이온)과 용액중의 Na^+이온이 교환된 것으로 된다. 이 현상을 이온교환현상이라 한다. 교환된 이온이 양이온인 경우에 양이온교환 음이온인 경우에는 음이온교환이라 한다.

② 이온 교환수지의 종류

- 강산성 양이온 교환수자
- 약산성 양이온 교환수지
- 강염기성 음이온 교환수지
- 약염기성 음이온 교환수지

입자 가속기(accelerator ; particle accelerator)

하전입자를 가속하기 위한 장치. 인공적으로 방사선을 만들어내기 위해서는 전자나 이온 등 하전입자를 전계의 힘으로 가속하여 직접 또는 간접적으로 방사선으로 바꾼다. 이들의 장치는 일반적으로 「입자가속기」라 부르며 원자핵 연구에 널리 이용되고 있다.

외부방사선량률(external radiation dose rate)

인체 외부로부터 피폭되는 시간당 방사선량(밀리시버트/시간)을 말한다.

자연감쇠(natural attenuation)

방사성물질은 각기 고유의 반감기를 지니고 있으며, 반감기와 함께 방사능 세기는 1/2씩 감소한다. 10배의 반감기가 경과하면 방사능 세기는 $1/10^3$로 감쇠하고, 20배의 반감기가 지나면 $1/10^6$로 방사능 세기는 감쇠한다. 그러므로 폐기물은 적당한 기간동안 저류조에 보관하여 방사능 농도를 충분히 감소시킨 후 일반공중에 영향이 미치지 않는 상태에서 방출시켜야 한다. 이와 같은 방법은 짧은 반감기의 방사성물질을 취급하는 병원시설에서 유효 적절한 방법이다.

자연방사선(natural radiation)

자연방사선은 우주선 및 자연 방사성핵종으로부터 나오는 방사선으로 원자력이용이나 방사선발생장치의 이용에 의하여 발생하는 인공방사선과 대비해서 사용되는 말이다. 우주선에는 1 MeV에서 10^{14}MeV의 에너지를 가지는 1차 우주선과, 1차 우주선이 대기 중의 원자와 핵반응을 일으켜 생성하는 고에너지 중성자 등으로 구성되는 2차 우주선이 있으며, 또한 2차 우주선과 대기 중의 질소나 산소의 원자핵이 자 훼서 생성하는 탄소-14, 트리튬 등 우주선 생성핵종으로부터의 방사선이 있다. 자연방사성핵종은 지구의 탄생이래 존재하고 있는 칼륨-40, 우라늄·토륨 붕괴계열핵종 등이 있고 대지, 대기, 동식물 등속에 존재하고 있으며 방사선을 내고 있다. 이들을 통틀어 자연방사선이라 부른다.

자연방사선원(natural radiation source)

자연방사선원은 외계에서 오는 우주선, 천연방사성물질과 같이 지각 또는 공기중에 존재하는 것으로부터 나오는 방사선, 우주선에 의해 지구상의 원소가 분열되어 생성된 방사성동위원소로부터의 방사선, 그리고 이들 동위원소를 섭취함에 의해 인체 내에 존재하는 방사성물질로부터의 방출되는 방사선 등이 있다. 이러한 자연방사선에 의한 피폭은 지구상의 지역에 따라 큰 차이가 있으며 평균 약 2.4mSv/년 정도이다. 방사선 방어의 개념에서 자연방사선에 의한 피폭은 관리대상으로 삼지 않는다. 이것은 자연방사선의 위험이 인공방사선 보다 낮아서가 아니고, 본질적으로 이 피폭을 제어한다는 것이 어렵기 때문이다.

저지능(stopping power)

하전입자가 물질을 통과할 때 그 행로의 단의 길이당 잃은 에너지이며 KeV/cm로 나타낸다.

전기 화학적 분석방법

① 전기분해법

전해질의 수용액에 직류전류를 통하게 하면 전기분해가 일어난다. 예를 들면 염화 제2동($CuCl_2$)과 수용액에 양극에는 탄소봉, 음극에 백금판을 이용해서 전기분해를 하면 다음의 화학변화가 일어난다.

음극 : $Cu^{2+} + 2e^- \rightarrow Cu$

양극 : $2Cl_2 \rightarrow Cl_2 + 2e^-$

백금의 음극판상에 Cu가 석출한다. 이 석출량은 Faraday의 전기분해 법칙에 의해서 구해진다. 이 원리를 응용해서 α선원이나 β선원 등 얇은 막의 측정 시료의 작성에 이용되고 있다.

② 이온화에 의한 분석방법

금속의 이온화 경향(금속의 이온화례)을 다음과 같이 나타낸다.

K Na Ca Mg Al Zn Fe Ni

← 이온화 경향이 크다

Sn Pb (H_2) Cu Hg Ag Pt Au

→ 이온화 경향이 적다

수소보다 이온화 경향이 큰 금속은 산에 의해 부식되기 쉬우며 적은 금속은 부식되기 어렵다. 이온으로 되기 쉬운 금속은 이온화 경향이 크며 이온으로 되기 어려운 금속은 반대로 적다. Cu^{2+}용액(황한동 용액)에 금속의 Zn을 넣으면 다음의 반응으로 된다.

$Zn \rightarrow Zn^{2+} + 2e^-$

$Cu^{2+} + 2e^- \rightarrow Cu$

Cu보다 Zn의 쪽이 이온화 경향이 크기 때문에 Zn이 이온으로 되고 금속 Cu가 석출된다.

③ 여지 전기영동법(paper electrophoresis)

사용 전에 여지를 전해액(초산 암모늄)에 적신다. 그후 이 여지에 방사성물질을 함유한 혼합물을 부착시킨다. 다음에 여지 양단을 전해질 수용액에 적셔서 영동전압(10~20kV)을 인가한다. 이 처리에 따라 양이온은 음극으로 음이온은 양극으로 이동하여 전하가 없는 것은 원점에 머무는 것으로 각각 이온을 분리하는 방법이다.

전자쌍생성(pair production)

광자의 흡수에 의하여 한쌍의 음·양자가 생성되는 현상. $E=mc^2$의 관계가 성립한다.

정전 가속기(static generator)

절연 벨트에 의해서 전하를 운반하여 100만 볼트급 고전압을 얻는 장치. 소위 반데그라프형 가속기는 고전압발생에 정전기 전력을 이용한 가속기로서 코크크로프트와 같이 전자 이온의 양자를 사용할 수 있고, 전압의 안정성이 좋아 여러 가지 방사선 연구용으로 널리 쓰인다.

제거성 오염(removal contamination)

일상적인 운반조건에서 운반물의 표면으로부터 제거될 수 있는 오염이다.

제거율(decontamination removal proportion)

제거율이라는 용어도 자주 쓰이며 다음과 같이 정의한다.

$$제거율=\frac{(처리전의농도)-(처리후의농도)}{처리전의농도}\times 100(\%)$$

제염(decontamination)

사람, 기자재, 시설 등의 원하지 않는 곳에 존재하는 방사성물질을 깨끗하게 제거하는 것이다.

제염계수(decontamination factor)

폐액중의 방사성물질이 농축방법에 의해 얼마나 제거되었는지를 나타내기 위해 다음 식의 정의에 의해 주어지는 값이며 오염되기 쉬운 정도를 나타낸다. → 오염제거계수

$$\frac{\text{처리전의액(기)체의방사성핵종의농도}}{\text{처리후의액(기)체의방사성핵종의농도}}$$

조사용 선원(exposure use source)

의료용선원, 식품보존, 방사선멸균 및 방사선화학공업용선원 등이 있으며 대용량 선원으로서 ^{60}Co이 주로 많이 사용된다.

증류법

휘발성물질(동위원소)을 트레이서 농도에 있어서도 증류에 의해 불휘발성 물질에서 분리하는 것이 가능하다. Ge, As, Se 등의 동위원소의 할로겐화물은 증류하는 것이 가능하다. 일반적으로 타깃(target) 물질을 용해해서 액체상에서의 증류가 필요하며 담체로서는 공기, 불활성기체, 탄산가스 등으로 분리해서 행해진다. 이 방법은 상온에서 기체상을 가리키는 것만이 아니고 I_2 등의 고체나 Br_2 등의 액체 등 많은 물질이 증류에 의해서 분리되는 것이 가능하다.

중성자 선원(neutron source)

중성자 선원은 이공학 분야에서 많이 사용되고 있다. 의료에서는 주로 사용되지 않았으나 최근에 와서 ^{252}Cf 선원으로 강내조사에 이용되고 있다. 중성자 선원은 핵반응 형태로 보아 (α, n) 반응에 의한 중성자 선원, (γ, n) 중성자 선원, 자발핵분열에 의한 중성자 선원으로 구분할 수 있다.

천연우라늄(natural uranium)

화학적인 방법으로 분리된 우라늄으로서 그중에 포함되어 있는 우라늄 235의 존재비가 천연의 존재비와 같은 것(우라늄 238 : 99.28퍼센트, 우라늄 235 : 0.72퍼센트)을 말한다.

철선량계(프리케 도시메터)

$Fe^{2+} \rightarrow Fe^{3+}$의 산화작용을 이용한다(G value : 15.6개/100eV).

체내피폭(internal exposure)

방사선을 방출하는 방사성물질 또는 방사성핵종이 호흡기나 소화기 등을 통해 체내로 섭취되었을때, 이 핵종들은 신체내의 각 부위에 분포하게 되는데 이렇게 인체

내에 있는 방사선원으로부터 피폭하는 경우를 체내피폭이라 한다. 체내피폭일 경우에는 α선의 작용이 가장강하고 다음은 β선, γ선 순으로 강하다.

체외피폭(external exposure)

방사선을 방출하는 선원이 인체의 외부에 있고, 이 선원으로부터 방출된 방사선에 인체가 노출되는 경우를 말한다. 이 경우에는 방사선원이 인체 외부에 있으므로 사람이 선원으로부터 피하면 피폭은 중지된다. 체외피폭은 투과력이 강한 방사선을 내는 방사성물질이 원거리에서 전신에 균등하게 피폭 받은 전신피폭과 투과력이 약하거나 강한 방사선이 신체의 근거리에서 조사될 때 피부의 일부분만 피폭 받는 국부피폭이 있다.

코크크로프트형 가속기(Cockcroft-Walton accelerator)

이 명칭은 1932년에 Cockcroft와 Walton 등이 0.7MeV의 양자를 사용하여 처음으로 인공적인 원자핵변환에 성공한 고압발생장치에 부설된 것으로서 그 기본회로를 가진다. 다른 가속기에 비해 전자를 많이 축출할 수 있기 때문에 공업용으로는 1MeV 정도의 장치가 전자선조사용으로 방사선화학에 사용되는 외에 이온에 의한 반도체의 기온 주입장치 (d, T), (α, n) 반응을 이용한 중성자발생장치 등이 있다.

콜렉터(collector)

대상 방사성동위원소를 농축, 분리할 목적으로 가하는 담체를 말한다.

크로마토그래피법(chromatography method)

고체(또는 액체)를 고정상으로 하고 그 한끝에 시료 혼합물을 부착시킨 후 용액을 흘려 시료를 이동시켜 분리하는 방법으로 그 이동거리가 시료 중의 성분에 의해 다르므로 분리할 수 있다.

① 이온교환(chromatography)
이온교환수지 또는 무기교환체를 사용한 이온교환원리에 의한 화학분리법으로 일반적으로는 담체의 첨가를 필요로 하지 않으므로 방사성동위원소나 그 화합물 분리에 많이 사용된다.

② 여지 크로마토그래피법(paper chromatography)
여지를 이용하여 혼합물을 흡습하도록 전착시키고 각각의 성분의 높이에 따른

성분을 분리하는 방법이며 간단한 조작으로 방사성동위원소의 분리, 순도시험, 정량이 가능하여 물질의 확인 또는 순도시험에 많이 이용된다.

컴퓨톤 산란(compton scattering)

γ-선과 불질과의 상호작용 중에서 일어나는 한 과정이며 입사 γ선이 전자을 방출하여 에너지가 낮은 γ선으로 되는 현상을 말한다. 자유전자에 의한 γ선의 탄성 산란이다.

표지 유기화합물의 조제법

① 화학적 합성법 : 합성연료에 동위원소를 레이블한 간단한 화합물이다. 예컨대 물-^{3}H, 탄산바리움-^{14}C, 유산-^{35}S 등을 사용하여 통상의 합성반응으로 표지화합물을 합성한다.

② 생 합성법 : 생물(식물, 동물, 미생물 등)의 생활기능을 이용하여 표지화합물을 조제하는 방법이다.

③ 반도표지법 : 핵반응으로 생성한 반도원자에 의해서 표지화합물을 조제하는 방법이다. 「반도합성법, 「직접표지법」 이라고도 부른다. 예컨대 유기화합물과 리티움염의 혼합물에 열중성자를 조사하면 ^{6}Li(n, α)^{3}H 반응에 의해서 생긴 ^{3}H가 반도에 의하여 유기화합물에 들어가 ^{3}H-표지화합물을 얻게 된다. 또 ^{14}C-표지화합물을 얻기 위해서는 ^{14}N(n, p)^{14}C 반응이 이용된다.

④ 동위체 교환법 : 물-^{3}H라든가 황산-^{3}H 등을 유기화합물과 함께 두면 동위체 교환에 의해서 유기화합물의 수소는 ^{3}H로 표지된다.

⑤ Wilzbach법 : 트리티움의 분위기 속에 유기화합물을 봉입하여 며칠 동안 놓아두면 특별한 조작을 하지 않고도 ^{3}H-표지화합물을 얻게 된다.

표지화합물의 보관

표지화합물의 보관에 있어서 중요한 것은 저장 중에 방사선 자기분해를 한다거나 해서 표지가 떨어지고 트레이서로서 사용되지 못하기 때문에 적절한 보존을 하지 않으면 안된다. 그 때문에 다음과 같은 방법을 사용한다.

① 화합물을 적당한 용매(벤젠, 톨루엔)로 희석하던가 에탄올은 안정제로서 첨가한다.

② 저온에서 보존한다(^{3}H 화합물은 2℃).

③ 진공중 또는 건조된 질소가스 중에 보존하거나 불활성가스로 봉입해서 보존한다.
④ 고체의 경우는 분산해서 보존한다.
⑤ 의료용의 방사성의약품은 일반적으로 창고 내에서 저온보존하고 표시된 기한내에 사용한다.

표지화합물의 보존방법

표지화합물은 보존 중에 여러 가지 원인으로 분해하여 표지화합물의 순도를 낮춘다. 분해는 화합물, 핵종, 비방사능 및 보존조건 등에 의해서 다르다. 일반적으로는 ^{3}H-표지화합물이 가장 불안정하고, ^{14}C-표지화합물도 이에 대해서 분해하기 쉽다. 특히 아미노산이나 탄산화물은 분해하기 쉽고 그들은 수용액으로 해 두면 분해가 촉진되기 때문에 주의하지 않으면 안된다.

① 표지분자의 분산 : 표지 동위원소로부터의 방사능과 표지화합물과의 상호작용에 의해서 자기 분해한다. 방사선의 흡수에 의한 자기분해의 정도는 흡수한 에너지에 비례한다. 방사선의 흡수에 의한 영향을 되도록 작게 하기위해 보존에 있어서는 시료에 비방사성동위체 담체를 가하여 표지분자를 희석하거나 시료를 유기용매 혹은 물에 용해하여 표지분자를 분산시키는 대책을 취하게 된다. 여과지나 동결건조 고체에 분산시키기도 하는데 ^{3}H-표지화합물의 경우에는 적당한 용매에 용해하여 보존하는 것이 유효하다.

② 스캐벤저(scavenger)에 의한 유리기의 포착 : 방사선화학반응에 의한 불순물의 생성을 억제함에는 유리기 등의 활성종을 안정화시키기 위해서 스캐벤저를 첨가하는 것이 유효하다. 예컨대 시료를 벤젠용액으로 하는 것은 대단히 유효한 것으로 알려졌다. 수용액인 경우에는 소량(2%)의 에탄올, 벤젠 알콜 등의 첨가가 극히 유효한 경우도 있다.

③ 저온보존 : 시료를 저온으로 보존함에 의해서 방사선화학반응에 의한 분해속도를 저하시킬 수가 있고 특히 -20℃ 전후의 프리이저(freezer)에 보존된다.

일반적으로 표지화합물은 소량씩 보존하여 다른 방사선의 영향을 적게해야 한다. 그리고 ^{3}H-표지화합물의 보존에는 10mCi/용기 정도의 것일 경우, 2중 밀봉하는 정도의 주의가 필요하다.

표지화합물의 조제법

① 화학적 합성법

이 방법은 동위체의 표지위치나 비방사능이 높은 화합물이 어느 정도 자유로이 합성하는 것이 가능하다.

ⓐ ^{14}C의 표지화합물의 합성

^{14}C 표지화합물의 $Ba^{14}CO_4$를 $HClO_4$로 처리하고 $^{14}CO_2$를 발생시켜 이 $^{14}CO_3$와 R Mg X 시약에서 여러가지 탄소산을 합성하는 것이 가능하다.

$$RX \xrightarrow{Mg} R\ Mg\ X\ 14CO_2 \qquad R^{14}COOMg\ X \xrightarrow[H_2O]{HCl} R^{14}COOH(\text{탄산})$$

ⓑ 수소표지화합물의 합성

수소가스(D_2, T_2) 또는 (D_2O, T_2O)가 원료로 이용된다.

$R\ Mg\ X + T_2O \rightarrow RT + MgX(OT)$

② 동위체 교환법

분자중의 어느 원자는 쉽게 매체중(용매 등)의 같은 원소원자와 교환반응을 일으킨다. 이 반응을 이용해서 그 위치에 동위원소를 넣는 방법을 동위체 교환법이라 한다. 할로겐화합물, 수소화합물의 표지에 유효하다.

③ 반도 표지법

$^{14}N(n,\ p)\ ^{14}C$나 $^{6}Li(n,\ \alpha)\ ^{3}H$ 등의 핵반응으로 생성하는 ^{14}C나 ^{3}H가 핵반응 직후 높은 반도에너지를 가지고 거동하는 것을 이용하는 것이다. 단점은 여러가지 표지화합물의 혼합물이 만들어지기 때문에 정제가 곤란한 것과 분자중의 정위치에 표지하는 것이 불가능한 것이다. 따라서 방사화학적 순도는 낮다.

품종 개량

품종 개량의 한 수단으로 생물의 돌연변이가 이용되고 있다. 그러나 자연돌연변이 발생율이 낮고 또 발생하는 돌연변이는 유익한 것이 적다. 일본을 비롯하여 세계 여러 나라에서 방사선을 이용한 우량품종의 개량이 시도되고 있다.

핫 아톰(hot atom)

원자핵 반응에 의하여 생기는 방사성원자는 반응 전후에 있어서 운동량 보존법칙에 따라 방출되는 입자 또는 전자파에 의하여 반발(recoil)하여 운동에너지를 받는다. 이와 같이 반응성을 갖는 원자를 핫 아톰 또는 반도원자라 한다.

화학적 수율(chemical yield)

화학분석의 조작 등에서 회수율을 조사하는 경우 화학적인 정량법을 써서 조사한 회수율을 말하며 방사능으로 조사하는 방법은 방사화학적 수율이라 한다.

화학적 순도(chemical purity)와 방사화학적 순도(radio chemical purity)

목적의 원소 또는 성분에 대한 불순물이 존재하는 비율을 화학적 순도라 하며 목적하는 방사성동위체의 방사능과 다른 방사성동위체의 방사능과의 비율을 방사화학적 순도라 한다.

활성탄 흡착법(activated charcoal adsorb method)

가스크로마토그래피(gaschromatography)와 같은 원리의 것으로 활성탄(흡착제)으로 가득한 관내 및 층에 Xe, Kr 등의 불활성 가스를 유입시켜 활성탄과의 사이에 흡착, 이탈을 되풀이하면서 일정시간 경과 후 출구로부터 방출된다. 예를 들면 원자력발전소에서 방출되는 기체방사성폐기물의 주종을 이루는 Kr, Xe는 활성탄흡착탑을 거치게 되면 통과시간이 지연됨에 따라 ^{85}Kr (반감기 : 10.7 년)을 제외하고는 대부분 반감기가 짧기 때문에 붕괴하여 방사능이 크게 줄어들게 되며, 또한 방사성옥소도 제거된다. 그 후 HEPA filter를 거쳐 입자성핵종을 제거한 후 방사선감시기를 거쳐 대기로 확산, 배출하는 방법이다. 현재는 20~60t의 활성탄층을 통과시켜 불활성기체를 흡착하는 장치가 원자력발전소 등에 이용되고 있다. 활성탄을 저온으로 하면 흡착력이 증가하므로, 액체질소 온도부근에서의 저온흡착법의 연구도 하고 있다.

향골성 핵종

신체 내에 도입되면 주로 뼈에 침착하는 원소나 방사성물질을 말한다. 향골성 핵종의 특징으로는 물리학적, 생물학적 반감기가 길며 골수피폭으로 조혈장해를 일으키기 쉽다.

(예) Sr^{90}, Ra^{226}, Pu^{239}, Am^{241}, P^{32}, Th^{232}, Ca^{45} 등

희석(dilution)

자연감쇄로 방사성물질의 농도가 충분히 낮아지지 않을 때에는 다량의 물로 희석을 한다. 이것은 저준위의 방사성폐액을 배수허용농도 이하로 희석하여 방류하는 방법으로 일반 배수액의 양이 방사성폐액에 비해 다량일 경우에 실시한다. 그러나 방

사성물질은 수중의 부유물질에 침착되기 쉬우므로 수도원, 수산물, 농산물에 직접 관계있는 수역에 방류하는 것은 일반 공중에 영향을 미치므로 피해야 한다. 방출 후 생물과 환경에 미치는 영향을 조사한 뒤 재 농축 등이 실행되어야 하며 방출 후도 환경관리를 충분히 할 필요가 있다.

희석분석법(isotope dilution analysis)과 역희석분석법(inverse dilution analysis)

같이 미량물질의 정량에 이용되는 방법이지만 희석분석법은 비 방사성물질의 정량을 위해서 방사능이 확실한 방사성동위체를 가한 것이고 역희석 분석법은 비방사능의 측정되는 방사성물질의 정량을 위해서 일정량의 안정동위체를 가한 방법이다.

홀드 백 캐리어(hold back carrier)

스캐벤저 또는 분리조작 시 무담체 방사성동위원소가 묻어나가는 것을 방지하기 위하야 가하는 담체를 말한다.

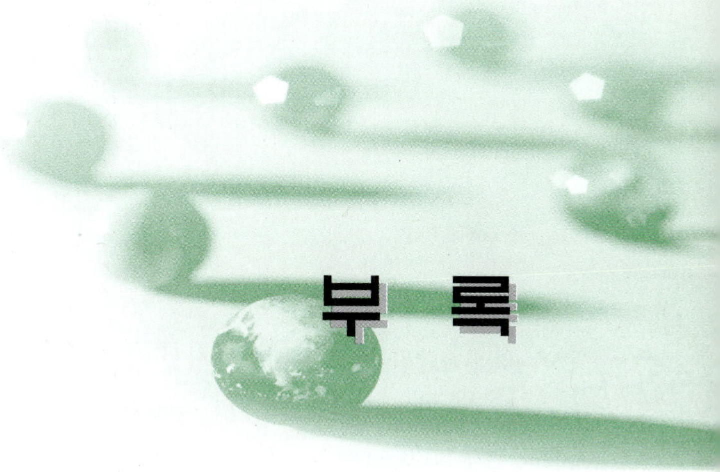

부 록

부록 1. 물리 정수표

원자질량단위	1.6603×10^{-27}rkg = 931.1MeV
Avogadro수	6.02252×10^{23}mo1e^{-1}
Boltzmann 정수	1.38054×10^{-23}joule /°K
전자의 전하(전기소량)	1.60206×10^{-19}coul
전자의 정지질량	9.1091×10^{-31}kg=0.00055amu
전자의 비전하	1.758796×10^{11}coul·kg^{-1}
전자볼트	1.60210×10^{-19}joule
중성자의 정지질량	1.67482×10^{-27}kg=1.00898amu
Planet의 정수	6.6256×10^{-34}joule·sec
	h /2π=1.054×10^{-34}joule·sec
양자의 정지질량	1.67252×10^{-27}kg=1.00759amu
α입자의 정지질량	6.64×10^{-27}kg
Rydberg 정수	1.097373×10^{7}m^{-1}
진공중의 광속도	2.997925×10^{8}m·sec^{-1}
기체 정수	8.3143jou1e·mole^{-1}.deg^{-1}
만유인력 정수	6.670×10^{-11}N·m^{2}·kg^{-2}
이상기체의 표준체적	2.24136×10^{-2}m^{3}·mole^{-1}
Faraday 정수	9.64870×10^{4}coul·mole^{-1}
전하의 Compton 파장	2.42621×10^{-12}m
Bohr 반경	5.29167×10^{-11}m

부록 2. 에너지 환산표

	erg	joule(abs)	cal	eV	cm^{-1}
1 erg		10^{-7}	2.389×10^{-8}	6.242×10^{11}	5.034×10^{15}
1 joul.(abs)	10^{7}	1	0.2389	6.242×10^{18}	5.034×10^{22}
1 cal	4.184×10^{7}	4.184	1	2.612×10^{19}	2.106×10^{23}
1ev	1.602×10^{-12}	1.602×10^{-19}	3.829×10^{-20}	1	8066.0
$1cm^{-1}$	1.986×10^{-16}	1.986×10^{-23}	4.747×10^{-24}	1.240×10^{-14}	1

예를들면

$$1erg = 2.389\times10^{-8}cal$$

분자단위를 몰단위로 변환할 경우에는 Avogadro 수를 이용하지 않으면 안된다. 예를들면 $1eV = 3.829\times10^{-20}cal$은 다음의 에너지량과 동일하다.

즉 $23.06kcal \cdot mole^{-1}$

부록 3. 원소, 동위체와 핵종

(1) 물질, 원소, 원자의 관계

- 물질
  - 혼합물
  - 순물질
    - 화합물 … 분자 … 2원소이상
    - 단체 … 원자 … 1원소뿐
    - → 원자 < 원소기호 / 원자번호Z → 원자
      - 원소의 특질을 나타내는 성질을 가진 구극적 입자
      - 질량수 N+Z
      - 크기 : $10^{-10}m$
      - 원자번호 Z 중성자수 N

원소의 정의 (2종)
- ① 「화학적으로는 이 이상 간단한것 또는 다른 것으로 변환할 수 없는 물질」
- ② 「같은 핵전하(Z)를 가진 원자만으로 구성된 물질」

(2) 원소와 동위체의 관련과 그 수

원소 (104종)
- 안정 동위체(SI) : 어떤 범위의 N/Z비, 존재비 … 안전핵종 268개
- 방사성동위체(RI) : 위에 말한 범위 외에 N/Z비, 붕괴방식 방사선의 종류, 반감기
  - 천연방사성핵종 58개
  - 인공방사성핵종 약 1,562개

부록 4. 많이 쓰이는 RI 주기율표

족 / 주기		2A	3A	4A	5A	6A	7A	8			1B	2B	3B	4B	5B	6B	7B	0	족 / 주기
1	1 H Hydrogen 1.0079																	2 He Helium 4.00260	1
2	3 Li Lithium 6.941	4 Be Beryllium 9.0128											5 B Boron 10.81	6 C carbon 12.011	7 N Nitrogen 14.0067	8 O Oxygen 15.9994	9 F Fluorine 18.998403	10 Ne Neon 20.179	2
3	11 Na Sodium 22.98977	12 Mg Magnesium 24.305											13 Al Aluminium 26.98154	14 Si Silicon 28.0856	15 P Phosphorus 30.97376	16 S Sulfur 32.06	17 Cl Chlorine 35.453	18 Ar Argon 39.948	3
4	19 K Potassium 39.0983	20 Ca Calcium 40.08	21 Sc Scandium 44.9559	22 Ti Titanium 47.90	23 V Vanadium 50.9414	24 Cr Vanadium 50.9414	25 Mn Manganese 54.847	26 Fe Iron 55.847	27 Co Cobalt 58.9332	28 Ni Nickel 58.70	29 Cu Copper 63.546	30 Zn Zinc 65.38	31 Ga Gallium 69.72	32 Ge Germanium 72.59	33 As Arsenic 74.9216	34 Se Selenium 78.96	35 Br Bromine 79.904	36 Kr Krypton 83.80	4
5	37 Rb Rubidium 85.4678	38 Sr Strontium 87.62	39 Y Yttrium 88.9059	40 Zr Zirconium 91.22	41 Nb Niobium 92.9064	42 Mo Niobium 92.9064	43 Tc Technetium (97)	44 Ru Ruthenium 101.07	45 Rh Rhodium 102.9055	46 Pd Palladium 106.4	47 Ag Silver 107.868	48 Cd Cadmium 112.42	49 In Indium 114.82	50 Sn Tin 118.69	51 Sb Antimony 121.75	52 Te Tellurium 127.60	53 I Iodine 126.8045	54 Xe Xenon 131.30	5
6	55 Cs Cesium 132.9054	56 Ba Barium 137.33	57~71 La Lanthanum 138.9055	72 Hf Hafnium 178.49	73 Ta Tantalum 180.9479	74 W Tantalum 180.9479	75 Re Rhenium 186.207	76 Os Osmium 190.2	77 Ir Iridium 192.22	78 Pt Platinum 195.09	79 Au Gold 196.9665	80 Hg Mercury 200.59	81 Tl Thallium 204.37	82 Pb Lead 207.2	83 Bi Bismuth 208.9804	84 Po Polonium (209)	85 At Astatine (210)	86 Rn Radon (222)	6
7	87 Fr Francium (223)	88 Ra Radium 226.0254	89~103 Ac Actinium 227.0381																

원자번호
원소기호
원소명
원자량

( )안의 수치는 가장 안정된 동위체의 질량수를 나타냄.

57~71 Lanthanum	57 La Lanthanum 138.9055	58 Ce Cerium 140.12	59 Pr praseodymium 140.9077	60 Nd Neodymium 144.24	61 Pm promethium (145)	62 Sm Samarium 150.4	63 Eu Europium 151.96	64 Gd Gadolinium 157.25	65 Tb Terbium 158.9254	66 Dy Dysprosium 162.50	67 Ho Holmium 164.9304	68 Er Erbium 167.26	69 Tm Thulium 168.9342	70 Yb Ytterbium 173.04	71 Lu Lutetium 174.97
89~103 Actinium	89 Ac Actinium 227.0381	90 Th Thorium 232.0381	91 Pa Protactinium 231.0359	92 U Uranium 238.029	93 Np Neptunium 237.0482	94 Pu Plutonium (244)	95 Am Americium (243)	96 Cm Curium (247)	97 Bk Berkelium (247)	98 Cf Californium (947)	99 Es Einsteinium (254)	100 Fm Fermium (257)	101 Md Mendelevium (258)	102 No Nobelium (259)	103 Lr Lawrencium (260)

* 103~112까지의 원소가 발견되었으나 이들은 안정된 동위체가 존재하지 않는다.

부록 5. 방사성동위원소 선원

방사성동위원소		붕괴 형식	반감기 (년)	주요한 방출 방사선				선원 형태	비고	이용예
명칭	기호			선 종	에너지 (MeV)	분지비 (%)	조사선량 률 정수 (R·m^2)			
코발트 60	^{60}CO	β^+	5.271	β γ	0.318 1.173 1.332	100 100 100	h·Ci 1.32	고체	^{59}Co(n,r) ^{59}Co(d,p)	γ선 레벨계, 밀도계
크립톤 85	^{85}Kr	β^-	10.76	β γ	0.687 0.514	100 0.43	0.0013	가스	^{84}Kr(n,r)	β선 두께계
스트론 90	^{90}Sr	β^-	28.8	β	0.546	100	–	고체		β선 두께계
세슘 137	^{137}Cs	β^-	30.17	β γ	0.512 1.17 0.662	95 5 100	–	고체 (탄산염 등)	γ(0.662MeV)는 ^{137}Cs+^{137m}Ba 부터의 방출	γ선 두께계, 레벨계, 밀도계
프로메듐 147	^{147}Pm	β^-	2.623	β	0.225	100	–	고체		β선 두께계
라듐 226	^{226}Ra	α (→^{222}Rn)	1.602 ×10^3	α γ	4.602 4.785 0.186	6 94 3.3	0.825	고체 (라듐염)		라듐침 라듐치료
아메리슘 241	^{241}Am	α	433	α γ	5.388 5.443 5.486 0.0263 0.0595	1 13 85 2.4 36	0.14	고체 (산화물)	^{241}Pu(β^-) 의낭핵종	γ선 두께계
라듐 베릴륨 중성자원	^{226}Ra +Be	(α, n)	1.602 ×10^3	n	0~11	–	–	^{226}Ra, Be 혼합물		중성자 수분계
아메리슘 베릴륨 중성자원	^{241}Am +Be	(α, n)	458	n	0~11	–	–	^{241}Am, Be 혼합물		중성자 수분계
칼리포늄 베릴륨 중성자원	^{252}Cf +Be	(α, n)	2.64	n	0~11	–	–	^{252}Cf, Be 혼합물		중성자 수분계

부록 6. 기초 상수표

	기 호*	수 값**	오차 (ppm)	단 위	
				SI	CGS
진공 속에서의 광속도	c	299792458(1.2)	0.004	$m \cdot s^{-1}$	$10^{2} cm \cdot s^{-1}$
진공에서의 자기투과율	μ_0	4π=12.5663706144		$10^{-7} H \cdot m^{-1}$	
진공에서의 유전상수	$\varepsilon_0=1/\mu_0 c^2$	8.854187818(71)	0.008	$10^{-12} F \cdot m^{-1}$	
만유인력상수	G	6.6720(41)	615	$10^{-11} m^{3} \cdot s^{-2} \cdot kg^{-1}$	$10^{-5} cm^{3} \cdot s^{-2} \cdot g^{-1}$
미세구조상수	$\alpha=[\mu_0 c^2/4\pi] e^2/\hbar c$	7.2973506(60)	0.82	10^{-3}	10^{-3}
	α^{-1}	137.03604(11)	0.82		
전기소량	e	1.6021892(46)	2.9	$10^{-13} C$	$10^{-20} emu$
		4.803242(14)	2.9		$10^{-10} esu$
플랑크상수	h	6.626176(36)	5.4	$10^{-34} J \cdot s$	$10^{-27} erg \cdot s$
	$\hbar = h/2\pi$	1.0545887(57)	5.4	$10^{-34} J \cdot s$	$10^{-27} erg \cdot s$
		6.582173(17)	2.6	$(10^{-16} eV \cdot s)$	
아보가드로상수	N_A	6.022045(31)	5.1	$10^{-23} mol^{-1}$	$10^{23} mol^{-1}$
패러데이상수	$F=N_A e$	9.648456(27)	2.8	$10^{4} C \cdot mol^{-1}$	$10^{3} emu \cdot mol^{-1}$
		2.8925342(82)	2.8		$10^{14} esu \cdot mol^{-1}$
기체상수(1몰)***	$R=p_0 V_m/T_0$	8.31441(26)	31	$J \cdot mol^{-1} \cdot K^{-1}$	$10^{7} erg \cdot mol^{-1} \cdot K^{-1}$
볼쯔만상수	$k=R/N_A$	1.380662(44)	32	$10^{-23} J \cdot K^{-1}$	$10^{-16} erg \cdot K^{-1}$
		8.61735(28)	32	$(10^{-5} eV \cdot K^{-1})$	
시테판볼쯔만상수	$\sigma=\pi^2 k^4/60\hbar^3 c^2$	5.67032(71)	125	$10^{-5} W \cdot m^{-2} \cdot K^{-4}$	$10^{-5} erg \cdot s^{-1} \cdot cm^{-2} \cdot K^{-4}$
원자질량단위	$\mu=10^{-3} kg/mol \cdot N_A$	1.6605655(86)	5.1	$10^{-27} kg$	$10^{-24} g$
전자의 정지질량	m_e	9.109534(47)	5.1	$10^{-21} kg$	$10^{-28} g$
	$m_e c^2$	0.511034(14)	2.8	(MeV)	
양성자의 정지질량	m_P	1.6726485(86)	5.1	$10^{-27} kg$	$10^{-34} g$
		1.007276470(11)	0.011	u	
전자의 비전하	e/m_e	1.7588047(49)	2.8	$10^{11} C \cdot kg^{-1}$	$10^{7} emu \cdot g^{-1}$
		5.272764(15)	2.8		$10^{17} esu \cdot g^{-1}$
자기선속양자	$\Phi_0=[c]^{-1} hc/2e$	2.0678506(54)	2.6	$10^{-15} Wb$	$10^{-7} G \cdot cm^{2}$
조세프슨주파수전압비	$2e/h$	4.835939(13)	2.6	$10^{14} Hz \cdot V^{-1}$	
순환양자	$h/2m_e$	3.6369455(60)	1.6	$10^{-4} J \cdot s \cdot kg^{-1}$	$erg \cdot s \cdot g^{-1}$
리드베리상수	$R_\infty=[\frac{\mu_o c^2}{4\pi}]\frac{m_e e^4}{4\pi h^3 c}$	1.097373177(83)	0.075	$10^{7} m^{-1}$	$10^{5} cm^{-1}$
전압파장변환계수	$hc=eV \cdot \lambda$	1.2398520(32)	2.6	$(10^{-6} eV \cdot m)$	$(10^{-4} eV \cdot cm)$
보어반지름	$\alpha_0=\alpha/4\pi R_\infty$	5.2917706(44)	0.82	$10^{-11} m$	$10^{-9} cm$
고전전자반지름	$r_e=\alpha^3/4\pi R_\infty=\alpha ƛ_c$	2.8179380(70)	2.5	$10^{-13} m$	$10^{-13} cm$
자유전자의 g 인자	$g_e/2=\mu_e/\mu_s$	1.0011596567(35)	0.0035		
보어마그네톤	$\mu_s=[c] e\hbar/2m_p c$	9.274078(36)	3.9	$10^{-24} J \cdot T^{-1}$	$10^{-21} erg \cdot G^{-1}$
전자의 자기모먼트	μ_e	9.284832(36)	3.9	$10^{-24} J \cdot T^{-1}$	$10^{-21} erg \cdot G^{-1}$
양성자의 자기모먼트	μ_P	1.4106171(55)	3.9	$10^{-26} J \cdot T^{-1}$	$10^{-23} erg \cdot G^{-1}$
핵마그네톤	$\mu_N=[c] e\hbar/2m_p c$	5.050824(20)	3.9	$10^{-27} J \cdot T^{-1}$	$10^{-24} erg \cdot G^{-1}$
양성자의 자기 각 운동량비	$\gamma_P=2\mu_P/\hbar$	2.6751987(75)	2.8	$10^{8} s^{-1} \cdot T^{-1}$	$10^{4} s^{-1} \cdot G^{-1}$
전자의 컴프턴파장	$\lambda_C=h/m_e c=\alpha^2/2R_\infty$	2.4263089(40)	1.6	$10^{-12} m$	$10^{-10} cm$
	$ƛ_C=\lambda_C/2\pi$	3.8615905(64)	1.6	$10^{-13} m$	$10^{-11} cm$
양성자의 컴프턴파장	$\lambda_{CP}=h/m_p c$	1.3214099(22)	1.7	$10^{-15} m$	$10^{-13} cm$
이상기체 1몰의 부피***	V_m	22.41383(70)	31	$10^{-3} m^{3} \cdot mol^{-1}$	$10^{3} cm^{3} \cdot mol^{-1}$

부록 7. 의학용 방사성동위원소의 생성반응

핵 종	생성 반응	핵 종	생성 반응
^{3}H	$^{6}Li(n, \alpha)\ ^{3}H$	^{81}Rb	$^{79}Br(\alpha, 2n)\ ^{81}Rb$
^{11}C	$^{10}B(d, n)\ ^{11}C$	^{86}Rb	$^{85}Rb(n, \gamma)\ ^{86}Rb$
^{14}C	$^{14}N(n, p)\ ^{14}C$	^{85}Sr	$^{84}Sr(n, \gamma)\ ^{85}Sr$ $^{85}Rb(d, 2n)\ ^{85}Sr$
^{13}N	$^{12}C(d, n)\ ^{13}N$	^{87m}Sr	$^{86}Sr(d, n)\ ^{87}Y$ — ^{87m}Sr
^{15}O	$^{14}N(d, n)\ ^{15}O$	^{90}Sr	$U(n, f)\ ^{90}Sr$
^{18}F	$^{16}O(\alpha, np)\ ^{18}F$ $^{18}O(p, n)\ ^{18}F$	^{87}Y	$^{86}Sr(d, n)\ ^{87}Y$
^{24}Na	$^{23}Na(n, \gamma)\ ^{24}Na$	^{90}Y	$^{89}Y(n, \gamma)\ ^{90}Y$ ^{90}Sr — ^{90}Y
^{32}P	$^{31}P(n, \gamma)\ ^{32}P$ $^{32}S(n, p)\ ^{32}P$	^{99m}Tc	$^{98}Mo(n, \gamma)\ ^{99}Mo$ — ^{99}mTc
^{35}S	$^{35}Cl(n, p)\ ^{35}S$ $^{34}S(n, \gamma)\ ^{35}S$		$U(n, f)\ ^{99}Mo$ — ^{99}mTc
^{42}K	$^{41}K(n, \gamma)\ ^{42}K$	^{111}In	$^{111}Cd(p, n)\ ^{111}In$
^{43}K	$^{40}Ar(\alpha, p)\ ^{43}K$	^{113m}In	$^{112}Sn(n, \gamma)\ ^{113}Sn$ — ^{113m}In
^{45}Ca	$^{44}Ca(n, \gamma)\ ^{45}Ca$	^{123}I	$^{121}Sb(\alpha, 2n)\ ^{123}I$
^{47}Ca	$^{46}Ca(n, \gamma)\ ^{47}Ca$	^{125}I	$^{123}Sb(\alpha, 2n)\ ^{125}I$
^{51}Cr	$^{50}Cr(n, \gamma)\ ^{51}Cr$ $^{51}V(d, 2n)\ ^{51}Cr$	^{131}I	$^{130}Te(n, \gamma)\ ^{131}Te$ — ^{131}I
^{52}Fe	$^{52}Cr(\alpha, 4n)\ ^{52}Fe$		$U(n, f)\ ^{131}Te$ — ^{131}I
^{59}Fe	$^{58}Fe(n, \gamma)\ ^{59}Fe$	^{132}I	$U(n, f)\ ^{132}Te$ — ^{132}I
^{57}Co	$^{56}Fe(d, n)\ ^{57}Co$ $^{60}Ni(p, \alpha)\ ^{57}Co$	^{133}Xe	$^{132}Xe(n, \gamma)\ ^{133}Xe$ $U(n, f)\ ^{133}Xe$
^{58}Co	$^{58}Ni(n, p)\ ^{58}Co$	^{131}Cs	$^{130}Ba(n, \gamma)\ ^{131}Ba$ — ^{131}Cs
^{60}Co	$^{59}Co(n, \gamma)\ ^{60}Co$	^{169}Yb	$^{168}Yb(n, \gamma)\ ^{169}Yb$
^{67}Ga	$^{66}Zn(d, n)\ ^{67}Ga$ $^{65}Cu(\alpha, 2n)\ ^{67}Ga$	^{198}Au	$^{197}Au(n, \gamma)\ ^{198}Au$
^{68}Ga	$^{69}Ga(p, 2n)\ ^{68}Ge$ — ^{68}Ga	^{197}Hg	$^{197}Au(d, 2n)\ ^{197}Hg$
^{75}Se	$^{74}Se(n, \gamma)\ ^{75}Se$	^{203}Hg	$^{202}Hg(n, \gamma)\ ^{203}Hg$
^{82}Br	$^{81}Br(n, \gamma)\ ^{82}Br$	^{201}Tl	$^{203}Tl(p, 3n)\ ^{201}Pb$ — ^{201}Tl
^{85}Kr	$U(n, f)\ ^{85}Kr$		

부록 8. 공기에 대한 전자의 W(이온화 에너지값)

전리방사선	W(eV)	비 고
2MV X선	33.9±0.8	Weiss and Bernstein(1956)
^{35}S β선	33.6±0.3	Gross et at.(1957)
^{35}S β선	33.7±0.3	Bay et al.(1957)
^{35}S β선	33.9±0.3	Jesse(1958)
^{137}Cs γ선	33.9±0.5	Goodwin(1959)
^{24}Na, ^{32}P, ^{60}Co	33.9±0.5	Bmner(1959)
^{82}Br, ^{90}Y, ^{204}Tl		
^{137}Cs 및 ^{60}Co γ선	33.8±0.4	Rerd and Johns(1961)
^{60}Co γ선	33.84±0.34	Myers et al.(1961)
^{60}Co γ선	33.94±0.21	Bewley(1963)
^{60}Co γ선	33.59±0.14	Petree et at.(1967)
^{137}Co γ선	33.72±0.51	Engelke et al.(1971)
^{60}Co γ선	33.96±0.34	Guiho et al.(1975)
^{60}Co γ선	33.72±0.27	CCEMRI(1977)

*건조한 공기에 대한 권고치 : 33.85±0.15eV

부록 9. 소립자의 성질

분 류	소립자의 종류	기 호	하 전	질 량 (MeV단위)	수 명(sec)
Photon	Photon	γ	0	0	∞
Lepton	Electron	e^-, β^-	−	0.511	∞
	Muon	μ^-	−	105.66	22×10^{-0}
	Electron neutrino	ν^0	0	2×10^{-4}	∞
	Muon neutrino	ν^0	0	4	∞
	Positron	β^+	+	0.511	∞
	Antimuon	μ^+	+	105.66	
	Antielectron neutrino	$\overline{\nu}^0$	0	2×10	
	Antimuon neutrino	$\overline{\nu}^0$	0	4	
Meson	Pion	π^+	+	139.6	255×10
	Pion	π^0	0	135.0	1.8×10^{-16}
	Pion	π^-	−	139.6	2.55×10
	Kaon	K	+	493.8	1.2×10^{-3}
	Kaon	K^0	0	498.0	9.2×10^{-11}
	Antikaon	K^-	−	493.8	1.2×10^{-3}
	Eta	η^0	0	548.7	
Baryon	Proton	p	+	938.256	∞
	Antiproton	p^-	−	938.256	
	Neutron	n	0	939.550	1.01×10^3
	Lambda	$\wedge^0$	0	1115.4	2.62×10^{-10}
	Sigma	$\Sigma^{+,0,-}$	+, 0, −	약 1190	약 10^{-10}
	Xi	$X^{+,0,-}$	+, 0, −	약 1320	약 10^{-10}

수명이 표시되지 않는 것은 10^{-16}sec 이내

부록 10. 동위원소의 질량과 평균 원자량

원 소	질량수	기 호	동위원소 질량(amu)	동위원소 존재비(%)	평균원자량 (amu)
수소(H)	1	^{1}H	1.0078	99.985	1.0079
	2	^{2}H	2.0141	0.015	
탄소(C)	12	^{12}C	12 (정확한)	98.892	12.011
	13	^{13}C	13.0034	1.108	
질소(N)	14	^{14}N	14.0031	99.635	14.007
	15	^{15}N	15.0001	0.365	
산소(O)	16	^{16}O	15.9949	99.759	15.999
	17	^{17}O	16.9991	0.037	
	18	^{18}O	17.9992	0.204	
철(Fe)	54	^{54}Fe	53.940	5.84	55.85
	56	^{56}Fe	55.935	91.68	
	57	^{57}Fe	56.935	2.17	
	58	^{58}Fe	57.933	0.31	

부록 11. 에너지 주준위와 부준위 수

에너지 주준위(n)	1	2	3	4
부준위의 수(n)	1	2	3	4
궤도함수의 수(n^2)	1	4	9	16
부준위의 명칭	*s*	*s p*	*s p d*	*s p d f*
부준위당 궤도함수의 수	1	1 3	1 3 5	1 3 5 7
부준위당 최대전자수	2	2 6	2 6 10	2 6 10 14
주준위당 최대전자수($2n^2$)	2	8	18	32

부록 12. 원소의 전자배치도

		1	2		3			4				5				6			7	제1이온화
Z	원소	*s*	*s*	*p*	*s*	*p*	*d*	*s*	*p*	*d*	*f*	*s*	*p*	*d*	*f*	*s*	*p*	*d*	*s*	퍼텐셜(eV)
1	H	1																		13.527
2	He	2																		24.46
3	Li	2	1																	5.363
4	Be	2	2																	9.28
5	B	2	2	1																8.257
6	C	2	2	2																11.217
7	N	2	2	3																14.48
8	O	2	2	4																13.550
9	F	2	2	5																17.34
10	Ne	2	2	6																21.47
11	Na	2	2	6	1															5.12
12	Mg	2	2	6	2															7.61
13	Al	2	2	6	2	2														5.96
14	Si	2	2	6	2	2														8.12
15	P	2	2	6	2	3														10.9
16	S	2	2	6	2	4														10.30
17	Cl	2	2	6	2	5														12.952
18	Ar	2	2	6	2	6														15.68
19	K	2	2	6	2	6		1												4.318
20	Ca	2	2	6	2	6		2												6.09
21	Sc	2	2	6	2	6	1	2												6.7
22	Ti	2	2	6	2	6	2	2												6.81
23	V	2	2	6	2	6	3	2												6.71
24	Cr	2	2	6	2	6	5	1												6.74
25	Mn	2	2	6	2	6	5	2												7.41
26	Fe	2	2	6	2	6	6	2												7.83
27	Co	2	2	6	2	6	7	2												7.81
28	Ni	2	2	6	2	6	8	2												7.61
29	Cu	2	2	6	2	6	10	1												7.63
30	Zn	2	2	6	2	6	10	2												9.36
31	Ga	2	2	6	2	6	10	2	1											5.97
32	Ge	2	2	6	2	6	10	2	2											8.09
33	As	2	2	6	2	6	10	2	3											10.5
34	Se	2	2	6	2	6	10	2	4											9.70
35	Br	2	2	6	2	6	10	2	5											11.80
36	Kr	2	2	6	2	6	10	2	6											13.93
37	Rb	2	2	6	2	6	10	2	6			1								4.159
38	Sr	2	2	6	2	6	10	2	6			2								5.667
39	Y	2	2	6	2	6	10	2	6	1		2								6.5
40	Zr	2	2	6	2	6	10	2	6	2		2								6.92
41	Nb	2	2	6	2	6	10	2	6	4		1								
42	Mo	2	2	6	2	6	10	2	6	5		1								7.35
43	Te	2	2	6	2	6	10	2	6	6		1								
44	Ru	2	2	6	2	6	10	2	6	7		1								7.7
45	Rh	2	2	6	2	6	10	2	6	8		1								7.7
46	Pd	2	2	6	2	6	10	2	6	10										8.3
47	Ag	2	2	6	2	6	10	2	6	10		1								7.542
48	Cd	2	2	6	2	6	10	2	6	10		2								8.96
49	In	2	2	6	2	6	10	2	6	10		2	1							5.76
50	Sn	2	2	6	2	6	10	2	6	10		2	2							7.30

		1	2		3			4				5				6			7	제1이온화
Z	원소	*s*	*s*	*p*	*s*	*p*	*d*	*s*	*p*	*d*	*f*	*s*	*p*	*d*	*f*	*s*	*p*	*d*	*s*	퍼텐셜(eV)
51	Sb	2	2	6	2	6	10	2	6	10		2	3							8.5
52	Te	2	2	6	2	6	10	2	6	10		2	4							8.96
53	I	2	2	6	2	6	10	2	6	10		2	5							10.6
54	Xe	2	2	6	2	6	10	2	6	10		2	6							12.3
55	Cs	2	2	6	2	6	10	2	6	10		2	6			1				3.87
56	Ba	2	2	6	2	6	10	2	6	10		2	6			2				5.19
57	La	2	2	6	2	6	10	2	6	10		2	6		1	2				5.6
58	Ce	2	2	6	2	6	10	2	6	10	2	2	6			2				6.54
59	Pr	2	2	6	2	6	10	2	6	10	3	2	6			2				5.8
60	Nd	2	2	6	2	6	10	2	6	10	4	2	6			2				6.3
61	Pm	2	2	6	2	6	10	2	6	10	5	2	6			2				
62	Sm	2	2	6	2	6	10	2	6	10	6	2	6			2				6.6
63	Eu	2	2	6	2	6	10	2	6	10	7	2	6			2				5.64
64	Gd	2	2	6	2	6	10	2	6	10	7	2	6		1	2				6.7
65	Tb	2	2	6	2	6	10	2	6	10	9	2	6			2				6.7
66	Dy	2	2	6	2	6	10	2	6	10	10	2	6			2				6.8
67	Ho	2	2	6	2	6	10	2	6	10	11	2	6			2				
68	Er	2	2	6	2	6	10	2	6	10	12	2	6			2				
69	Tm	2	2	6	2	6	10	2	6	10	13	2	6			2				
70	Yb	2	2	6	2	6	10	2	6	10	14	2	6			2				7.1
71	Lu	2	2	6	2	6	10	2	6	10	14	2	6	1		2				
72	Hf	2	2	6	2	6	10	2	6	10	14	2	6	2		2				
73	Ta	2	2	6	2	6	10	2	6	10	14	2	6	3		2				
74	W	2	2	6	2	6	10	2	6	10	14	2	6	4		2				8.1
75	Re	2	2	6	2	6	10	2	6	10	14	2	6	5		2				
76	Os	2	2	6	2	6	10	2	6	10	14	2	6	6		2				8.7
77	Ir	2	2	6	2	6	10	2	6	10	14	2	6	7		2				
78	Pt	2	2	6	2	6	10	2	6	10	14	2	6	9		1				8.88
79	Au	2	2	6	2	6	10	2	6	10	14	2	6	10		1				9.18
80	Hg	2	2	6	2	6	10	2	6	10	14	2	6	10		2				10.39
81	Tl	2	2	6	2	6	10	2	6	10	14	2	6	10		2	1			6.07
82	Pb	2	2	6	2	6	10	2	6	10	14	2	6	10		2	2			7.38
83	Bi	2	2	6	2	6	10	2	6	10	14	2	6	10		2	3			8.0
84	Po	2	2	6	2	6	10	2	6	10	14	2	6	10		2	4			
85	At	2	2	6	2	6	10	2	6	10	14	2	6	10		2	5			
86	Rn	2	2	6	2	6	10	2	6	10	14	2	6	10		2	6			10.698
87	Fr	2	2	6	2	6	10	2	6	10	14	2	6	10		2	6		1	
88	Ra	2	2	6	2	6	10	2	6	10	13	2	6	10		2	6		2	5.252
89	Ac	2	2	6	2	6	10	2	6	10	14	2	6	10		2	6	1	2	
90	Th	2	2	6	2	6	10	2	6	10	14	2	6	10		2	6	2	2	
91	Pa	2	2	6	2	6	10	2	6	10	14	2	6	10	2	2	6	1	2	
92	U	2	2	6	2	6	10	2	6	10	13	2	6	10	3	2	6	1	2	
93	Np	2	2	6	2	6	10	2	6	10	14	2	6	10	4	2	6	1	2	
94	Pu	2	2	6	2	6	10	2	6	10	14	2	6	10	6	2	6		2	
95	Am	2	2	6	2	6	10	2	6	10	14	2	6	10	7	2	6		2	
96	Cm	2	2	6	2	6	10	2	6	10	14	2	6	10	7	2	6	1	2	
97	Bk	2	2	6	2	6	10	2	6	10	14	2	6	10	8	2	6	1	2	
98	Cf	2	2	6	2	6	10	2	6	10	14	2	6	10	10	2	6		2	
99	Es	2	2	6	2	6	10	2	6	10	14	2	6	10	11	2	6		2	
100	Em	2	2	6	2	6	10	2	6	10	14	2	6	10	12	2	6		2	
101	Md	2	2	6	2	6	10	2	6	10	14	2	6	10	13	2	6		2	
102	No	2	2	6	2	6	10	2	6	10	14	2	6	10	14	2	6		2	
103	Lr	2	2	6	2	6	10	2	6	10	14	2	6	10	14	2	6	1	2	

부록 13. 화합물의 화학식

화합물	분자식	구조식	화합물	분자식	구조식
Carbon dioxide	CO_2	O＝C＝O	Ammonia	NH_3	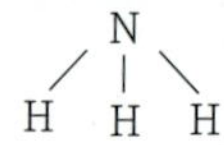
Water (Hydrogen oxide)	H_2O	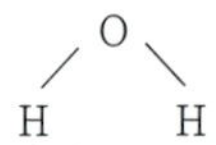	Metane	CH_4	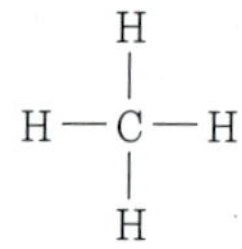
Hydrogen chloride	HCl	H—Cl	Ethyl alcohol	C_2H_6O (C_2H_5OH)	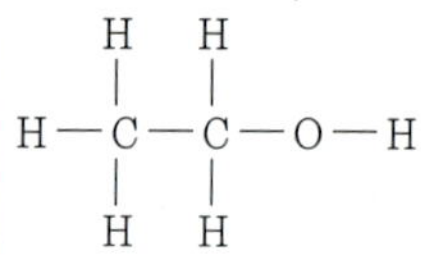
Hydrogen sulfide	H_2S	H—S—H	Acetic acid	$C_2H_4O_2$ (CH_3COOH)	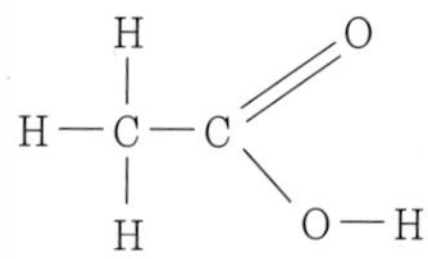
Nitric acid	HNO_3	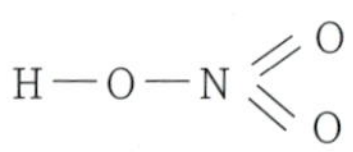			
Sulfuric acid	H_2SO_4	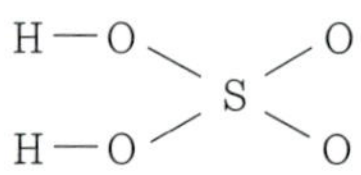			

부록 14. 방향족 화합물의 관용명칭

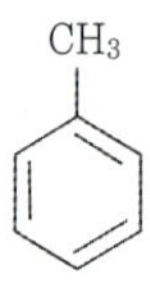

toluene

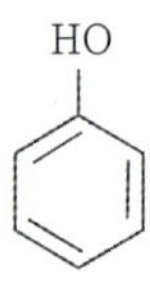

phenol

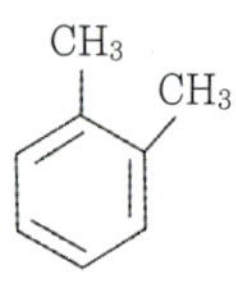

ortho-xylene

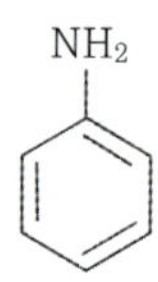

aniline

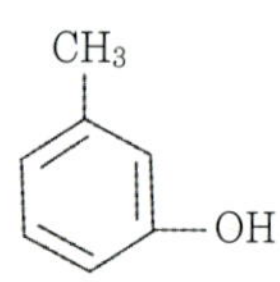

meta-cresol

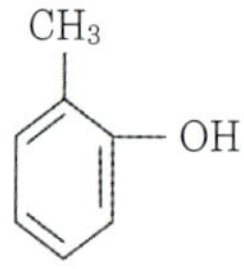

o-Cresol
(b.p=190.8°C)

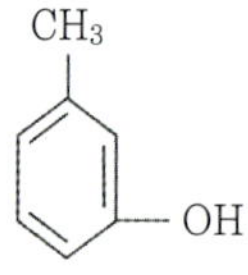

m-Cresol
(b.p=202.8°C)

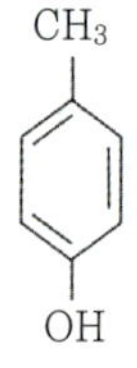

p-Cresol
(b.p=202°C)

부록 15. 전기음성도

원소명		전기음성도
F	Fluorine	4.0
O	Oxygen	3.5
N	Nitrigen	3.0
Cl	Chlorine	3.0
Br	Bromine	2.8
S	Sulfur	2.5
C	Carbon	2.5
I	Iodine	2.4
H	Hydrogen	2.1
P	Phosphorus	2.1
B	Boron	2.0
Si	Silicon	1.8
Sb	Antimony	1.8
Sn	Tin	1.7
Al	Aluminum	1.5
Be	Beryllium	1.5
Mg	Magnesium	1.2
Ca	Calcium	1.0

부록 16. 제3주기원소 산화물의 원자가

족	I	II	III	IV	V	VI	VII
원소	Na	Mg	Al	Si	P	S	Cl
산화물	Na_2O (강염기)	MgO (약염기)	Al_2O_3 (양성)	SiO_2 (산성)	P_2O_5 (산성)	SO_3 (강산성)	Cl_2O_7 (강산성)
수산화물	NaOH	$Mg(OH)_2$	$Al(OH)_3$	H_2SiO_3	H_3PO_4	H_2SO_4	$HClO_4$
수소화합물				SiH_4	PH_3	H_2S	HCl
원자가	+1	+2	+3	+4 −4	+5 −3	+6 −2	+7 −1

부록 17. 수소이온 농도와 PH

산성 ←—— 중성 ——→ 알칼리성

PH	0	4	7	11	14
$[H^+]$	1	10^{-4}	10^{-7}	10^{-11}	10^{-14}
$[OH^-]$	10^{-14}	10^{-10}	10^{-7}	10^{-3}	1

부록 18. 원자단과 기호

원자단명	기 호	원자단명	기 호
수산기(hydroxide)	OH^-	탄산기(carbonate)	CO_3^{-2}
질산기(nitrate)	NO_3^-	중크롬산기(bichromate)	$Cr_2O_7^{-2}$
암모늄기(ammonium)	NH_4^+	크롬산기(chromate)	CrO_4^{-2}
과망간산기(permanganate)	MnO_4^-	인산기(phosphate)	PO_4^{-3}
염소산기(chlorate)	ClO_3^-	봉산기(borate)	BO_3^{-3}
황산기(sulfate)	SO_4^{-2}	티오황산기(thiosulfate)	$S_2O_3^{-2}$
시안기(cyanide)	CN^-	비산기(arsenate)	AsO_4^{-3}

부록 19. 용액의 분류

용질의 크기 (단위 cm)	용액의 명칭	확 인	성 질
10^{-1} 10^{-2}	큰 서스펜션		방치하면 무거운 고체는 침전되며 여과지로 걸러진다.
10^{-3} 10^{-4}	서스펜션(suspension) 에멀션(emulsion)	육안이나 한외현미경으로 볼 수 있다.	여과지를 통과하지 못하여 현미경으로 볼 수 있다.
10^{-5} 10^{-6} 10^{-7}	Colloid 용액	한외현미경으로 용질의 입자의 존재를 알 수 있다.	거대분자나 다수 분자가 집합되어 용질을 만들며 반투막을 통과하지 못하나 여과지는 통과한다.
10^{-8} 10^{-9}	진용액(true solution)	볼 수 없이 완전 투명하다.	분자나 이온 같은 작은 입자가 용질을 형성한다.

부록 20. 콜로이드 상태의 분류

분산매	분산질	분산계	콜로이드의 분류
기 체	액 체	구름, 안개 : (liquid aerosol)	기체 콜로이드
	고 체	연기, 먼지 : (solid aerosol)	
액 체	기 체	거품 : (foam)	콜로이드 용액
	액 체	우유 : (emulsion)	
	고 체	흙탕물, 페인트 : (sol)	
고 체	기 체	식빵, 경석 : (solid foam)	고체 콜로이드
	액 체	단백질, 한천 : (solid emulsion)	
	고 체	색유리, 루비유리 : (solid sol)	

부록 21. 산의 분류

명 칭	산의 종류
1 염기산	HCl(hydrogen chloride acid), HNO_3(nitric acid), NCN(hydrogen cyanide acid), $HClO_3$(chloric acid), HClO(hypochlorous acid), CH_3COOH(acetic acid) 등
2 염기산	H_2SO_4(sulfuric acid), H_2SO_3(sulfurous acid), H_2CO_3(carbonic acid), H_2S(hydrogen sulfide acid) 등
3 염기산	H_3PO_4(phosphoric acid), H_3BO_3(boric acid), H_3PO_3(phosphorous acid) 등

예 : 산소산 [$HClO_4$, H_2SO_4, H_3PO_4, H_2SnO_3(stannic acid) 등]
비 산소산 [HCL, HCN, HI(hydrogen iodide acid) 등]
강산의 순서 [$HClO_4$(perchloric acid) > $HClO_3$(chloric acid) > $HClO_2$(chlorous acid) > HClO(hypochlorous aicd)]

부록 22. 염기의 분류

명 칭	염기의 종류
1산염기	NaOH(sodium hydroxide), KOH(potassium hydroxide), NH_4OH(ammonium hydroxide) 등
2산염기	$Ca(OH)_2$(calcium hydroxide), $Ba(OH)_3$(barium hydroxide), $Mg(OH)_2$(magnesium hydroxide) 등
3산염기	$Al(OH)_3$(aluminium hydroxide), $Fe(OH)_3$(ferric hydroxide) 등

예 : 강염기 [NaOH(sodium hydroxide), KOH(potassium hydroxide), $Ba(OH)_2$ (barium hydroxide), $Ca(OH)_2$ (calcium hydroxide) 등]
약염기 [NH_4OH(ammonium hydroxide) 등]

부록 23. 수의 명칭

수	명 칭
1	Mono
2	Di
3	Tri
4	Tetra
5	Penta
6	Hexa
7	Hepta
8	Octa
9	Nona
10	Deca

부록 24. 알칸족의 국제명

분자식	국제명	한국명	분자식	국제명	한국명
CH_4	Methane	메탄	$C_{11}H_{24}$	Undecane	운데칸
C_2H_6	Ethane	에탄	$C_{12}H_{26}$	Dodecane	도데칸
C_3H_8	Propane	프로판	$C_{13}H_{28}$	Tridecane	트리데칸
C_4H_{10}	Butan	부탄	$C_{14}H_{30}$	Tetradecane	테트라데칸
C_5H_{12}	Pentane	펜탄	$C_{15}H_{32}$	Pentadecane	펜타데칸
C_6H_{14}	Hexane	헥산	$C_{16}H_{34}$	Hexadecane	헥사데칸
C_7H_{16}	Heptane	헵탄	$C_{17}H_{36}$	Heptadecane	헵타데칸
C_8H_{18}	Octane	옥탄	$C_{18}H_{38}$	Octadecane	옥타데칸
C_9H_{20}	Nonane	노난	$C_{19}H_{40}$	Nonadecane	노나데칸
$C_{10}H_{22}$	Decane	데칸	$C_{20}H_{42}$	Eicosane	아이코산

부록 25. 알켄(Alkene)의 관용명(C_nH_{2n})

구조식	관용명	국제명	ethylene 유도체명
$CH_2=CH_2$	ethylene	ethene	
$CH_2=CH \cdot CH_3$	propylene	propene	methyl ethylene
$CH_2=CH \cdot CH_2 \cdot CH_3$	α−butylene	1−butene	ethylethylene
$CH_3 \cdot CH=CH \cdot CH_3$	β−butylene	2−butene	s−dimethylethylene

부록 26. 탄소원자수에 따른 알켄(Alkyne)의 종류(C_nH_{2n-2})

$CH\equiv CH$	acetylene	ethyne
$CH_3 \cdot C\equiv CH$	methyl acetylene(allylene)	propyne
$CH_3 \cdot CH_2 \cdot C\equiv CH$	ethylacetylene	1−butyne
$CH_3 \cdot C\equiv C \cdot CH_3$	dimethyl acetylene(crotonylene)	2−butyne

부록 27. 이중 및 3중결합의 탄화수소

$CH_2=C=CH_2$	allene	propadiene
$CH_2=CH-CH=CH_2$	divinyl	1, 3−butadiene
$CH\equiv C-C\equiv CH$	diacetylene	1, 3−butadiyne
$CH_2=CH-C\equiv CH$	vinyl acetylene	butenyne

부록 28. 할로겐화 탄화수소

화학식	관용명	국제명
CH_3Cl	methyl chloride	monochloromethane
CH_2Cl_2	methylene chloride	dichloromethane
$CHCl_3$	chloroform	trichloromethane
CCl_4	carbon tetrachloride	tetrachloromethane

부록 29. Alcohol

CH_3OH	methyl alcohol	methanol
$CH_3CH_2OH(C_2H_5OH)$	ethyl alcohol	ethanol
$CH_3CH_2CH_2OH(C_3H_7OH)$	n-propyl alcohol	1-propanol
$CH_3CHOHCH_3$	iso-propyl alcohol	2-propanol
$CH_3CH_2CH_2CH_2OH$	n-butyl alcohol	1-butanol
$CH_3CH_2CHOHCH_3$	sec-butyl alcohol	2-butanol

부록 30. Alkyl ether

CH_3OCH_3	methyl ether	
$CH_3CH_2OCH_2CH_3$	ethyl ether	
$CH_3OCH_2CH_3$	methyl ethyl ether	methoxyethane

부록 31. Aldehyde

H-CHO	formaldehyde	methanal
$CH_3 \cdot CHO$	acetaldehyde	ethanal
$C_2H_5 \cdot CHO$	propionaldehyde	propanal
C_3H_7CHO	butyraldehyde	butanal
C_4H_9CHO	valeraldehyde	pentanal

부록 32. Ketone

CH_3COCH_3	dimethyl ketone(Acetone)	propanone
$CH_3CH_3COCH_3$	ethye methyl ketone	butanone
$CH_3CH_2COCH_2CH_3$	diethyl ketone	3-pentanone

부록 33. 포화일염기산

HCOOH	formic acid	methanoic acid
CH_3COOH	a cetic acid	ethanoic acid
CH_3CH_2COOH	propionic acid	propanoic acid
$CH_3CH_2CH_2COOH$	n-Butyric acid	butanoic acid

부록 34. 포화이염기산

$(COOH)_2$	oxalic acid	ethanedioic acid
HOOC CH_2COOH	malonic acid	propanedioic acid
$HOOC(CH_2)_2COOH$	succinic acid	butanedioic acid
$HOOC(CH_2)_3COOH$	glutaric acid	pentanedioic acid

부록 35. 불포화일염기산

$CH_2=CHCOOH$	acrylic acid	propenoic acid
$CH_3CH=CHCOOH$	crotonic acid	trans-2-butenoic acid
$CH_3CH=CHCOOH$	isocrotonic acid	cis-2-butenoic acid
$CH_2=CHCH_2COOH$	vinyl acetic acid	3-butenoic acid

부록 36. 지방산 Ester 및 염

$HCOOCH_3$	methyl methanote methyl formate	(formic acid methyl ester)
$HCOOC_2H_5$	ethyl methanote ethyl formate	(formic acid ethyl ester)
$CH_3COOC_2H_5$	ethyl ethanoate ethyl acetate	(acetic acid ethyl ester)
CH_3COONa	sodium ethanote sodium acetate	

부록 37. 방향족 및 복소환상화합물 구조식과 명칭

구조식	명 칭	구조식	명 칭
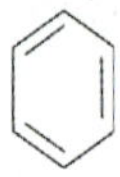	benzene	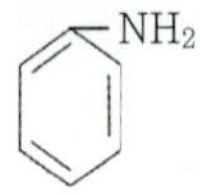	aniline
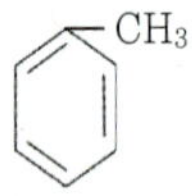	toluene	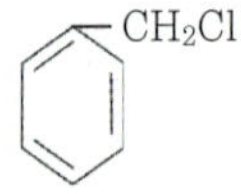	benzyl chloride
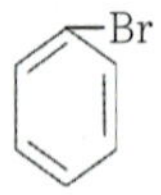	bromobenzene	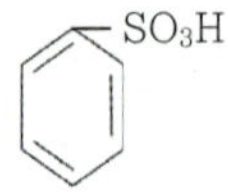	benzene sulfonic acid
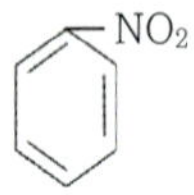	nitrobenzen	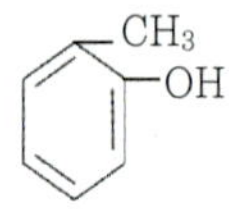	o−cresol
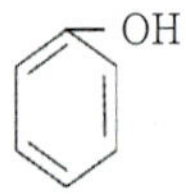	phenol	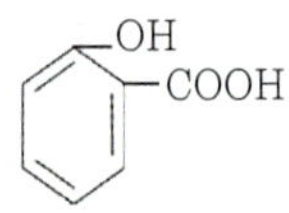	salicylic acid
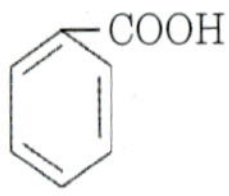	bezoic acid	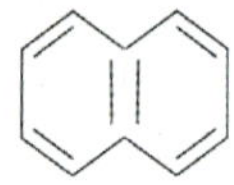	naphthalene
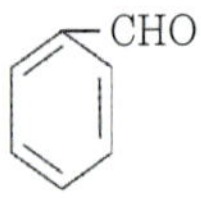	benzaldehyde	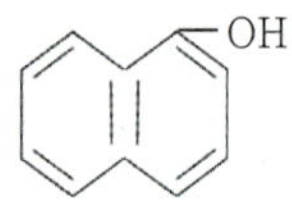	1−naphthol
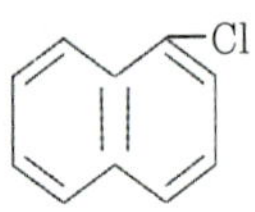	1−chloro−naphthalene α−chloro−naphthalene	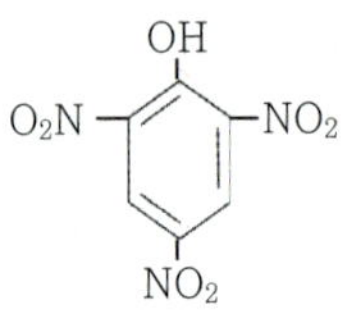	picric acid
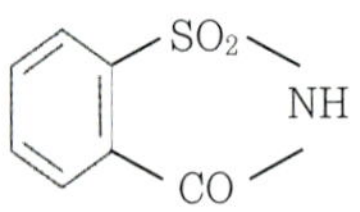	saccharin	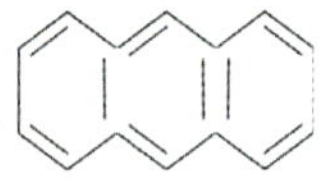	anthracene
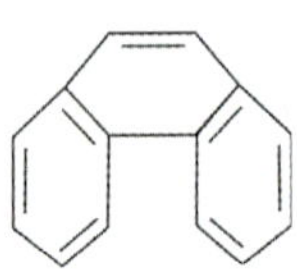	phenanthrene	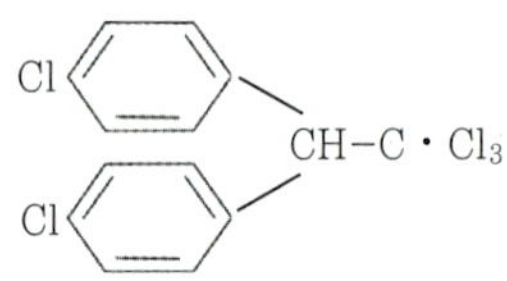	DDT
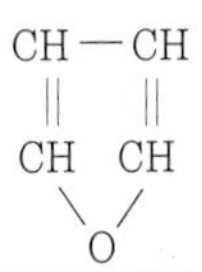	furan or furfurance	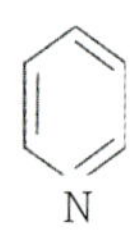	pyridine

부록 38. 화합물의 작용기와 화학식

작용기	화합물의 화학식	화합물의 분류
X=F, Cl, Br, I	R-X	할로겐화물
—OH	ROH	알코올
—O—	ROR′	에테르
—C(=O)—H	R—C(=O)—H	알데히드
—C(=O)—	R—C(=O)—R′	케톤
—C(=O)—OH	R—C(=O)—OH	산
—C(=O)—O—	R—C(=O)—O—R′	에스테르
—NH$_2$, >NH, >N—	RNH$_2$, R$_2$NH, R$_3$N	아민
—C(=O)—NH—	R—C(=O)—NH—R′	아미드

부록 39. 가중합체의 종류와 용도

단위체	플라스틱	용 도
에틸렌 $CH_2=CH_2$	polyethylene	포장용 얇은 막
염화비닐 $CH_2=CHCl$	polyvinyl chloride	비닐, 병, 마루용 카아핏
스티렌 $C_6H_5CH=CH_2$	polystyrene	주형플라스틱, 절연체
테트라플루오로에틸렌 $CF_2=CF_2$	Teflon	화학약품 및 열에 견디는 막
아크릴로니트릴 $CH_2=CHCN$	polyacrylonitrile	융단, 카시미론 섬유
메타크릴산 메틸 $CH_2=C(CH_3)COOCH_3$	Lucite, Plexiglas	투명한 판

부록 40. 화학선량계의 특성

화학선량계	반 응	G 값	측정방법	측정범위(rad)
Fricke(H_2O)	$Fe^{2+} \rightarrow Fe^{3+}$	$G(Fe^{3+})=15.5$ (Co−60 γ)	분광분석기 (304nm)	$4\times10 \sim 4\times10^4$
Ceric sulfate	$Ce^{4+} \rightarrow Ce^{3+}$	$G(Ce^{3+})=2.32$ (Co−60 γ)	분광분석기 (320nm)	$10^4 \sim 10^8$
Ferrous-cupric sulfate	$Fe^{2+} \rightarrow Fe^{3+}$	$G(Fe^{3+})=0.66$ (Co−60 γ)	분광분석기 (304nm)	$10^5 \sim 10^8$
Oxalic acid	옥살산의 파괴	G(−옥살산)≃4.9 (Co−60 γ)	분광분석기 (304nm)	$10^6 \sim 2\times10^8$
D(+)glucose	당의 분해	G(−glucose) ≃2.5 (Co−60 γ)	편광측정	$10^6 \sim 4\times10^8$
Pararosaniline cyanide	착색	G(dye)=0.038 ~0.27	분광분석기	$10^3 \sim 10^6$
Calcium benzoate	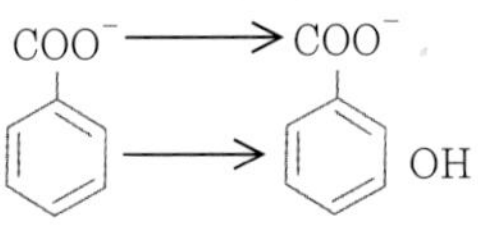	G(salicylicacid) =0.6 (Co−60 γ)	형광측정	5~5,000
Chloroform	HCl 생성	G(HCl)≃28.4 (Co−60 γ)	적정	$10^3 \sim 4\times10^4$
Cyclohexane	H_2 생성	$G(H_2)=5.25$	부피측정	$10^4 \sim 10^8$
Nitrous oxide	$N_2O \rightarrow N_2$, O_2, NO, NO_2	$G(N_2)\simeq10$	압력측정	$5\times10^4 \sim 2\times10^6$
Ethylene	H_2 생성	$G(H_2)=1.35$	압력측정	$5\times10^5 \sim 2\times10^7$

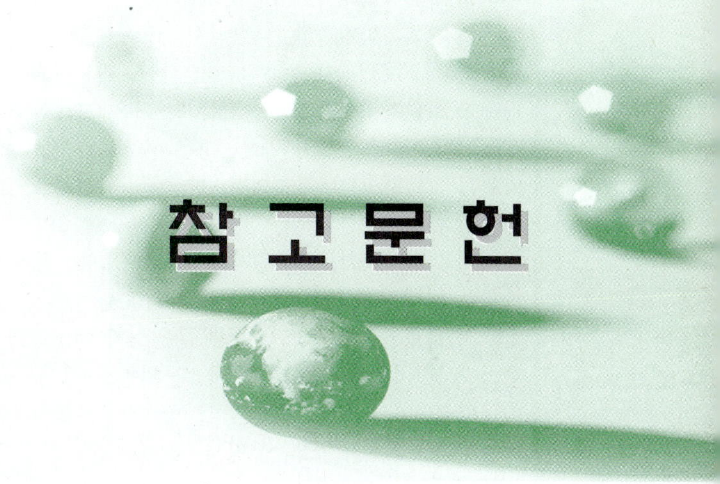

참고문헌

강종민 : 유기화학, 라이프사이언스. 2007.
경광현 : 핵의학기술학, 고문사. 1981.
고신관 외 : 방사선기술과학사전, 신광출판사. 2007.
고창순 : 핵의학, 고려의학. 1992.
권헌영외 8명 : 생화학, 정문각. 2007.
김동수 · 김기현 : 방사화학론, 21세기사. 1997.
김을산외 4명 : 일반화학, 청문각. 1994.
김재록 : 방사성동위원소 및 방사선 이용, 한국원자력산업회의. 1983.
김재록외 4명 : 원자력 이용, 한국에너지연구소. 1986.
김재영 : 임상화학, 방사성동위원소, 대학서림. 1993.
나문용 : 방사성약품학, 동명사. 1991.
나상균, 이철준 : 방사선계측, 울산대학교 출판부. 1992.
노홍규 : 대한핵의학용어집, 고려의학. 1991.
문태용 : 핵의학총정리, 부산대학교 의과대학 방사선과학교실.
박만용 : 기체 및 액체 크로마토그래피의 이론과 응용, 탐구당. 1994.
박성옥외 4명 : 최신 핵의학검사기술학, 보문서원. 1992.
박희곤 · 송재홍 : 방사 · 방사선화학, 청구문화사. 1998.
보건교육연구회편 : 일반화학, 보문서원. 1995.
서일택 : 핵의학검사기술학, 고려의학. 1993.
성문 : 이 · 화학사전 : 한국 사전연구사. 1996.
안병욱 : 원자력 입문, 한국원자력산업회의. 1988.

유기화학교재편찬위원회 : 유기화학. 1994.
이덕규 · 노경석 · 송재홍 : 방사성동위원소총론, 청구문화사. 2004.
이만구 · 이준일 : 방사화학, 방사성약품학, 대학서림. 1992.
이문호 : 임상핵의학, 여문각. 1982.
이준일 : 핵의학기술학, 대학서림. 1986.
일반화학 교재편집 위원회 : 일반화학, 대학서림. 1995.
장세교 : 원자력연습(1-5), 산문사, 기술도서 연구회. 1990.
전석길외 3명 : 핵의학 개론, 고문사. 1997년.
차종희 : 방사크로마토그래피, 한국원자력연구소. 1980.
차종희 : 방사화학 실험, 한국원자력연구소. 1980.
최재호 : 방사화학, 한국원자력연구소. 1980.
한광수 외 4명 : 일반화학, 청문각. 1994.
한국 원자력연구소장 : 방사성동위원소의 이 · 공학적 이용, 한국원자력연구소. 1980.
한국방사선기술연구회편 : 방사성동위원소 검사기술, 신광출판사. 1979.
한국임상화학연구회 : 최신임상화학, 청구문화사. 2005.
한봉희 : X선 회절기초, 동명사. 1991.
加勝 誠軌저 : 김문집, 서일환역 : X선 회절분석, 반도출판사. 1993.
高島良正 : 放射化學. 放射線 化學, 南山堂. 1983.
橋本芳一編 : 放射化分析의 實際, 講談社. 1978.
山下一也, 速水昭宗 : 診療放射線 技術, 南江堂. 1992.
山縣 登 : 新 放射線 取扱主任者必携, 産業圖書 株式會社. 1990.
佐藤政次 : 放射性 同位元素等 取扱者必携, 株式會社 オー ム 社. 1990.
Duncan J.F,. and Cook G.B, : isotope in chemistry, clarenden, oxford. 1968.
Friedlander G.and Kennedy J.W. and Miler J.M. : nuclear and radiochemistry, john wiley and and sone, Inc., N.Y., toppan co. Ltd., Tokyo. 1964.
Haissinsky M.: nuclar chemistry and its application, addison-wesley. 1964.
Harvey B.G,: introduction to nuclear physics and chemistry, prentice-hall. 1962.
Hreeman L.M. and Blayfox M.D.: radioimmuoassay, Grume and stratton, new york. 1975.
Kaplan I.: nuclear physics, addison-wesley. 1969.
Lamble D.A.: technique for the use of radioisotope in analysis, E.and F.N. spn, london. 1963.
Mckay H.A.C.: principles of radiochemistry, Butter worths, London. 1971.
Mettler FA, Guiberteau MJ: essential of nucler medicine. 5rd ed. W.B. saunders Co, philadelphia. 1991.
Saha GB: fundamentals of nucler pharmacy. 3rd ed. Springer-verlag, Newyork. 1992.

찾아보기

(ㅅ)

(ㅇ)

INDEX

(S)

(T)

(V)

(W)

(X)

(Z)

집필진(가나다 순)

강보선(건양대학교)
노경석(마산대학교)
박희곤(부산대학병원)
송재흥(마산대학교)
이삼열(동서대학교)
이상훈(가야대학교)
이행기(수성대학교)
임채평(광양보건대학교)
정봉재(한국국제대학교)
주광태(동남보건대학교)

방사화학

2010년 8월 20일 초판발행
2014년 8월 20일 초판2쇄발행

지은이 / 강보선, 노경석, 박희곤, 송재흥, 이삼열
이상훈, 이행기, 임채평, 정봉재, 주광태
펴낸이 / 이상태
펴낸곳 / 청구문화사
주 소 / 120-831 서울특별시 서대문구 성산로 11길 15
전 화 / 02) 332-0541(代) 팩 스 / 02) 337-9577
등 록 / 1990년 11월 2일 제9-247호

가격 20,000원

ISBN 978-89-5616-392-5 93510